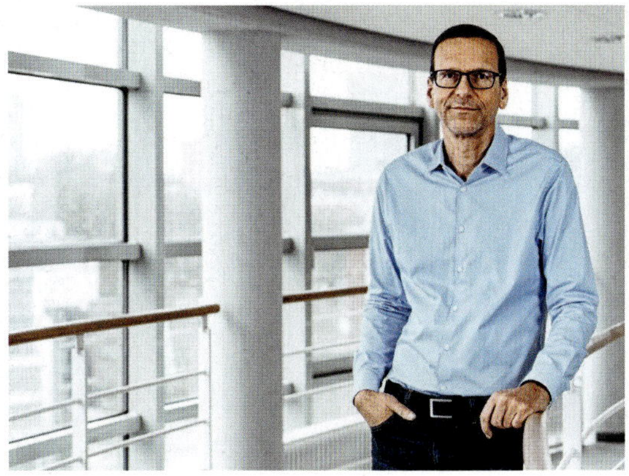

Liebe Leserin, lieber Leser,

hätten Sie's gewusst? Es gibt sage und schreibe 367 wissenschaftlich gesicherte Arten von Kopfschmerzen. Darunter auch so exotisch erscheinende Varianten wie den Eispickelkopfschmerz, den Hustenkopfschmerz oder den Sexualkopfschmerz. Glauben Sie nicht? Wir haben mit Professor Hartmut Göbel gesprochen (Seite 20) – und der muss es wissen, denn er ist einer der weltweit führenden Experten für Kopfschmerzen und Migräne. Ich kann von Glück sagen, nur einen Kopfschmerztyp persönlich kennengelernt zu haben, und selbst der macht sich nur sehr selten bemerkbar: der Spannungskopfschmerz nach einem aufreibenden Arbeitstag.

Ganz anders ergeht es Ute Woltron, die seit vielen Jahren unter Migräne-Attacken leidet. Die Anfälle sind derart heftig, dass sich die Autorin schon am Tropf hängend in der Notaufnahme wiederfand und sie sich fragte, ob es wohl so viel schlechter sei, tot zu sein (Seite 134). Was sie dabei neben den entsetzlichen Schmerzen am wenigsten ertragen kann: die Psycho-Spekulationen ihrer Mitmenschen. Vielleicht gebe es da ein Kindheitstrauma, sie habe zu viel Stress, sei wohl auch zu ehrgeizig, also irgendwie auch selber schuld.

Noch immer fehlt bei vielen Menschen, selbst bei manchen Ärzten, das Verständnis dafür, dass Migräne eine ernsthafte Erkrankung ist. Tatsächlich belegen der Spannungskopschmerz und die Migräne hinter dem Zahnkaries den zweiten und dritten Platz der weltweit häufigsten Erkrankungen. Allein in Deutschland entsprechen die dadurch bedingten jährlichen Fehltage der Jahresarbeitszeit von 185 000 Arbeitnehmern.

Zwar ist es der Medizin bis heute nicht gelungen, schwer Migränekranken dauerhaft völlige Schmerzfreiheit zu ermöglichen. Doch für die meisten Betroffenen gibt es wirkungsvolle Hilfen. Neben modernen Medikamenten und einer neuen Antikörpertherapie sind es vor allem Methoden der Entspannung: darunter Autogenes Training, Biofeedback und Meditation (Seite 84). Für eine eher schnelle Selbsthilfe haben wir von der Diplom-Bewegungs- und Gesundheitspädagogin Petra Otto exklusiv für GEO WISSEN ein Programm mit Entspannungs- und Akupressur-Übungen entwickeln lassen (Seite 108). Probieren Sie es doch mal aus!

Herzlich,

Claus Peter Simon
Stellvertretender Chefredakteur

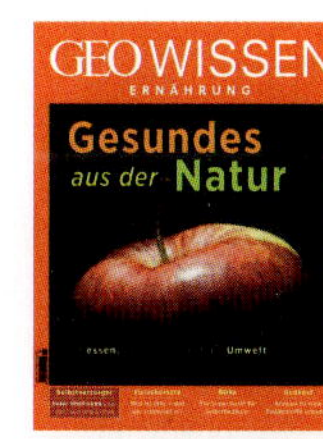

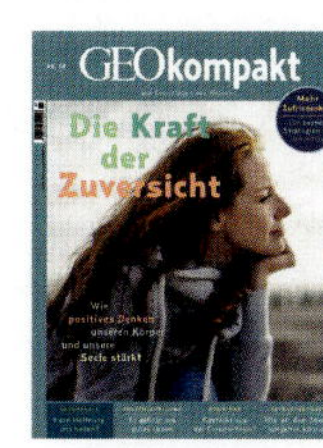

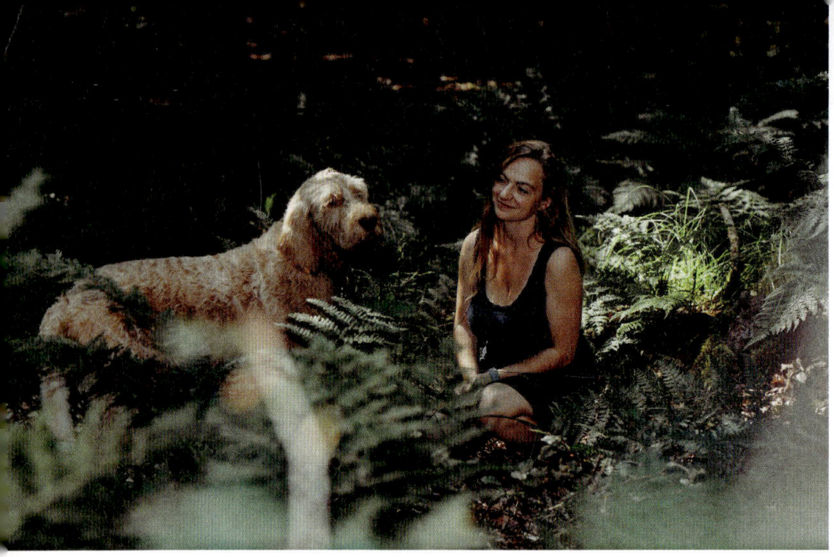

124 Welchen Einfluss hat das Geschlecht auf Spannungskopfschmerzen und Migräne? Wissenschaftler sind der Bedeutung der Hormone auf der Spur.

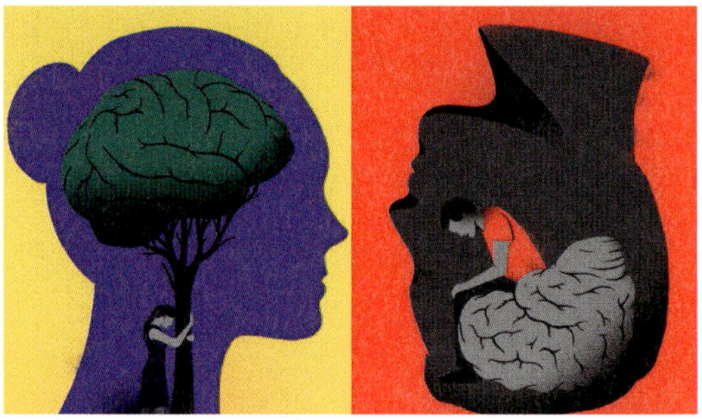

44 Dinah Rausch erfährt Ablenkung durch ihren Hund. Sie und andere Betroffene erzählen, was in schweren Momenten die Schmerzen lindert und Lebensmut schenkt.

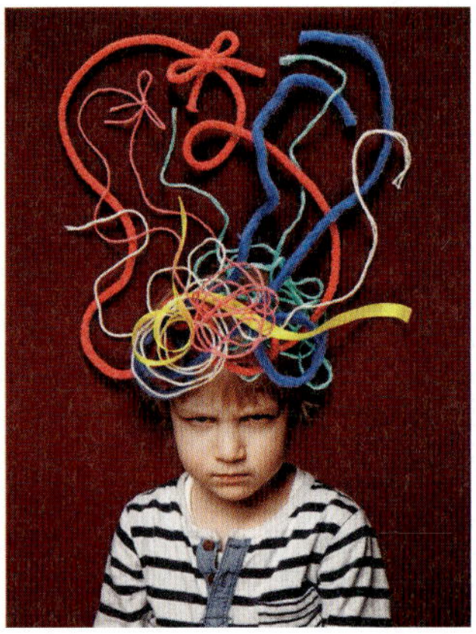

78 Warum leiden immer mehr Kinder unter Kopfschmerzen? Die wichtigsten Tipps für Betroffene und Eltern.

108 Diese fünf Übungsprogramme zur Entspannung reduzieren Stress und senken die Schmerzempfindlichkeit.

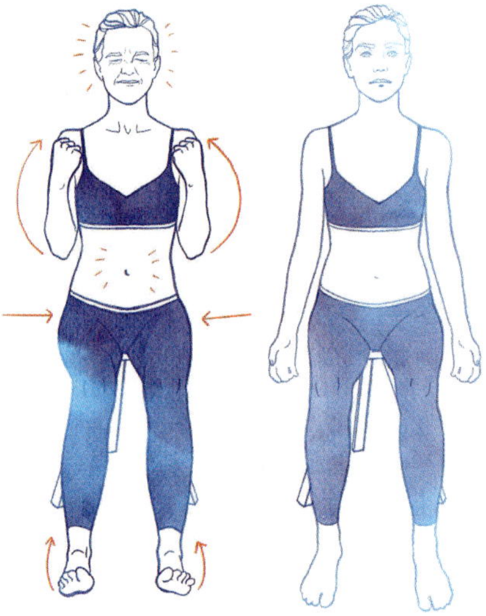

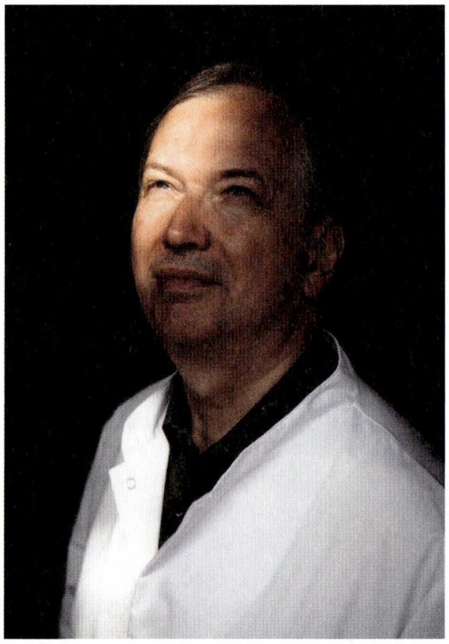

20 Der Neurologe Hartmut Göbel über die ungeheure Vielfalt der Kopfschmerzen und wirkungsvolle neue Therapien.

102 Eine schlechte Körperhaltung wirkt sich auch auf den Kopf aus; die Physiotherapie-Professorin Kerstin Lüdtke weiß Abhilfe.

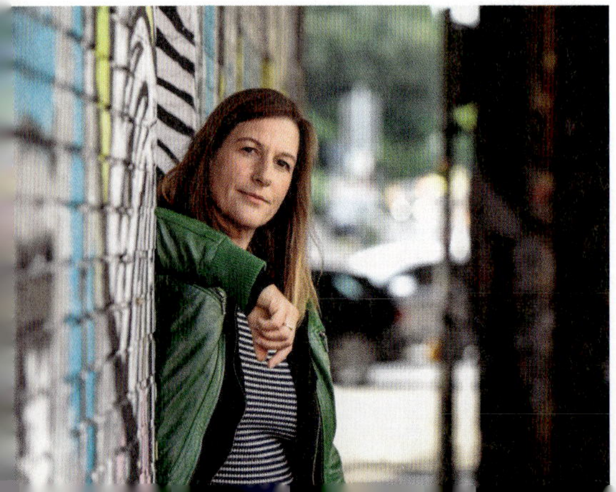

26 Wenn das Leiden chronisch wird: Forscher entschlüsseln die komplexen Mechanismen des Schmerzgeschehens.

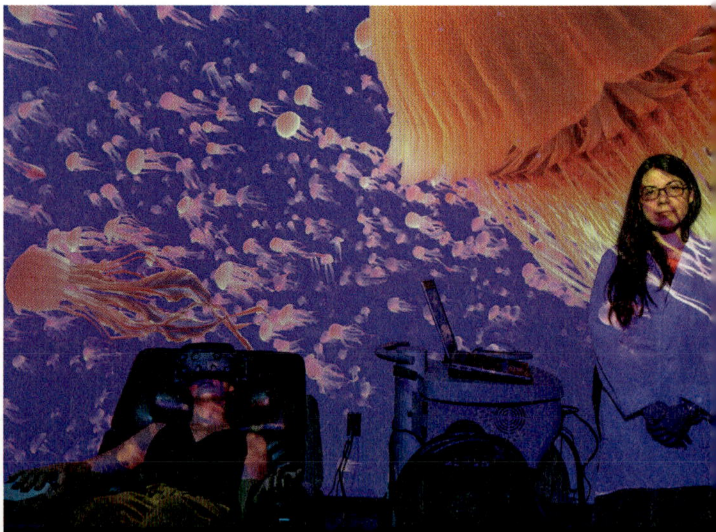

INHALT

Nr. 15

Medizinische Grundlagen

Hilfe gegen den Kopfschmerz

Vom Alltag mit dem Schmerz

Redaktionsschluss: 25. September 2020; Titelbild: Bryan Christie Design

Alle Fakten sind von der Redaktion wissenschaftlich überprüft worden.
Die Texte ersetzen nicht eine qualifizierte ärztliche Beratung.
› Auf der Titelseite angekündigte Themen

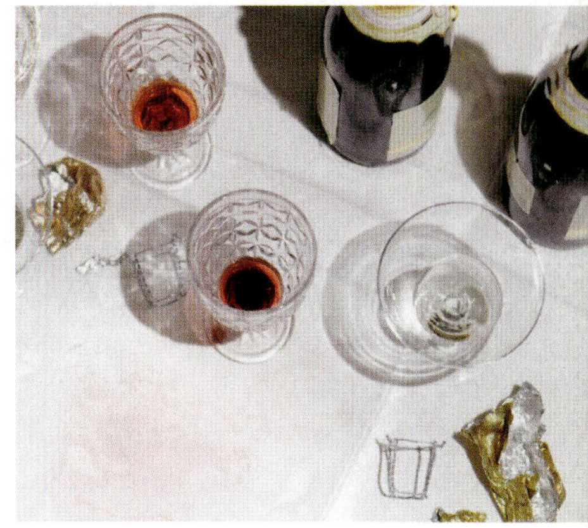

140 Was genau bewirkt Alkohol im Körper? Und lässt sich der Katerkopfschmerz vermeiden?

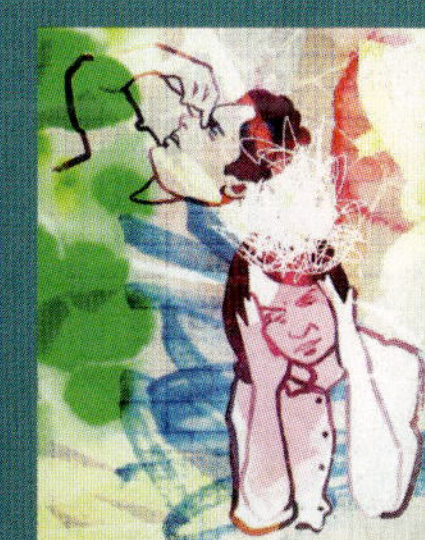

DOSSIER
Kopfschmerzarten

Von Migräne bis Spannungskopfschmerz: alles über Ursachen, Therapien und Vorsorge. Mit Kopfschmerz-Schnelltest und Tagebuch-Anleitung **58**

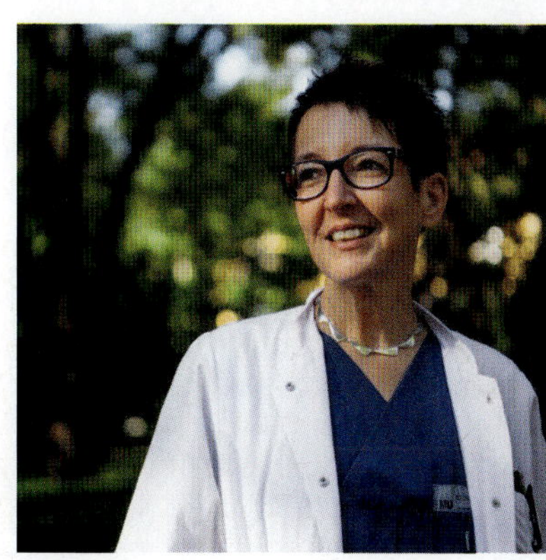

6 Sechs Fachleute berichten von ihren speziellen Methoden, das Leid von Patienten zu lindern.

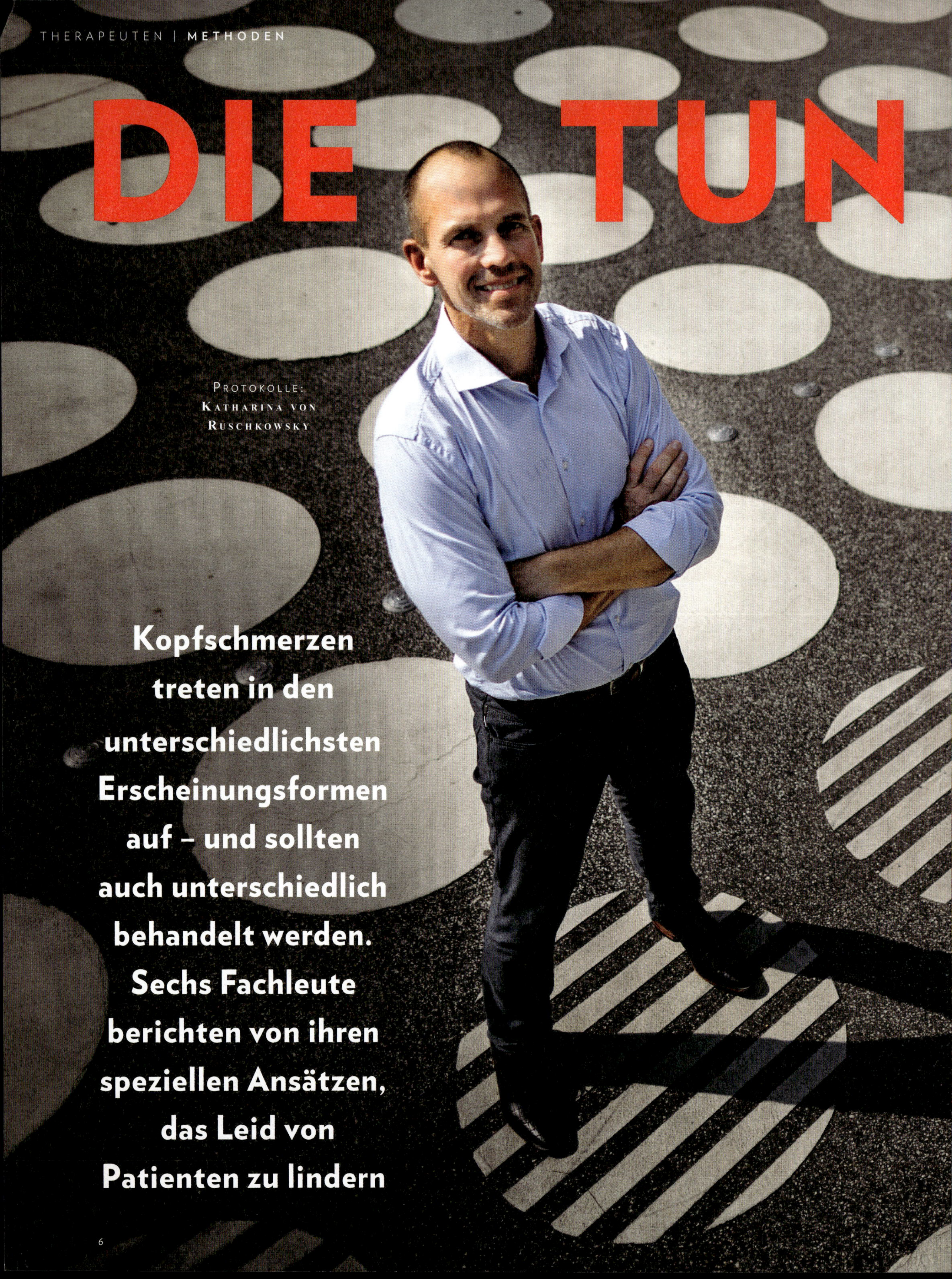

DIE TUN

PROTOKOLLE:
KATHARINA VON RUSCHKOWSKY

Kopfschmerzen treten in den unterschiedlichsten Erscheinungsformen auf – und sollten auch unterschiedlich behandelt werden. Sechs Fachleute berichten von ihren speziellen Ansätzen, das Leid von Patienten zu lindern

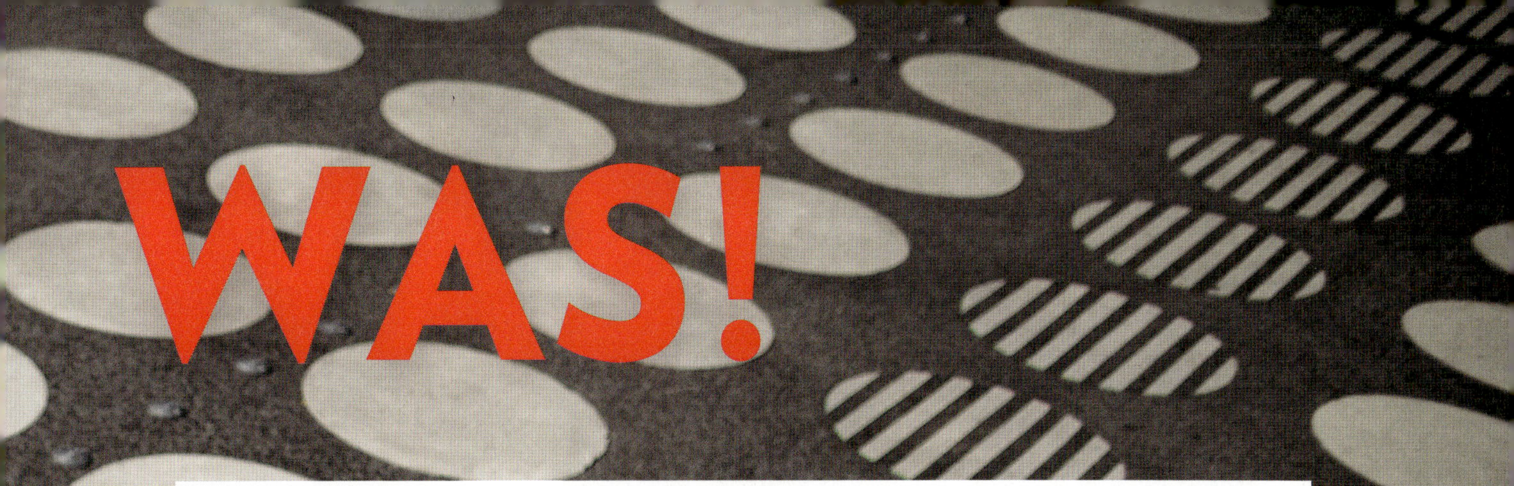

WAS!

Den Rezeptor ausschalten

Professor Uwe Reuter, Neurologe an der Berliner Charité, ist ein Pionier einer neuen Antikörpertherapie, die oft bei Migräne hilft

Die wissenschaftliche Beschäftigung mit dem Kopfschmerz hat mich früh gelehrt, was Forschen und Entdecken wirklich ausmacht: ausprobieren, abarbeiten, aufgeben, neu ansetzen. Man sucht ja nicht und findet plötzlich. Meist jagt man jahrelang einem Verdacht hinterher, versucht, Schritt für Schritt einen Mechanismus zu verstehen. In meinem Fall: wie der Spiegel des Eiweißstoffes CGRP im Blut eines Menschen mit Migräne-Attacken zusammenhängt.

Als Assistenzarzt hatte ich viele Kopfschmerzpatienten in der Notfallsprechstunde behandelt – Menschen, denen gefühlt der Schädel zu bersten schien, obwohl Aufnahmen des Gehirns keinerlei Besonderheiten zeigten. Ich wollte wissen: Was geschieht da in deren Köpfen?

Schon seit Ende der 1980er Jahre war bekannt, dass der CGRP-Spiegel im Blut von Migränepatienten erhöht ist. Zu viel CGRP scheint – vereinfacht gesagt – für eine Überempfindlichkeit der Hirnhaut und den hämmernden Schmerz verantwortlich zu sein. Mit Kollegen konnte ich 1998 im Tierversuch beweisen, dass die Symptome abnehmen, wenn man das CGRP blockiert.

Diese Forschung hat mich damals fasziniert. Denn sollte es gelingen, ein entsprechendes Medikament zu finden, wäre das eine Revolution. Bis dahin haben wir Patienten bei der Migräneprophylaxe, also zur Vorbeugung von Attacken, immer mit Mitteln behandelt, die gegen andere Erkrankungen wie Bluthochdruck oder Epilepsie entwickelt worden waren – aber auch bei Migräne wirken, gewissermaßen als Nebeneffekt. Mit der Entschlüsselung des CGRP-Mechanismus jedoch ließe sich erstmals ein Medikament erschaffen, das genau dort angreift, wo die Migräne entsteht.

Doch über Jahre gelang es uns nicht, einen verträglichen Wirkstoff zu finden, die meisten hatten starke Nebenwirkungen. Daran, Antikörper als Blocker zu verwenden, hatte lange Zeit niemand gedacht. Doch erste Erfolge mit diesen Stoffen in der Krebstherapie gaben schließlich den Anstoß, es damit zu probieren. Und tatsächlich: In den folgenden Jahren gelang der Durchbruch! Kollegen aus Kalifornien schafften es, Antikörper herzustellen, die die Bindungsstellen des CGRP inaktivieren und nur wenig Nebenwirkungen verursachen.

Seit 2018 wenden wir die Therapie bei Patienten an. Leider schlagen die Mittel aber nicht bei jedem an – und ich möchte herausfinden, warum das so ist. Daher laufen bei uns in der Charité weiterhin Wirksamkeitsstudien.

Trotzdem halte ich die Antikörper schon jetzt für eine großartige Errungenschaft. Eine derart durchschlagende Wirkung habe ich bislang bei keiner anderen Therapie erlebt. Viele meiner Patienten, die zuvor furchtbar litten, können nun ein glückliches Leben führen.

Stress und Perfektionismus

Privatdozentin Dr. Stefanie Förderreuther, Neurologin am Klinikum der Universität München, hat die Erfahrung gemacht, dass Spannungskopfschmerzen zu wenig ernst genommen werden

Kopfschmerzpatienten leiden im Verborgenen. Und ich meine damit nicht allein die Migräniker, die sich in dunkle Zimmer zurückziehen, um den hämmernden Schmerz zu ertragen. Sondern auch die vielen Menschen, die immer wieder einen Brummschädel haben, die aber weiter funktionieren müssen und regelmäßig Medikamente schlucken.

Dann sitzen sie irgendwann vor mir und ich frage sie: Warum haben Sie Ihre Beschwerden nicht ernst genommen? Warum wurden Sie als Patient nicht ernst genommen? Es ließe sich viel Leid abwenden, würde Kopfweh frühzeitig behandelt.

Gerade Spannungskopfschmerzen können fürchterlich nerven. Man spürt einen Druck, als lege sich ein festes Band um den Schädel, aber im Gegensatz zur Migräne ist man nicht vollkommen ausgeknockt. Obwohl viele Menschen davon betroffen sind, ist er ein Stiefkind der Kopfschmerzforschung. Oft scheint es, als sei Spannungskopfschmerz die Quittung dafür, zu wenig gegessen, zu wenig getrunken, zu wenig geschlafen, sich zu viel Stress zugemutet zu haben.

Aber wann und warum wird er zum Dauerproblem? Bislang gibt es nur wenige Antworten. Ein Zuviel an Schmerzmitteln, deren Wirkung irgendwann ins Gegenteil umschlägt, spielt meist eine bedeutende Rolle. Umso wichtiger ist es, dafür zu sorgen, dass es gar nicht so weit kommt.

Doch viele Menschen gehen wegen Spannungskopfschmerzen erst gar nicht zum Arzt. Und wenn sie es tun, fehlt den Kollegen in der hausärztlichen Praxis häufig die Zeit, ihnen genau zuzuhören, die richtige Diagnose und Therapie zu finden. Dabei sind Hausärzte wichtige Ansprechpartner. Sie entscheiden etwa, wer zum Spezialisten gehen sollte. Und sie haben meist schon eine Ahnung, was sich hinter den Schmerzen verbirgt – oftmals ist es der Wunsch, es immer allen recht zu machen.

Ich erinnere mich an eine Patientin, deren Perfektionismus ihr unfassbaren Stress bereitete. Sie bekam immer öfter Spannungskopfschmerz; irgendwann begann sie, vor wichtigen Terminen prophylaktisch Schmerzmittel zu nehmen. Als sie das erste Mal bei mir war, griff sie bereits täglich dazu, die Mittel wirkten aber schon nicht mehr. Gegen ihren Stress hingegen unternahm sie nichts.

Ich musste der Patientin vermitteln, dass ihr Körper mit den Schmerzen ernsthafte Warnzeichen aussendete und es höchste Zeit war, dass sie an sich und ihre Bedürfnisse dachte.

Mit Erfolg. Inzwischen geht sie mit Stress und Überlastung anders um, gönnt sich Zeiten für Sport und für Nichtstun. Und sie sagt auch einmal „Nein“, wenn etwas nicht zu schaffen ist.

Wahrscheinlich ist das sogar das wirksamste Kopfschmerzmittel.

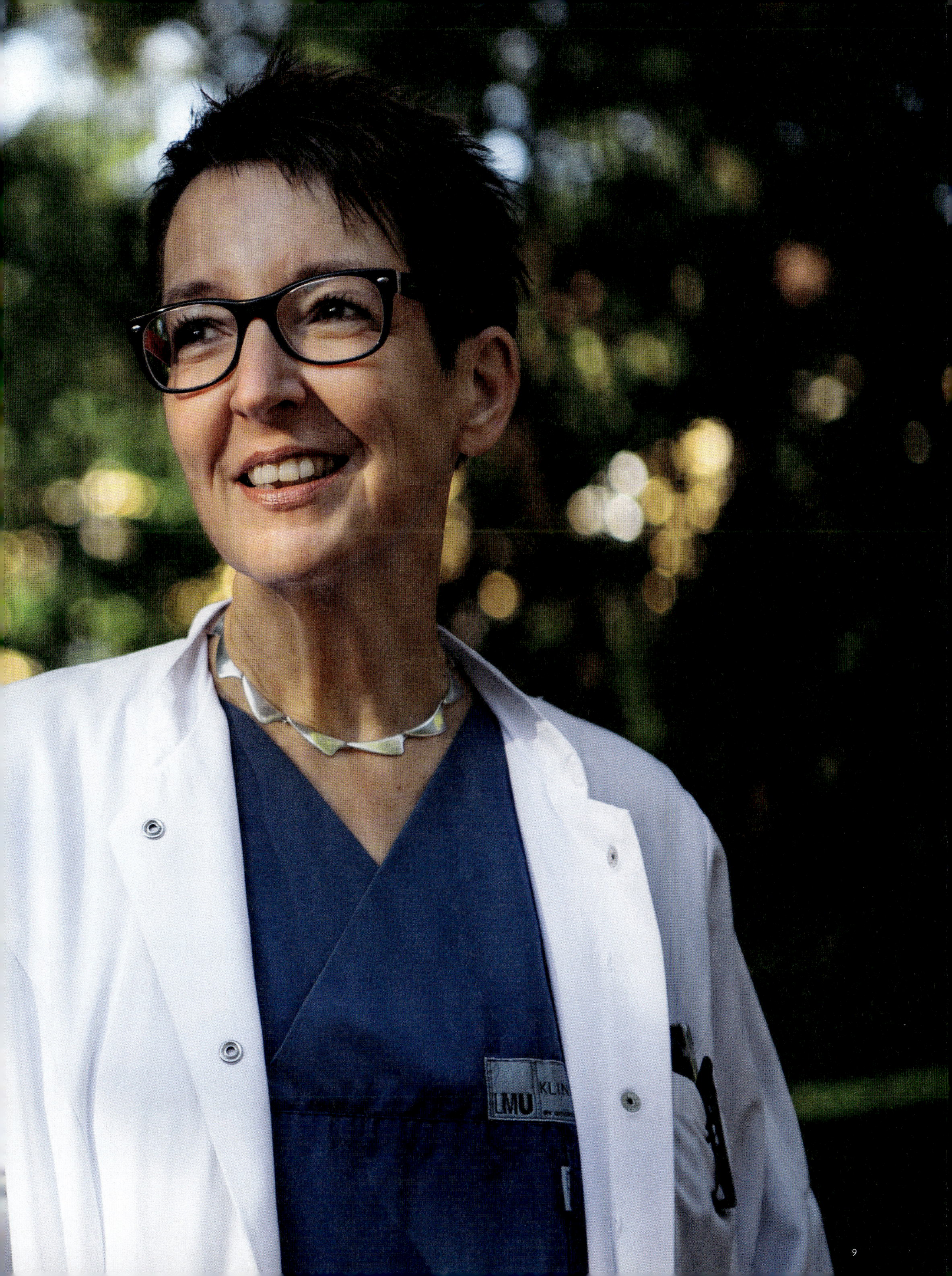
LMU

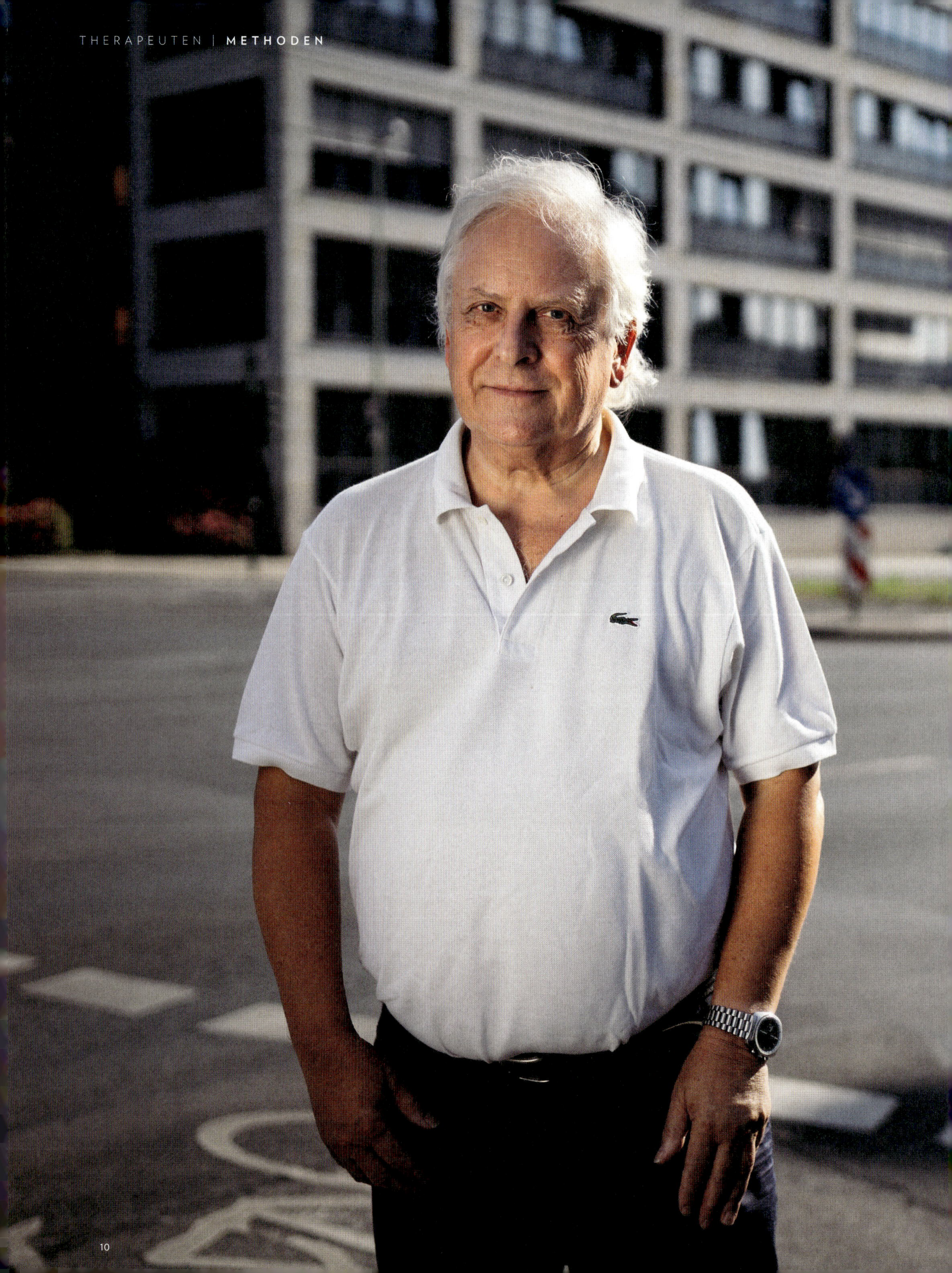

Helfer, die nicht mehr helfen

Professor Hans-Christoph Diener, Neurologe an der Universität Duisburg-Essen, widmet sich unter anderem dem Kopfschmerz, der durch Medikamente verursacht wird

Auch in der Medizin gilt bisweilen: Weniger ist mehr. Ich arbeitete als junger Arzt auf einer neurologischen Station, da bat mich mein Chef: Gehen Sie mal in den Keller und suchen Sie die Akten all jener Patienten, deren Kopfschmerzen sich verbessert haben, nachdem sie die Dosis ihrer Migränemedikamente reduziert hatten. Er hatte beobachtet, dass einige Präparate den Kopfschmerz verschlimmern, ja chronifizieren können, wenn Patienten zu viel davon nehmen. Seither begleitet mich dieses Thema.

Aus Studien wissen wir, dass rund ein Prozent der Deutschen unter Kopfschmerzen leidet, die durch Schmerz- und Migränemittel verursacht werden. Die Betroffenen haben manchmal jahrelang an mehr als 15 Tagen im Monat Schmerzmittel genommen – die plötzlich kaum mehr zu wirken scheinen. Obwohl sie immer mehr Tabletten schlucken, nehmen die Schmerztage zu. Viele Patienten berichten mir von dem Gefühl, nie mehr einen klaren Kopf zu haben.

Warum ausgerechnet Schmerztabletten Schmerz erzeugen können, ist noch nicht ganz verstanden. Vermutlich versucht das Gehirn die dämpfende Wirkung der Präparate auszugleichen, indem es die Schmerzschwelle immer weiter absenkt, was unweigerlich zu mehr Kopfschmerzen und Migräne-Attacken führt. Viele Patienten bemerken zwar, dass ihnen die Pillen nicht mehr guttun, haben aber Angst, sie abzusetzen. Doch das ist im Grunde die einzige Möglichkeit, dem Teufelskreis zu entkommen: die Tabletteneinnahme deutlich oder ganz zu reduzieren.

Vor zwei Jahren habe ich mit Kollegen eine neue Leitlinie zur Diagnostik und Therapie des Kopfschmerzes durch Medikamentenübergebrauch verfasst. Wir schlagen darin ein mehrstufiges Vorgehen vor: Am Anfang steht die Aufklärung. Viele Patienten haben noch nie von dem paradoxen Zusammenhang gehört, dass Schmerzmittel Schmerzen verstärken können. Im nächsten Schritt sollen sie lernen, wie sie künftig Attacken vorbeugen können, etwa durch Ausdauersport, Stressbewältigung, Entspannungsverfahren und geregelte Essens- und Schlafenszeiten. Fast einem Drittel der Patienten gelingt es dadurch, ganz oder weitgehend auf Medikamente zu verzichten.

Allerdings sollte niemand die Mittel auf eigene Faust radikal absetzen, sondern dies immer von einem Arzt begleiten lassen. Denn die Entzugserscheinungen können quälend sein: Übelkeit, Erbrechen, Schwindel und vermehrter Kopfschmerz, wenn auch nur vorübergehend.

Doch es lohnt sich: Bei den allermeisten Patienten bessert sich der Schmerz ganz erheblich, wenn sie es schaffen, nicht mehr ständig zu Medikamenten zu greifen.

Der Schmerz als Schutz

Dr. Astrid Gendolla, Schmerztherapeutin, Neurologin und Psychotherapeutin in Essen, ist überzeugt: Wer Kopfschmerzpatienten erfolgreich behandeln will, muss sich auch deren seelischer Probleme annehmen

Migränepatienten leiden doppelt – an den Attacken und der steten Angst, zu versagen. Sie können sich ja tatsächlich nicht darauf verlassen, dass sie morgen noch funktionieren. Manche meiner Patienten verabreden sich darum kaum mehr, aus Furcht, das Treffen mit der Freundin wieder wegen Kopfschmerzen absagen zu müssen.

Bei mir war sogar eine Mutter in Behandlung, die nicht mehr in die Sommerferien fuhr – weil sie ihrer Familie die unbeschwerte Zeit nicht vermiesen wollte. Viele Patienten schämen sich für ihre Krankheit, suchen die Schuld allein bei sich, was den Schmerz oft noch verschlimmert. Wer ihnen helfen möchte, muss darum ihren Körper und ihre Seele behandeln.

In meinem Medizinstudium spielten Begriffe wie Psyche und Seele keine Rolle; ich habe mich darum später berufsbegleitend in Psychotherapie fortgebildet – um einen weiteren Zugang zu meinen Patienten zu erlangen und sie so besser therapieren zu können. Die ersten Schritte, die wir gemeinsam unternehmen, mögen banal klingen: Es gilt, die ersten Anzeichen einer Attacke zu erkennen, um diese so früh wie möglich abzufangen. Ein veränderter Diabetes-Wert, Heißhunger auf Chips oder plötzliche Müdigkeit, all das können Vorboten sein.

Normalerweise ist es natürlich sinnvoll, Schmerzmittel vorsichtig einzusetzen, aber bei der Akutbehandlung der Migräne muss so früh wie möglich die volle Dosis des richtigen Medikaments verabreicht werden, um die Attacke abzuwehren. Das für sich herauszufinden, gibt vielen das Gefühl von Kontrolle zurück, löst sie aus ihrer Ohnmacht. Viele Kopfschmerzpatienten reagieren zudem extrem sensibel auf alles, was in ihnen, aber auch um sie herum passiert. Das ist eine Belastung, aber auch eine Gabe. Im Verlauf meiner Beratung setze ich oft genau da an. Denn vielen Patienten geht es körperlich und seelisch besser, wenn sie nicht mit ihrer Krankheit hadern, sondern lernen, ihre Migräne anzunehmen als etwas, das sie und ihr Leben prägt.

Und das sie manchmal auch bewahrt – vor einer lärmenden Party, vor Konfrontation, oder sogar vor dem Treffen mit dem Rotary-Club. Erst kürzlich hatte ich eine Patientin, die mit planbarer Sicherheit immer genau dann Attacken bekam. Ich bestärkte sie darum wieder und wieder in ihrem Recht, Nein zu sagen, egoistisch zu sein, zu ihrem eigenen Wohl.

Ich empfinde es als Privileg, Kopfschmerzpatienten behandeln zu dürfen und eine Zeit lang Teil ihres Lebens zu sein. Viele sind nach Abschluss der Behandlung noch einmal in die Praxis zurückgekommen, um mir auszurichten: Ihre Beratung hat einen Unterschied für mein Leben gemacht.

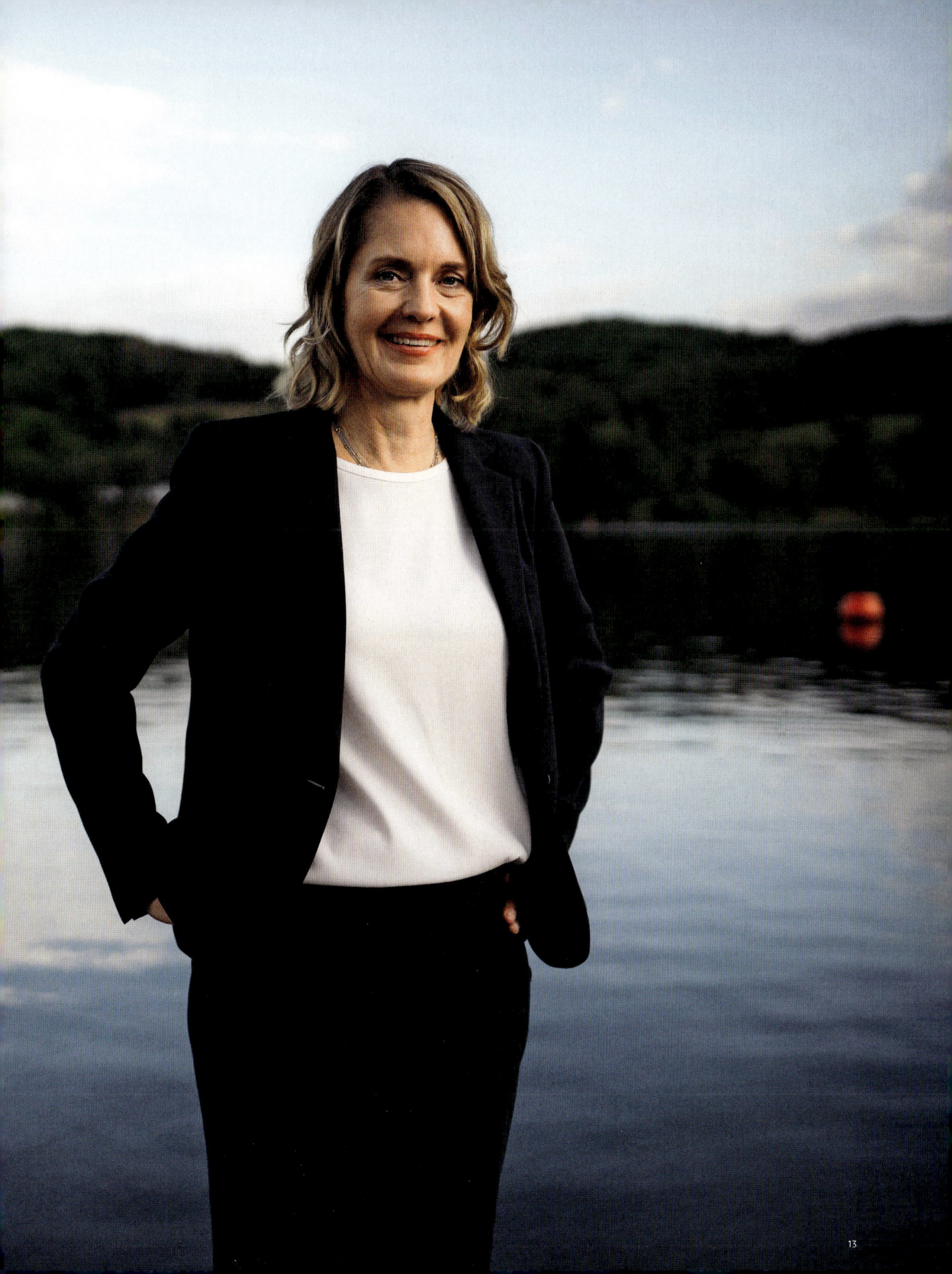

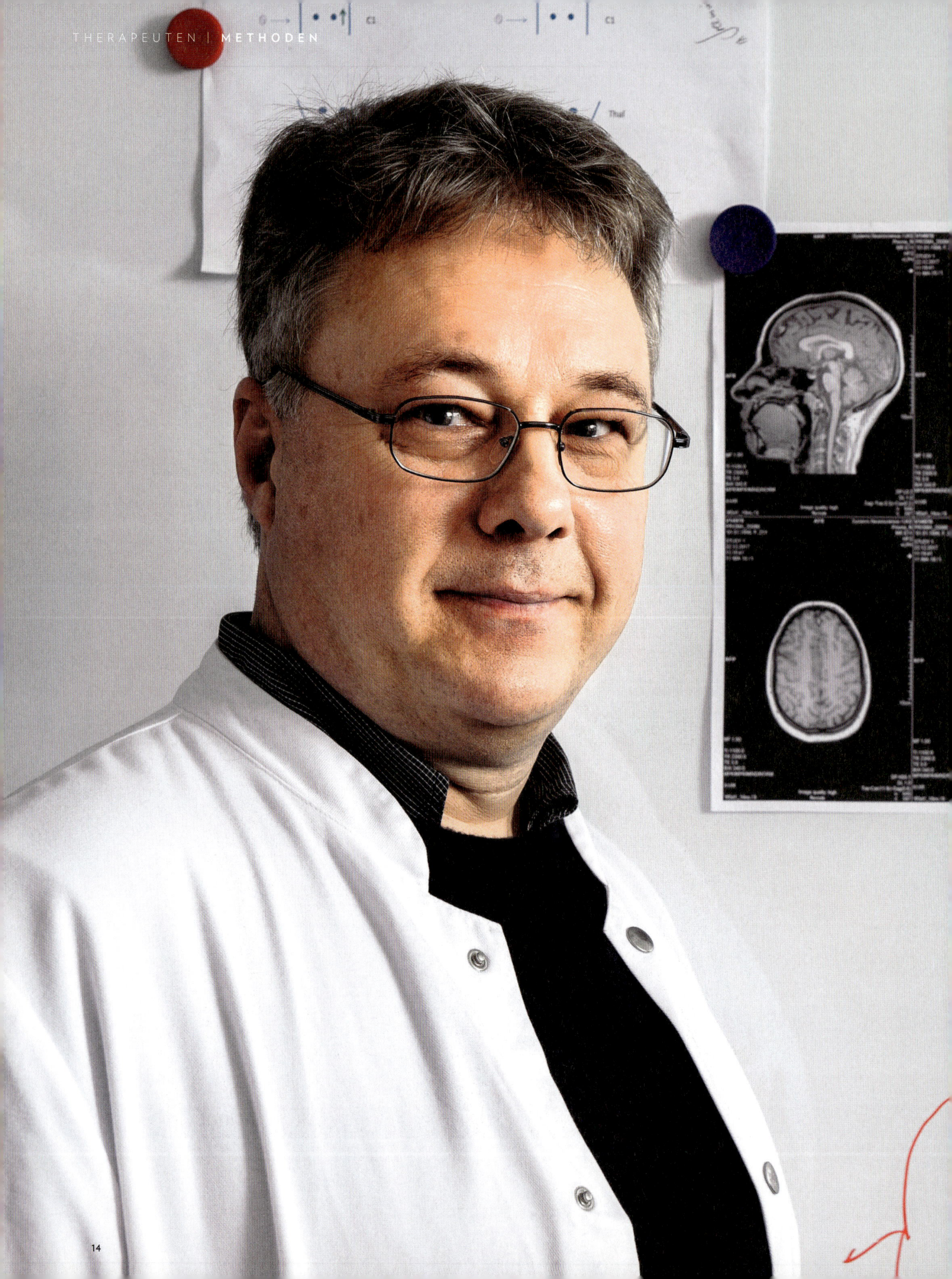

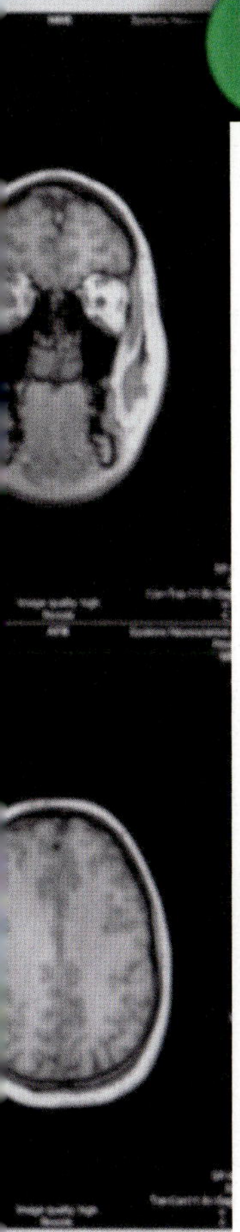

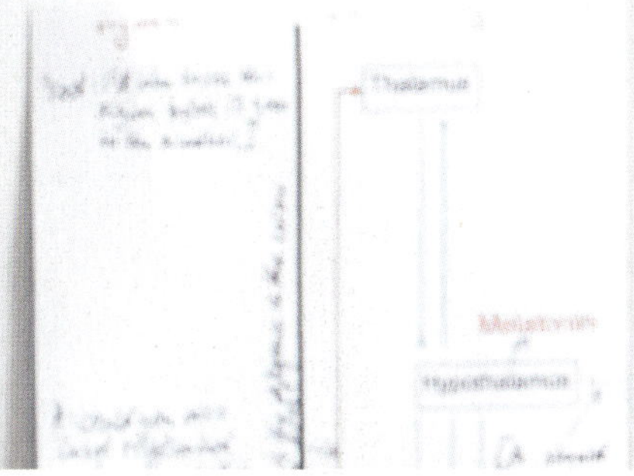

Ein Blick in den Kopf

Professor Arne May leitet die Kopfschmerzambulanz am Universitätsklinikum Hamburg-Eppendorf und forscht unter anderem zum Clusterkopfschmerz

Als ich vor gut 20 Jahren begann, mich mit dem Kopfschmerz zu beschäftigen, galt Migräne noch als „Frauenkrankheit", als „hysterische Anstellerei". Das ist heute zum Glück anders. Wir konnten belegen, dass Migräne eine neurologische Erkrankung ist, die sich oft messbar im Gehirn ankündigt und keineswegs auf Einbildung beruht. Und der sogenannte Clusterkopfschmerz, der meist Männer trifft, zählt unbehandelt gar zu den grausamsten Schmerzerkrankungen überhaupt.

Nie werde ich den kleinen Jungen vergessen, der neulich bei mir war, gerade elf Jahre alt. Monatelang schon wurde er von Gesichtsschmerzen gequält, als schlage ihn jemand mit einem Hammer. Einen gesunden Zahn hatte man ihm gezogen, nun sollte ein zweiter geopfert werden; eine andere Ursache für die Schmerzen fiel niemandem ein. Wir konnten zeigen, dass der Junge nicht unter Kieferproblemen leidet, sondern einer Sonderform des Clusterkopfschmerzes.

Typisch für den Clusterkopfschmerz ist, dass er in Attacken und stets auf einer Kopf- und Gesichtsseite auftritt, wobei es meist zu einer Anhäufung solcher Attacken kommt. Die extrem heftigen Schmerzanfälle können bis zu drei Stunden dauern, oft sind es mehrere am Tag, und das über Wochen. Dazwischen gibt es immer wieder symptomfreie Perioden, die meist einige Monate währen. Bei der chronischen Form gibt es keine attackenfreie Zeit mehr.

Ich selbst konnte ein Stück weit zum Verständis der Krankheit beitragen. So haben wir für zahlreiche Studien mithilfe eines Hirnscanners die Aktivität im Kopf von Patienten beobachtet. Wir konnten dann erstmals jene Gehirnareale definieren, die eine Migräne-Attacke „vorbereiten" und starten. Und auch beim Clusterkopfschmerz ist ein spezieller Bereich aktiv: der Hypothalamus.

Wenn eine Cluster-Attacke einen Menschen martert, sind rezeptfreie Medikamente, die bei anderen Kopfschmerzarten wirken, nutzlos. Stattdessen hilft zwei von drei Patienten, wenn sie zu Beginn eines Anfalls reinen Sauerstoff einatmen. Im Falle des Jungen fanden wir hingegen ein wirksames Medikament, das die Zahl seiner Attacken deutlich reduziert und abgemildert hat. Wir können leider bis heute keine Kopfschmerzart heilen, positiv beeinflussen aber fast alle.

Damit das gelingt, nehmen wir uns in der Kopfschmerzambulanz für jeden Patienten viel Zeit – mindestens eine Stunde beim ersten Termin, egal ob jemand unter Clusterkopfschmerz, Migräne oder einer anderen Kopfschmerzform leidet.

Jeder bekommt die Aufmerksamkeit, die er braucht. Denn ein schmerzender Kopf ist kein Hirngespinst, sondern eine ernst zu nehmende Erkrankung.

Ganz ohne Hokuspokus

Dr. Susanne Urban, Schmerztherapeutin und Fachärztin für Anästhesiologie im Schmerzzentrum Frankfurt, kombiniert in ihrer Praxis schul- und alternativmedizinische Therapieansätze

Wiederholt kamen Patienten zu mir, die schon seit Monaten auf einer Odyssee von einem Arzt zum nächsten waren. Die nahmen mittlerweile zehn verschiedene Medikamente, hatten dadurch zwar keine Kopfschmerzen, aber auch kein Leben mehr – weil die Nebenwirkungen erheblich sind, die Müdigkeit, die Benommenheit.

Für mich stand dann immer die Frage im Raum: Was kann ich diesen Menschen noch bieten? Welche Ansätze gibt es über die gängigen hinaus, die ihnen noch helfen können? So stieß ich irgendwann auf alternative Verfahren.

Verstehen Sie mich nicht falsch: Ich meine damit keinen Hokuspokus, keine Homöopathie, sondern ausschließlich wissenschaftlich belegte Heilmethoden, wie etwa Akupunktur, spezielle Diäten, Schröpfen, Yoga oder auch Biofeedback – ein Verfahren, bei dem Patienten lernen, unbewusste Körpervorgänge wie Atmung und Muskelspannung bewusst zu steuern.

Bisweilen bin ich selbst überrascht davon, welche Wirkung insbesondere Entspannungstechniken haben. Das gezielte Anspannen und Lösen einzelner Muskelgruppen zum Beispiel versetzt den ganzen Körper in einen tiefen Ruhezustand, der vielen Patienten guttut. Nicht nur in dem Moment, sondern langfristig. Wer regelmäßig das Entspannen trainiert, reagiert weniger gestresst in belastenden Situationen und schaltet damit einen bedeutsamen Trigger für Kopfschmerzen aus. Viele Patienten können so ihre Prophylaxemedikamente und die Zahl der Anfälle deutlich reduzieren.

Auch den Darm und die Ernährungsgewohnheiten meiner Patienten nehme ich in den Blick. Denn neue Erkenntnisse bestätigen, dass dieses zentrale Organ mit seinen Abermillionen Bakterien Wohl und Wehe des gesamten Körpers prägt. Und tatsächlich lassen bei etlichen Patienten die Kopfschmerzen durch eine ausgewogenere Ernährung oder die Einnahme spezieller Probiotika nach.

Gewiss: Bei akuten Attacken hilft all das nicht. Da braucht es wirksame Medikamente, die das Leid schnell mindern. Doch vorbeugend lässt sich viel durch alternative Ansätze bewirken: Sie nähren und stärken die körpereigenen Selbstheilungskräfte.

Und außerdem die Selbstwirksamkeit, das gute Gefühl, handeln zu können – nicht nur behandelt zu werden. Denn Kopfschmerzpatienten, Migränepatienten zumal, sind besonders: viele noch jung und voller Tatendrang. Sie wollen nicht nur Medikamente schlucken, sondern aktiv werden, auch gegen den Schmerz. Gerade darum sind alternative Ansätze wie etwa Entspannungstechniken oder Biofeedback für sie oft genau das Richtige. ○

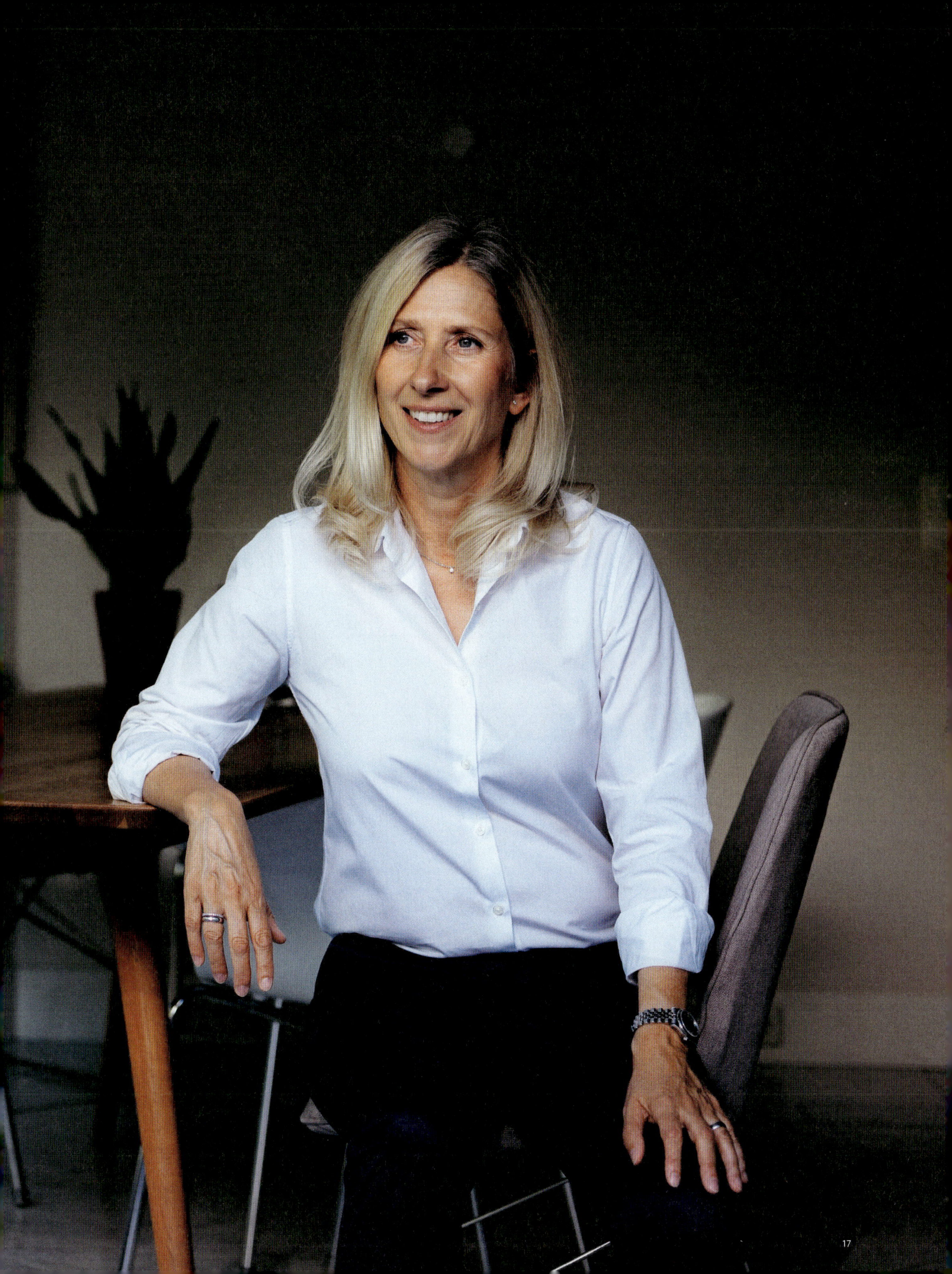

Die große Welt der GEO-Kalender für 2021!

Bis zum 15.12. den Vorteilspreis für Abonnenten nutzen!

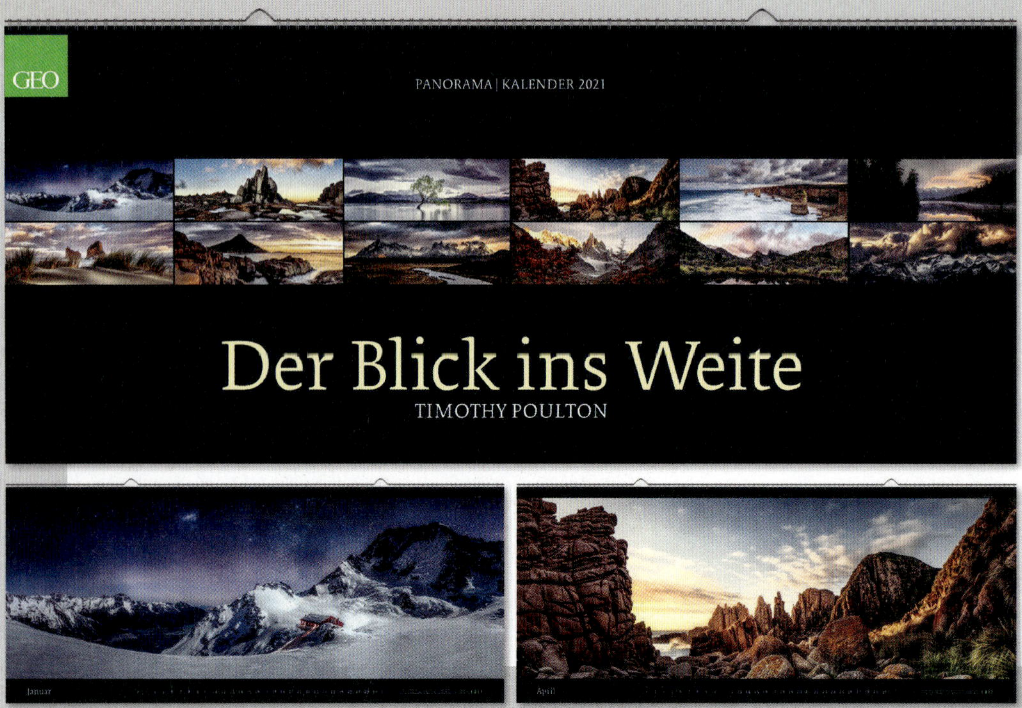

Panorama-Format!

GEO Panorama-Kalender „Der Blick ins Weite“

Als Fotograf unendlicher Weiten genießt Timothy Poulton Weltruf. Zwölf seiner spektakulären Bilder zeigt dieser Kalender im einzigartigen GEO-Panorama Großformat.

Maße: 137 x 60 cm
Best.-Nr.: G729275
Preise: 99,99 € (D/A), 107.00 Fr. (CH)

jeweils 99,99 €
Vorteilspreis für Abonnenten **89,99 €**

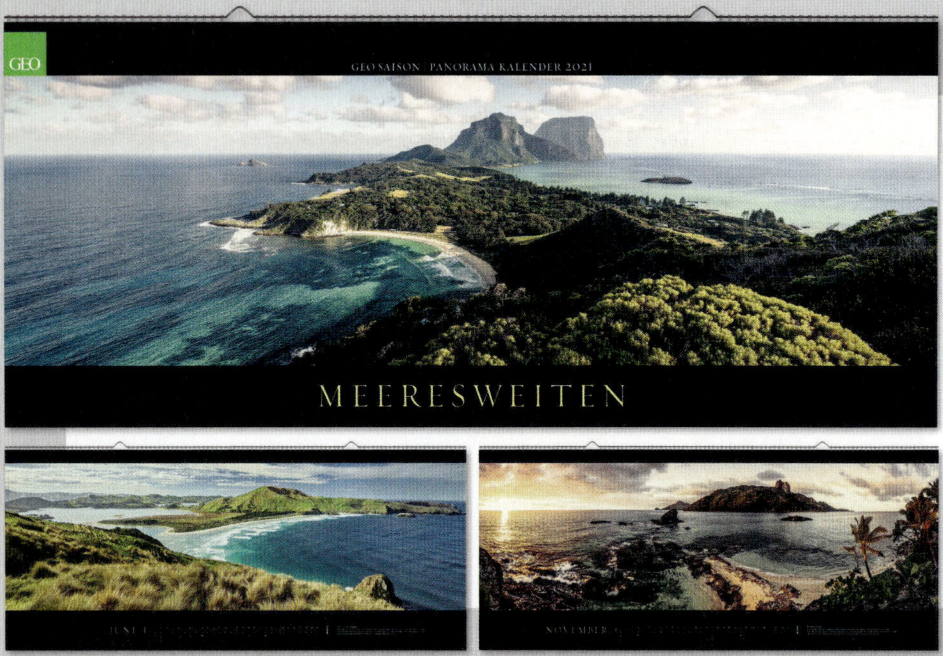

Panorama-Format!

GEO SAISON Panorama-Kalender „Meeresweiten“

Sanddünen mit zerzausten Pinien auf Sardinien? Tanzende Polarlichter in Norwegen? Oder doch die türkisblau anrollenden Wellen der Seychellen? In jedem Fall riecht man die salzige Brise und spürt die traumhafte Weite des Blicks.

Maße: 120 x 50 cm
Best.-Nr.: G729282
Preise: 99,99 € (D/A), 107.00 Fr. (CH)

Jetzt bestellen unter **www.geoshop.de/kalender2021** oder telefonisch unter **+49(0)40/42236427**

(Bitte geben Sie immer den Aktionscode an: G00173)

GEO Shop
Das Beste von GEO zum Bestellen

GEO SPECIAL-Kalender „Traumziele“

29,99 €
Vorteilspreis für Abonnenten **25,99 €**

Einmal Wildtiere in Afrikas unberührter Natur sehen. Einmal auf einer Alm in Südtirol entspannen. Einmal im Eis von Grönland die Sonne aufgehen sehen. Einmal im Pazifik tauchen. Kein Problem – mit diesem Kalender klappt alles in einem Jahr.

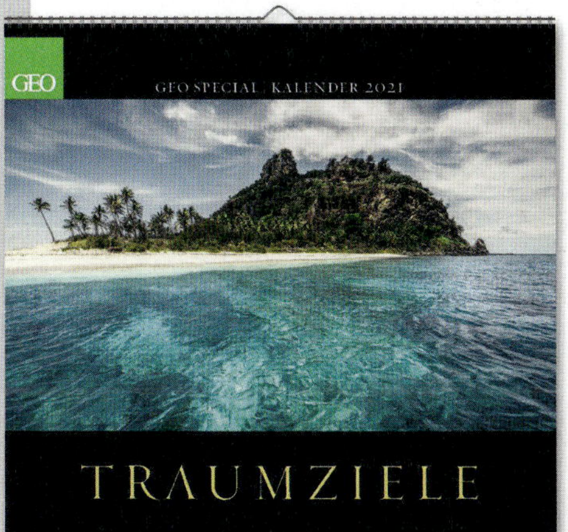

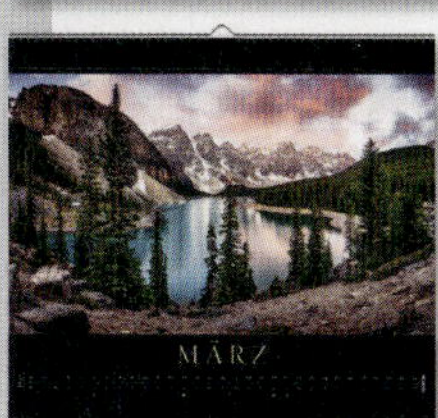

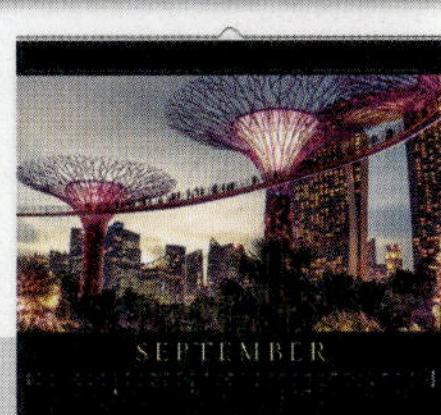

Maße: 50 x 45 cm
Best.-Nr.: G729280
Preise: 29,99 € (D/A), 32.00 Fr. (CH)

GEO Vertical-Kalender „Magie des Augenblicks“

49,99 €
Vorteilspreis für Abonnenten **44,99 €**

Grandiose Ausblicke sind die Spezialität des Fotografen Nicholas Roemmelt. GEO präsentiert seine Landschaftsbilder aus Europa und den USA im Panorama-Hochformat.

Maße: 34 x 98 cm
Best.-Nr.: G729276
Preise: 49,99 € (D/A), 54.00 Fr. (CH)

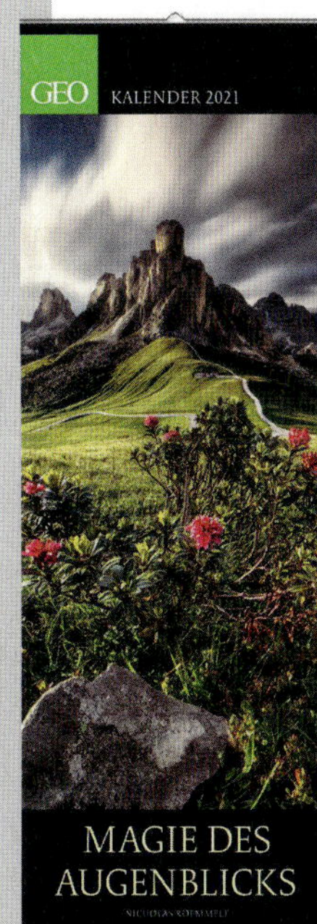

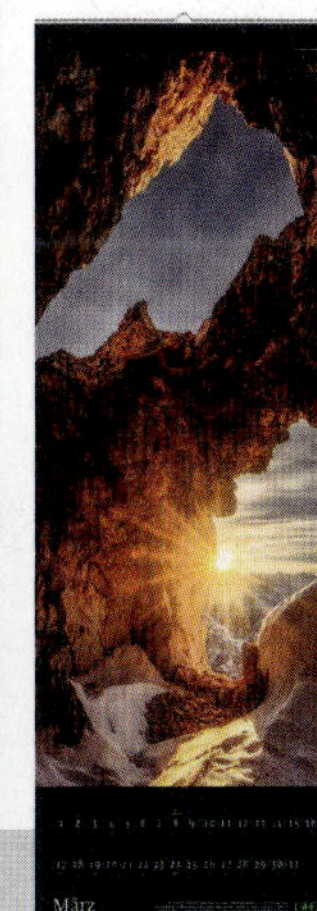

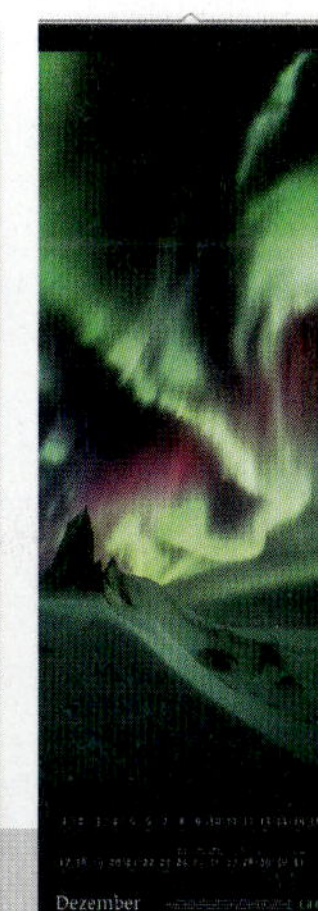

Coupon einfach ausfüllen, ausschneiden und senden an: GEO Kundenservice, 74569 Blaufelden

GEO-Bestellcoupon – versandkostenfreie Lieferung ab 80,– €!*

Ich bestelle folgende Artikel:

Produktbezeichnung	Best.-Nr.	Preis D	Menge
☐ GEO Panorama-Kalender „Der Blick ins Weite“	G729275	99,99 €	
☐ GEO SAISON Panorama-Kalender „Meeresweiten“	G729282	99,99 €	
☐ GEO SPECIAL-Kalender „Traumziele“	G729280	29,99 €	
☐ GEO Vertical-Kalender „Magie des Augenblicks“	G729276	49,99 €	

Gesamtsumme: (zzgl. 3,90 € Versandkosten, versandkostenfreie Lieferung ab einem Bestellwert von 80,00 € – für A/CH gilt: Berechnung des Sperrgutzuschlags A € 25,00 und CH Fr. 30,00 bei Bestellung der GEO Panorama- und Editions-Kalender*)

Meine persönlichen Angaben: (bitte unbedingt ausfüllen)

Abonnentennummer (wenn vorhanden)
Unter Angabe der Abonnentennummer wird automatisch bis zum 15.12.20 der Abovorteilspreis berücksichtigt.

Name I Vorname
Geburtsdatum
Straße I Nummer
PLZ I Wohnort
Telefon
E-Mail

☐ Unsere Kunden informieren wir gemäß § 7 Abs. 3 UWG per E-Mail über eigene ähnliche Angebote aus unserem Verlag. Dem können Sie über den Abmeldelink am Ende jeder E-Mail oder Hinweis an abo-service@guj.de widersprechen.

☐ **Ich zahle per Rechnung**

☐ **Ich zahle bequem per Bankeinzug** (nur in Deutschland möglich)

BIC
IBAN
Bankinstitut

SEPA-Lastschriftmandat: Ich ermächtige die Gruner+Jahr GmbH, Am Baumwall 11, 20459 Hamburg, Gläubiger-Identifikationsnummer DE31ZZZ00000031421, wiederkehrende Zahlungen von meinem Konto mittels Lastschrift einzuziehen. Zugleich weise ich mein Kreditinstitut an, die von der Gruner+Jahr GmbH auf mein Konto gezogenen Lastschriften einzulösen. Die Mandatsreferenz wird mir separat mitgeteilt. **Hinweis:** Ich kann innerhalb von 8 Wochen, beginnend mit dem Belastungsdatum, die Erstattung des belasteten Betrages verlangen. Es gelten dabei die mit meinem Kreditinstitut vereinbarten Bedingungen.

*Aufgrund der Größe der GEO Panorama- und GEO Editions-Kalender erheben wir bei Versand nach Österreich und in die Schweiz einen Sperrgutzuschlag von A € 25,00 und CH Fr. 30,00.

(Weitere Preise für Auslandsversand nur auf Anfrage.)

Widerrufsrecht: Sie können die Bestellung binnen 14 Tagen ohne Angabe von Gründen formlos widerrufen. Die Frist beginnt an dem Tag, an dem Sie die erste bestellte Ware erhalten, nicht jedoch vor Erhalt einer Widerrufsbelehrung gemäß den Anforderungen von Art. 246a § 1 Abs. 2 Nr. 1 EGBGB. Zur Wahrung der Frist genügt bereits das rechtzeitige Absenden ihres eindeutig erklärten Entschlusses, die Bestellung zu widerrufen. Sie können hierzu das Widerrufs-Muster aus Anlage 2 zu Art. 246a EGBGB nutzen. Der Widerruf ist zu richten an: GEO Versandservice, 74569 Blaufelden; Telefon:+49(0)40-42236427; Telefax: +49(0)40-42236663; E-Mail: guj@sigloch.de

Aktionsnr.: G00173

Datum I Unterschrift

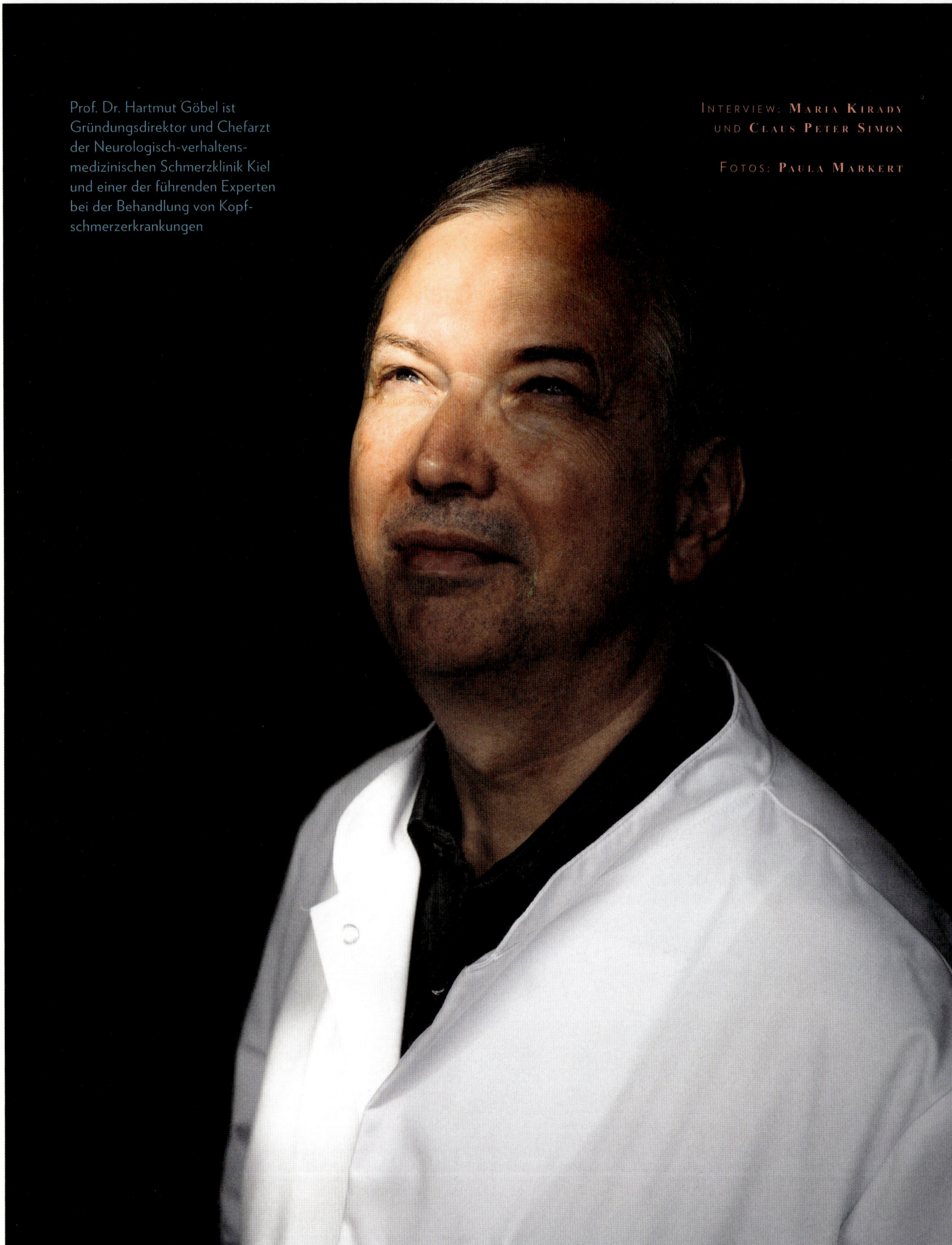

Prof. Dr. Hartmut Göbel ist Gründungsdirektor und Chefarzt der Neurologisch-verhaltensmedizinischen Schmerzklinik Kiel und einer der führenden Experten bei der Behandlung von Kopfschmerzerkrankungen

Interview: **Maria Kirady** und **Claus Peter Simon**

Fotos: **Paula Markert**

»Das wichtigste **Mittel** ist Prävention«

Kopfschmerzen zählen zu den häufigsten Übeln überhaupt – und sie sind überraschend vielfältig. Der Neurologe und Psychologe **Professor Hartmut Göbel** erläutert, welche Ursachen den meisten Beschwerden zugrunde liegen. Und was sich dagegen tun lässt

GEO WISSEN: Herr Professor Göbel, angeblich gibt es mehr als 300 Kopfschmerzarten. Das ist kaum vorstellbar.

PROFESSOR HARTMUT GÖBEL: Das überrascht natürlich, im Alltag kennt man meist nur Spannungskopfschmerz und Migräne, die beiden häufigsten Formen. Bei diesen Erkrankungen sprechen wir von primären Kopfschmerzen, weil die Kopfschmerzen selbst die Krankheit sind und nicht als Symptom einer sonstigen Störung auftreten. Kopfschmerzen dagegen, die sich aufgrund einer anderen Erkrankung, etwa einer Entzündung, eines Traumas, aufgrund von Bluthochdruck oder nach Alkoholkonsum entwickeln, werden als sekundär bezeichnet. Insgesamt werden tatsächlich 367 Hauptformen von Kopfschmerzen unterschieden.

Warum sind diese Unterscheidungen so wichtig?

Nur wenn wir die Kopfschmerzform exakt bestimmen, können wir sie auch angemessen, also entsprechend ihrer spezifischen Entstehungsmechanismen, therapieren. Zum Vergleich: Als ich geboren wurde, unterschied man nur zwischen zwölf Kopfschmerzarten. Auch dachten die Mediziner, jeder Schmerz müsse eine fassbare Ursache haben. Die müsse man nur finden und beheben, damit der Schmerz verschwindet. Gelang das nicht, war dies das Problem des Patienten, nicht der Wissenschaft. Bei den primären Kopfschmerzen, die etwa 92 Prozent aller Kopfschmerzen ausmachen, handelt es sich jedoch um komplexe Erkrankungen, bei denen viele Faktoren zusammenwirken. Ein gebrochenes Bein kann ich schienen, einen verletzten Finger verbinden, aber wie behandele ich einen Kopf, der ohne fassbaren Grund schmerzt?

Gehirn: Werden die Nervenzellen übermäßig stark aktiviert, kann das ihre Energievorräte erschöpfen. So können Entzündungsstoffe freigesetzt werden, die zu Schmerzen führen

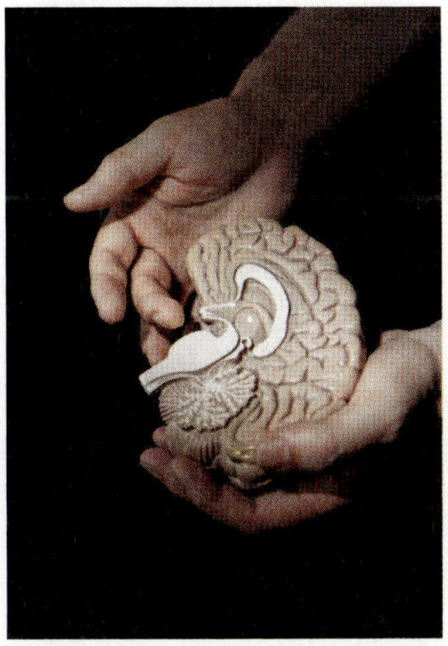

Das hat Ärzte vermutlich lange Zeit vor Rätsel gestellt?

Ja, um 1500 dachten die Menschen gar, Kopfschmerzen seien eine Strafe Gottes, auferlegt, um Buße zu tun. Und mancher glaubt vielleicht immer noch, dass Kopfschmerzen eingebildet seien, weil man ja von außen nichts sieht. Heute wissen wir: Schmerzen können aus dem körpereigenen Schmerz-Sinnessystem selbst heraus entstehen. Diese Einsicht hat sich erst in den letzten 50 Jahren langsam durchgesetzt und unser Verständnis von Schmerzen und ihrer Behandlung revolutioniert.

Wie geht ein Arzt heute vor, wenn er die Schmerzursache finden will? Macht er erst einmal ein MRT oder Röntgenbild?

Bildgebende Verfahren helfen in aller Regel bei der Diagnose primärer Kopfschmerzen nicht weiter. Deshalb ist der erste Schritt, die exakte Erscheinungsweise der Schmerzen zu erfassen.

Schmerzen sind erlebte Symptome. Daher muss der Arzt das tun, was häufig zu kurz kommt: eingehend mit dem Patienten über sein Erleben reden. Ähnlich einem Schmetterling, den man aufgrund seiner unverwechselbaren Flügelzeichnung bestimmt, haben auch einzelne Kopfschmerzformen ihre charakteristischen Merkmale.

Welche sind das zum Beispiel?

Der Arzt wird fragen, an wie vielen Tagen im Monat der Schmerz auftritt und wie lange er jeweils anhält; auch in welcher Situation er entsteht, wo genau es wehtut, Stirn, Auge, Schläfe, einseitig oder beidseitig. Ebenso, ob es Begleitsymptome wie Lichtüberempfindlichkeit oder Übelkeit gibt und ob der Schmerz sich bei körperlicher Tätigkeit verschlechtert.

Muss der Patient sich während einer Attacke hinlegen oder wird es besser, wenn er etwa einen Spaziergang macht? Ersteres spricht für Migräne, Letzteres für Spannungskopfschmerz.

Im besten Fall bringt der Patient zum ersten Termin gleich einen ausgefüllten Schmerzfragebogen und ein Kopfschmerztagebuch mit, idealerweise digital erfasst mit einer entsprechenden App.

Kann ich mich darauf verlassen, dass mein Hausarzt alle 367 Kopfschmerzformen erkennt?

Der Hausarzt wird sich auf die häufigsten Formen fokussieren: Spannungskopfschmerzen oder Migräne. In Zweifelsfällen wird er an einen Neurologen oder an einen spezialisierten Schmerztherapeuten überweisen.

Spezialisierte Ärzte finden Betroffene zum Beispiel gezielt über das bundesweite Kopfschmerzbehandlungsnetz. Viele Krankenhäuser haben mittlerweile auch Kopfschmerz-Sprechstunden.

Wann sollte man mit Kopfschmerzen unbedingt zum Arzt gehen?

Wenn die Kopfschmerzen immer wiederkehren und man noch keine Diagnose oder wirksame Therapie hat. Auch wenn „Kopfschmerzen wie noch nie“ auftreten, die außergewöhnlich heftig sind und für die es keine bekannte Erklärung gibt. Erst recht, wenn Symptome wie Schwindel, Schüttelfrost, Fieber, Konzentrationsprobleme, Seh- oder Sprachstörungen hinzukommen.

Kopfschmerzen vom Spannungstyp gelten als etwas Alltägliches, fast jeder hat sie schon einmal erlebt. Wie entstehen sie?

Im Grunde handelt es sich zunächst um eine natürliche Schutzreaktion. Sind wir etwa angespannt, arbeiten viele Stunden konzentriert und vielleicht noch dazu in einer einseitigen Körperhaltung, dann können andauernde unterschwellige Schmerzreize aus dem Körper nicht mehr abgewehrt werden. Die Sensitivität steigt. Schmerz wird erlebt. Seine Warnfunktion erinnert uns, etwas zu ändern, eine Pause einzulegen, Ruhe und Entspannung einzuleiten.

Um Körper und Geist nicht weiter zu belasten?

Genau, machen wir das nicht und hält die Belastung ohne Ausgleich viele Stunden an, steigt die Sensitivität immer weiter, die Schmerzabwehr erschöpft sich. Muskeln und Sehnen verspannen sich. Der Körper signalisiert dann Schmerz und wir fühlen uns, als wäre ein zu festes Band um unseren Kopf gezurrt: Kopfschmerz vom Spannungstyp.

Der Körper zeigt uns mit dem Spannungskopfschmerz also, dass es Zeit für einen Ausgleich ist.

Er zwingt uns, die langfristig schädigende Situation zu verlassen: Gelenke, Sehnen und Muskeln werden in eine neue Position gebracht, Denken, Konzentration und Gedächtnis bekommen eine Pause.

Gönnt man Körper und Geist diese Ruhe und diesen Ausgleich, nehmen die Schmerzen wieder ab. Dies funktioniert jedoch in der Regel nur bei der episodischen Form des Spannungskopfschmerzes. Bei der chronischen Verlaufsform können die Änderungen des Schmerzempfindens dagegen kurzfristig nicht kompensiert werden.

Welche Rolle spielt Stress dabei?

Eine sehr große, denn er beansprucht unseren Körper in besonderem Maße. Auch wer unter Angststörungen oder Depressionen leidet, ist anfälliger für eine Erschöpfung der körpereigenen Schmerzabwehr. Zum besonderen Problem werden Spannungskopfschmerzen, wenn sie von der episodischen in die chronische Verlaufsform überwechseln, das heißt, an mehr als 15 Tagen pro Monat auftreten.

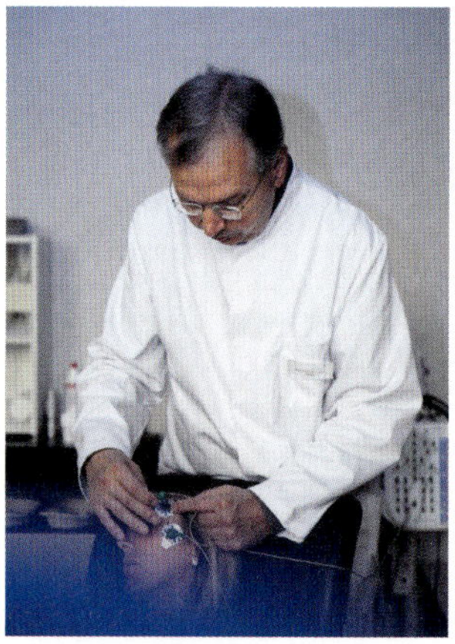

Mittels Biofeedback können Geplagte lernen, wie sie die Aktivität des Schläfenmuskels – ein Maß für Angespanntheit – beeinflussen können

Vielen hilft es, wenn sie routinemäßig Behandlungen in Anspruch nehmen, die der Entspannung dienen – etwa Massage oder Akupunktur

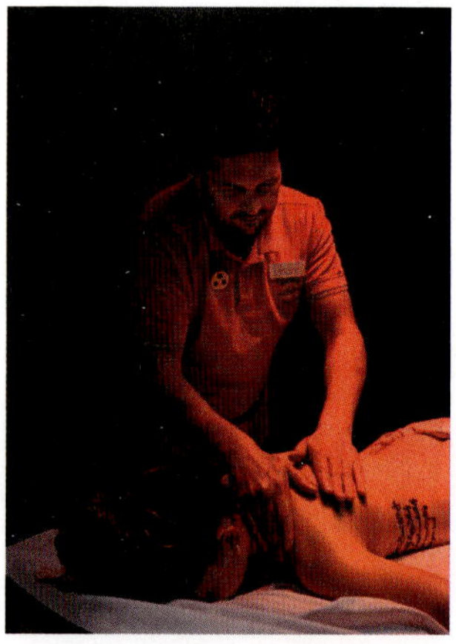

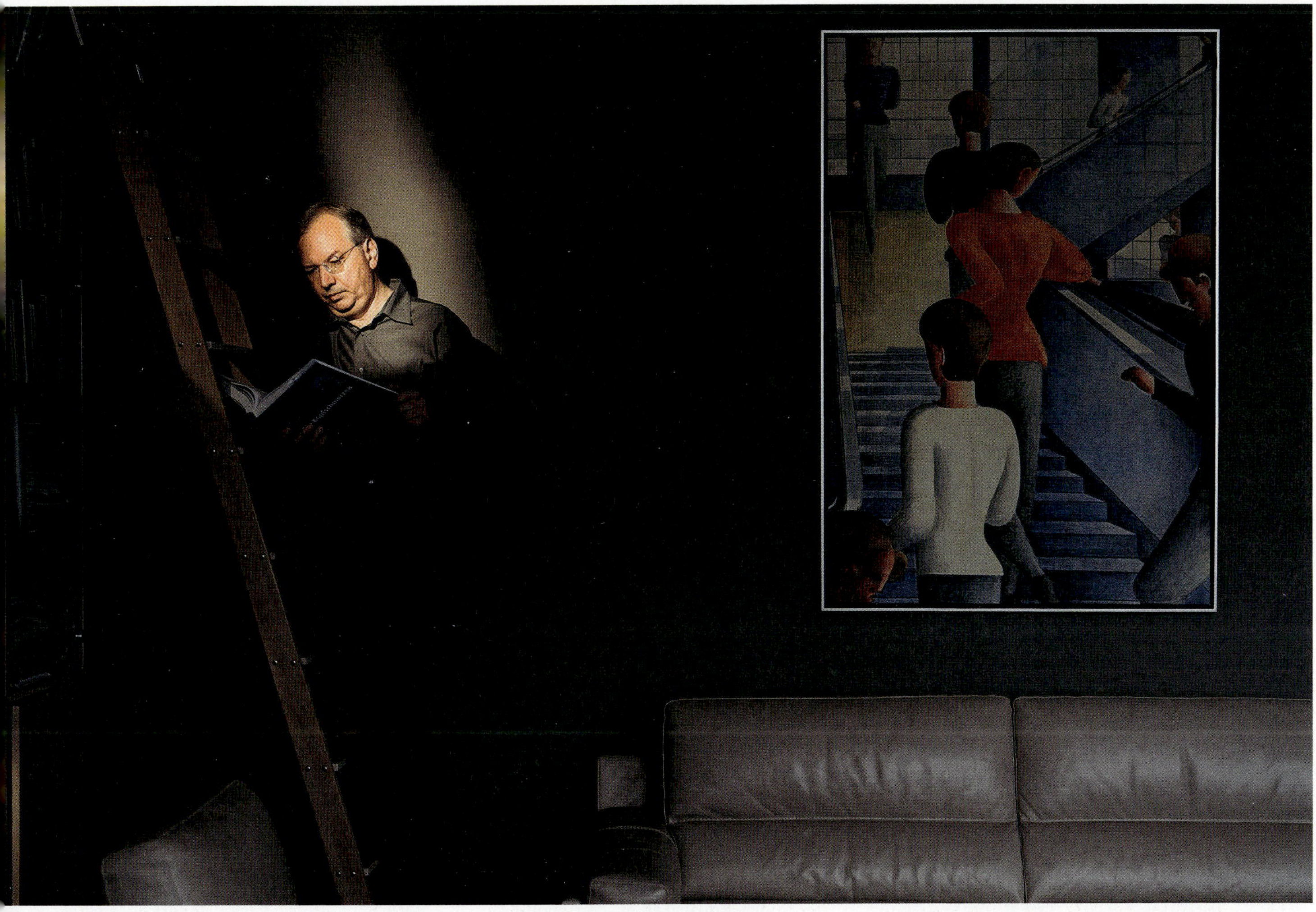

Die Fachliteratur kennt 367 Formen von Kopfschmerzen, so Göbel. In einigen dieser Fälle tritt die Pein als Symptom einer anderen Störung auf

Weshalb?

Die Schmerzempfindlichkeit stellt sich dann dauerhaft um. Kurzfristige Kompensationsmechanismen greifen nicht mehr. Kopfschmerzen können permanent über Jahre oder gar Jahrzehnte auftreten. Dies ist dann eine besonders schwer behandelbare Form.

Wie unterscheidet sich Spannungskopfschmerz von einer Migräne?

Migräneattacken treten mit einer Dauer von vier bis 72 Stunden auf. Der Kopfschmerz hat einen pulsierend-pochenden Charakter. Die Schmerzen haben eine sehr starke Intensität, und körperliche Aktivität verstärkt den Schmerz, weshalb jede Tätigkeit schwer behindert oder ganz unmöglich wird. Die Schmerzen können von Übelkeit, Erbrechen sowie Lärm- und Lichtüberempfindlichkeit begleitet werden.

Der Kopfschmerz vom Spannungstyp tritt dagegen als dumpf-drückender, beidseitiger Kopfschmerz mit einer Dauer von 30 Minuten bis sieben Tagen auf. Körperliche Tätigkeit verstärkt den Schmerz nicht.

»Um 1500 dachte man noch, Kopfschmerzen seien **eine Art Strafe Gottes,** um Buße zu tun«

Wodurch entsteht die Migräne?

Neueste Untersuchungen haben belegt, dass spezielle Gene die Wahrscheinlichkeit, an Migräne zu leiden, erhöhen. In der bisher weltweit umfangreichsten Migränestudie wurden 44 neue Genvarianten entdeckt.

Zahlreiche dieser Genvarianten sind in den Bereichen des Erbguts lokalisiert, die das Blutkreislaufsystem des Gehirns regulieren. Die neuen Entdeckungen weisen darauf hin, dass eine Störung der Blut- und Energieversorgung des Gehirns wesentlich für die Entstehung der Migräne ist.

Migränepatienten können aufgrund ihrer genetischen Ausstattung sehr schnell und sehr effektiv Reize differenzieren. Doch alles zu Schnelle, alles zu Viele, alles zu Plötzliche kann zu einer übermäßig starken Aktivierung der Nervenzellen führen; mit der

Konsequenz, dass die Energievorräte in den Nervenzellen erschöpfen. In der Folge können Entzündungsstoffe an den Arterien der Hirnhäute freigesetzt werden. Diese führen zu einer verstärkten Empfindlichkeit. Jeder Pulsschlag löst dann einen pochenden, hämmernden Migräneschmerz aus, jede Bewegung des Schädels tut weh.

Deshalb versuchen Migränepatienten möglichst Ruhe einzuhalten, körperliche Tätigkeit zu vermeiden.

Viele Migräneattacken sind von einer Aura begleitet. Was bedeutet das?

Der Name stammt von Aurora, der Göttin der Morgenröte. Betroffene sehen vor der Schmerzphase ein flimmerndes, gleißendes Licht, wie beim Sonnenaufgang. Es gibt aber auch Wahrnehmungsstörungen, bei denen sich Arme und Beine teleskopartig verlängern, der Raum surreal wirkt oder die Gesichter anderer Menschen kubisch verzerrt sind – ganz ähnlich wie in den Porträts von Picasso. Eine Vielzahl weiterer neurologischer Symptome kann mit Migräne auftreten, Bewusstseinsstörungen, epileptische Anfälle bis hin zum Schlaganfall.

Wenn Überanstrengung ein Auslöser ist, warum ereignen sich dann die meisten Migräneattacken am Wochenende? Das erscheint widersprüchlich.

Die Migräne tritt dann auf, wenn die nervalen Energiespeicher erschöpft sind, gerade nach einer anstrengenden Arbeitswoche. Der häufigste Migränetag ist der Samstag. Das ist besonders belastend, denn die anderen dürfen sich am Wochenende erholen, der Migränepatient liegt im Bett und kann nicht am Leben teilnehmen. Wer Pech hat, ist drei Tage oder länger krank, kann erst am Dienstag wieder zur Arbeit. Viele versuchen dann, das Versäumte nachzuholen, arbeiten noch schneller, noch intensiver, die nächste Attacke ist damit programmiert. Nach dem Anfall ist vor dem Anfall.

Andererseits scheint das Gehirn von Migränekranken besonders produktiv zu sein.

Richtig. Migränepatienten sind meist überaus leistungsstarke, kreative Menschen, die um drei Ecken denken, schon fünf Antworten auf Fragen haben, die noch keiner gestellt hat, und die hervorragend vorausplanen können.

Viele bekannte und leistungsfähige Menschen litten an Migräne. Ein berühmtes Beispiel ist Marie Curie, die als 20-Jährige fast ihren Beruf aufgegeben hätte, weil ihre Migräne sie so gequält hat. Später bekam sie dann als einziger Mensch zwei Nobelpreise auf unterschiedlichen wissenschaftlichen Gebieten.

Der Preis dafür jedoch sind Migräneanfälle, wenn man die Grenze der Leistungsfähigkeit zu häufig überschreitet. Leider können auch Langzeitkomplikationen mit Migräne verbunden sein. Das Risiko für Herzinfarkt, Schlaganfall und Bluthochdruck ist doppelt so hoch, das Risiko für Depressionen und Angsterkrankungen mehr als achtmal so hoch im Vergleich zu Nichtbetroffenen.

Hat Migräne in der heutigen Zeit, da Schnelligkeit und Multitasking immer wichtiger werden, zugenommen?

Kopfschmerzen waren schon immer eine Volkskrankheit. Nach Karies besetzt Kopfschmerz vom Spannungstyp den zweiten und Migräne den dritten Platz der häufigsten Erkrankungen des Menschen.

In den letzten 30 Jahren ist eine deutliche Zunahme von Kopfschmerzen in epidemiologischen Studien zu vermerken. Dies hat einerseits mit der präziseren modernen Diagnostik tun. Auf der anderen Seite kann der heutige Lebensstil dazu beitragen, dass sich Risikogene in aktive Kopfschmerzleiden umsetzen.

»Menschen mit Migräne sind häufig **überaus leistungsstark** und kreativ«

Sie haben im British Medical Journal einen Aufsatz über Richard Wagners Migräne geschrieben, wie kamen Sie darauf?

Ich saß in der Oper Lübeck in der Premiere des „Siegfried" und hörte die ersten Takte. Das merklich wahrnehmbare Paukentremolo leitet den ersten Akt ein, es vermittelt ein Brummen im eigenen Kopf. Die Streicher fügen die ersten leichten Pulsationen hinzu. In der dritten Szene des ersten Aktes lässt Wagner den Zuhörer dann eine Migräne-Aura miterleben. Die Melodielinie flackert, übrigens exakt im gleichen Tempo wie eine Migräne-Aura in Labormessungen. Als Gesamtkunstwerk erleben Sie einen Migräne-Anfall, wie er in der aktuellen Kopfschmerzklassifikation nicht präziser beschrieben werden kann.

In zahlreichen Briefen und Tagebucheinträgen sind Kopfschmerzen als das Hauptgesundheitsproblem von Richard Wagner dokumentiert. Als Therapie trug er selbst in geschlossenen Räumen zumeist eine Mütze.

Gab es damals keine Medikamente dagegen?

Nein, zumindest keine wirksamen Arzneien. Zu Wagners Zeit kannte man nicht einmal das Wort Migräne. Aspirin wurde erst 1897 in reiner Form entwickelt. Die Triptane wurden 1991 als erstes spezifisches Akutmittel gegen Migräne verfügbar. 2018 wurden erstmals spezifische vorbeugende Medikamente gegen Migräne zugelassen, monoklonale Antikörper.

Doch Medikamente sind nicht die alleinige Lösung. Nimmt man an mindestens zehn Tagen Akutmedikamente ein, kann sich die Empfindlichkeit im Nervensystem umstellen. Die Folge ist die Entwicklung eines „Kopfschmerzes bei Medikamentenübergebrauch".

Daher ist die wichtigste Regel die 10-20-Regel: Kopfschmerzakutmedikamente sollten, um auf der sicheren Seite vor der Entstehung eines Medikamentenübergebrauchsschmerzes zu sein, an weniger als an zehn Tagen im Monat eingenommen werden. An mindestens 20 Tagen im Monat sollten keine Akutmedikamente gegen Kopfschmerzen eingesetzt werden.

Bei chronisch Erkrankten ist diese Grenze automatisch überschritten. Welche Alternativen gibt es für die verbleibenden Tage?

Im Vordergrund stehen Wissen und Verhalten. Migränepatienten müssen wissen, wie Migräne-Attacken entstehen, was im Nervensystem passiert und wie sie ausgelöst werden. Sie brauchen umfassende Informationen über Verhaltensweisen und Maßnahmen, die vor Migräne schützen. Dazu gehört in erster Linie ein regelmäßiger Tag-Nacht-Rhythmus.

Patienten sollten auch regelmäßige Mahlzeiten zu sich nehmen. Es empfehlen sich kohlenhydratreiche Speisen, denn das Nervensystem ist auf Kohlenhydrate angewiesen, da Migräne-Attacken durch ein Energiedefizit in den Nervenzellen entstehen.

Auch sollten Betroffene ausreichend trinken sowie auf regelmäßige Pausen im Alltag achten. Das Erlernen eines Entspannungstrainings wie die Progressive Muskelrelaxation kann die Migränehäufigkeit deutlich reduzieren. Sporttherapie ist ebenfalls gut geeignet.

Wie hoch ist der volkswirtschaftliche Schaden, der durch Kopfschmerzen entsteht?

Jeden Tag sind in Deutschland 900 000 Menschen betroffen. 100 000 sind pro Tag wegen Migräne arbeitsunfähig. Die dadurch bedingten Fehltage pro Jahr entsprechen hierzulande der Jahresarbeitszeit von 185 000 Vollerwerbstätigen mit geschätzten Kosten von 3,5 Milliarden Euro. Nach Demenz und Schlaganfall stehen Kopfschmerzen auf Platz drei der teuersten Erkrankungen des Gehirns.

Vielleicht trägt die Entschleunigung durch Corona ja zu einer Reduktion bei.

Tatsächlich, so schlimm COVID-19 ist, die Natur warnt uns. Müssen wir wirklich so viel reisen, jeden Tag im Stau oder im überfüllten Bus stehen, in den Urlaub fliegen, Kongresse in aller Welt besuchen? Jetzt gerade unterhalten wir uns per Videokonferenz. Wir müssen nicht den halben Tag reisen, ich kann beim Gespräch auch mal bequem die Beine hochlegen. Trotzdem funktioniert es. Vielleicht stellt mancher gar fest, dass Kopfschmerzen im Homeoffice weniger häufig auftreten.

All das sollten wir uns bewahren. Wir müssen unser Gehirn nicht mit immer mehr und immer schnelleren Reizen konfrontieren – auf Kosten unserer körperlichen und geistigen Gesundheit. ○

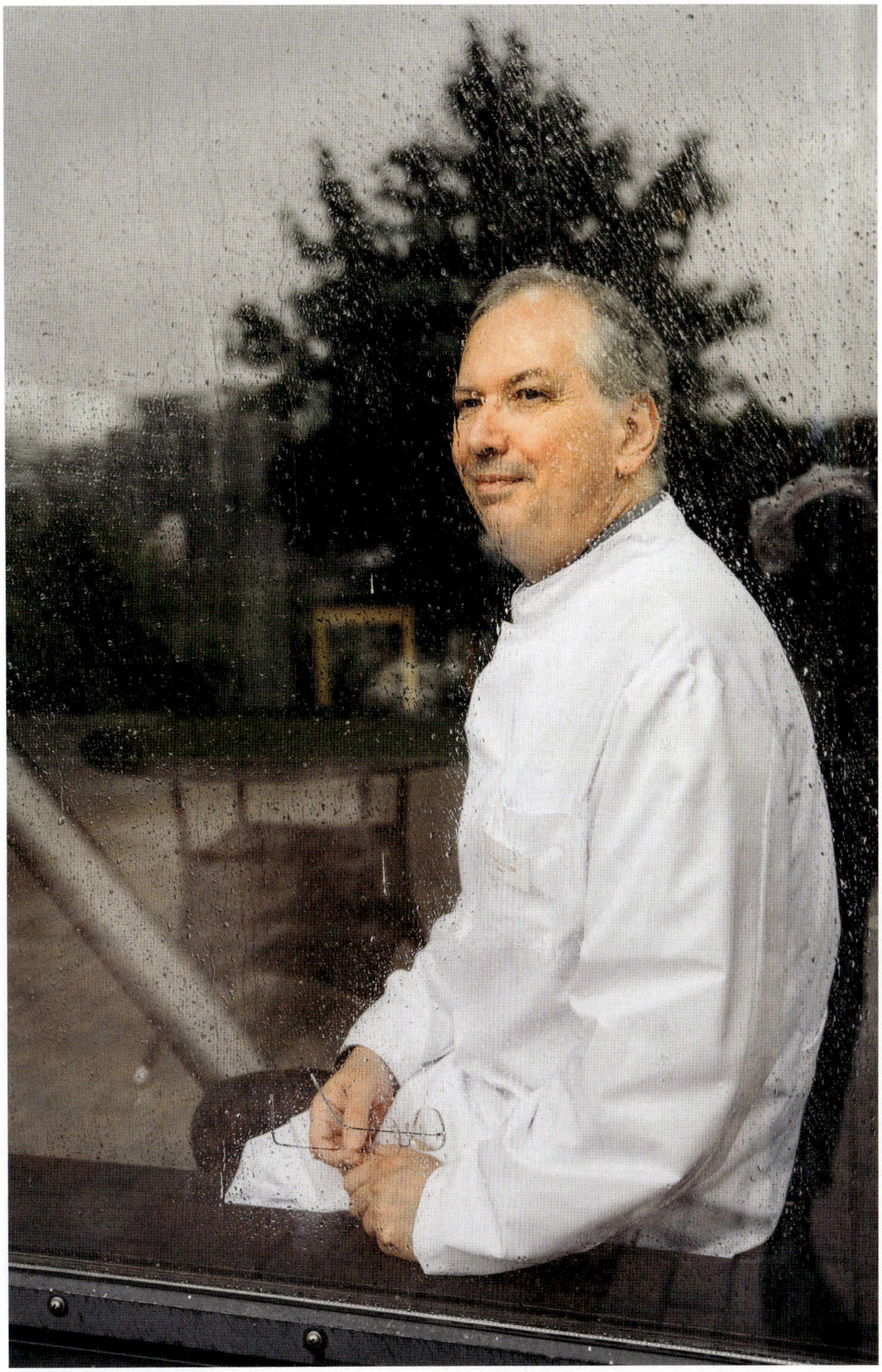

Nur wenn die exakte Kopfschmerzform bekannt ist, lässt sie sich angemessen therapieren, sagt der Spezialist. Entscheidend ist daher eine gründliche Anamnese

DIE MACHT DER SCHMERZEN

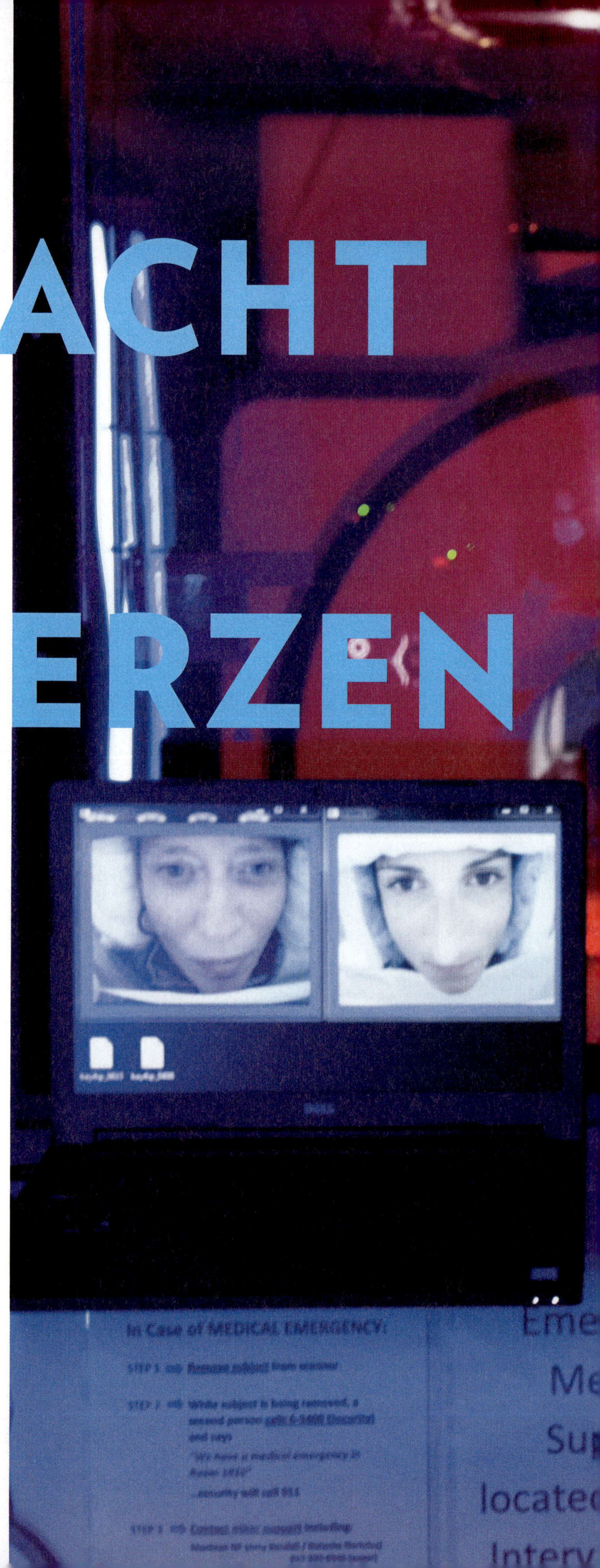

TEXT: MARTIN PAETSCH
FOTOS: ROBERT CLARK

Körperliche Pein ist unsere Lebensversicherung: Ohne ihre Signale würden wir Gefahren wie etwa eine Krankheit kaum bemerken. **Doch Schmerz kann sich auch verselbstständigen** und chronisch werden. Forscher sind dabei, die komplexen Mechanismen dahinter zu entschlüsseln

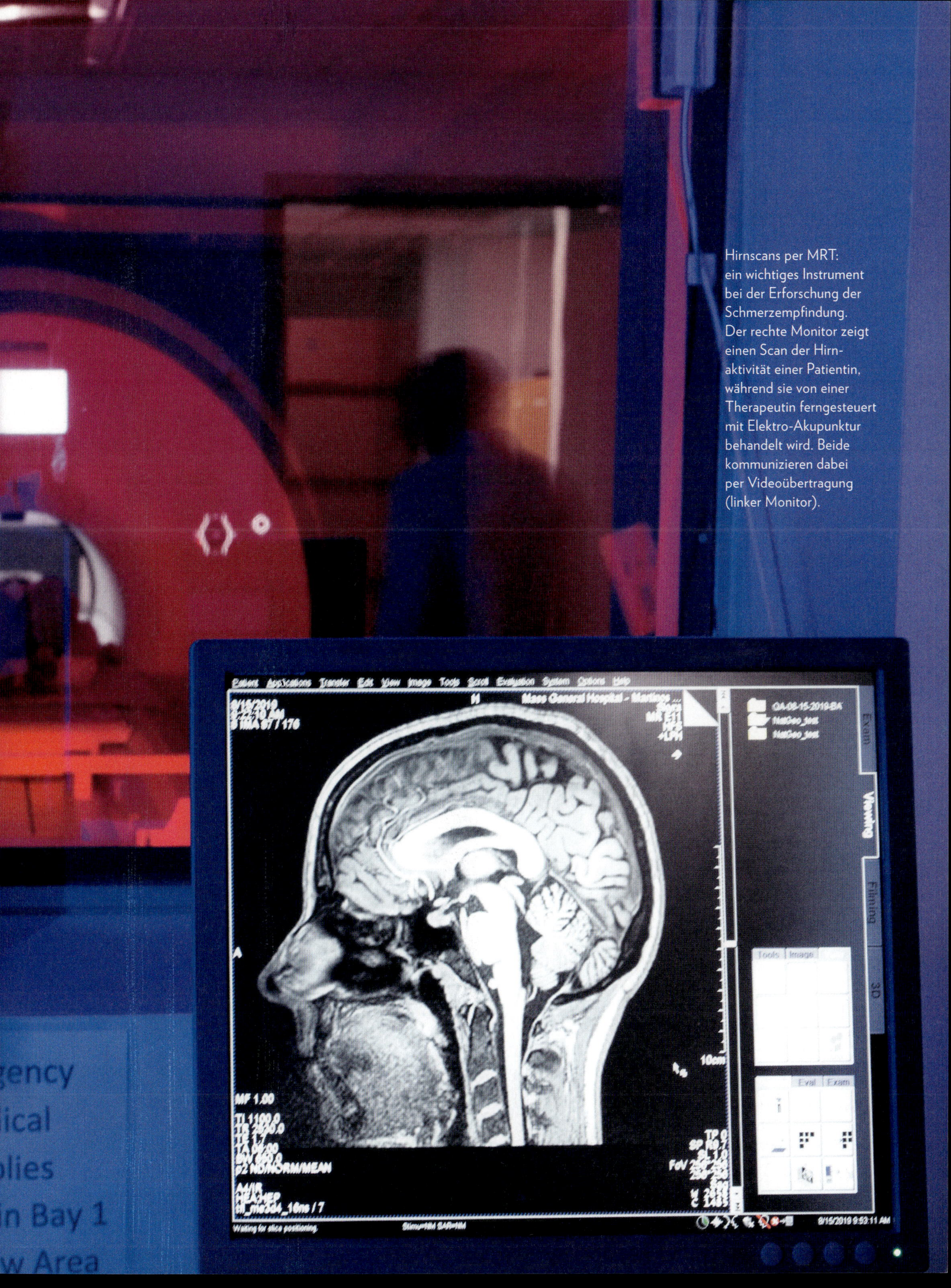

Hirnscans per MRT: ein wichtiges Instrument bei der Erforschung der Schmerzempfindung. Der rechte Monitor zeigt einen Scan der Hirnaktivität einer Patientin, während sie von einer Therapeutin ferngesteuert mit Elektro-Akupunktur behandelt wird. Beide kommunizieren dabei per Videoübertragung (linker Monitor).

S

Schon früh erregt der Junge in seiner Heimat in Nordpakistan Aufsehen: Bereits mit zehn Jahren tritt er als Straßenkünstler auf, vollführt dabei schier unfassbare Kunststücke. Unter den ungläubigen Blicken seiner Zuschauer rammt er sich Messer durch den Arm. Und er geht barfuß über brennende Kohlen, ohne irgendein Anzeichen von Schmerz zu zeigen.

Als Wissenschaftler auf den Fall aufmerksam werden, ist es bereits zu spät: Um Freunde zu beeindrucken, ist der Junge an seinem 14. Geburtstag von einem Dach gesprungen – und an seinen Verletzungen gestorben.

Doch im Verwandtenkreis des Verunglückten stoßen die Forscher um Geoff Woods von der University of Cambridge auf ein seltsames Phänomen: Sechs weitere Kinder, die alle dem Clan entstammen, zeigen sich ebenso unbeeindruckt von Schmerzen.

Ihre Körper sind voller Schrammen, blauer Flecke und Spuren von Knochenbrüchen. Ihre Münder sind entstellt, weil sie sich, ohne etwas zu spüren, früh Teile der Lippen oder der Zunge abgebissen haben.

Dass einige wenige Menschen unter einer solchen Schmerzunempfindlichkeit leiden, ist der Wissenschaft bereits bekannt. Doch nur äußerst selten tritt die Störung so gehäuft auf wie in diesem pakistanischen Clan.

Für Woods ist es eine einmalige Gelegenheit. Denn im Erbgut der Fa-

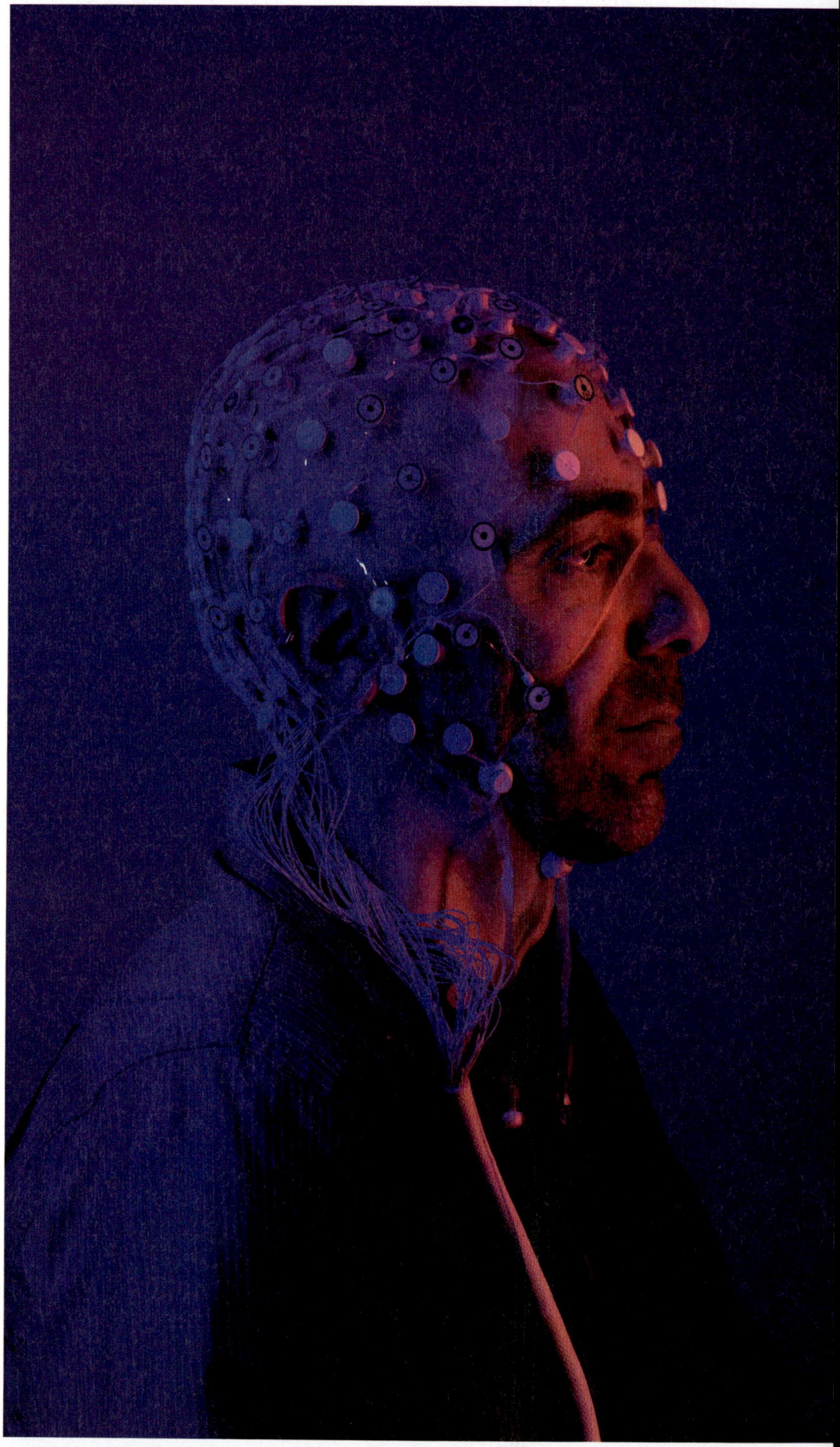

Um die Schmerzwahrnehmung zu untersuchen, messen Neurowissenschaftler mithilfe der Elektroenzephalografie (EEG) Gehirnwellenmuster

milie verbergen sich womöglich Antworten auf drängende Fragen: Wie können Ärzte Schmerzen bekämpfen? Lassen sie sich ausschalten wie bei diesen Kindern? Und wie entsteht Schmerz überhaupt?

Jeder wohl kennt und fürchtet diese Empfindung. Sei es das Ziehen im Zahn oder das unablässige Pochen einer Migräne, sei es der Geburtsschmerz einer Mutter oder die Tortur einer Nierenkolik. Seit jeher ist der Schmerz der Begleiter des Menschen.

Forscher haben mittlerweile zwar wirkungsvolle Schmerzmittel entwickelt und begonnen, die molekularen Mechanismen der Pein zu entschlüsseln. Doch natürlich ist der Schmerz noch nicht aus der Welt. Im Gegenteil: Da immer mehr Patienten selbst schwerste Erkrankungen überleben, leiden immer mehr an quälenden Begleiterscheinungen.

Der Schmerz kommt in unzähligen Varianten. Er kann kurz aufflammen, als akuter Ausbruch, der schnell vorüber ist. Oder er hält dauerhaft an, wird chronisch, bleibt über Jahre.

Und die peinvolle Erfahrung ist für jeden Menschen anders: Die gleiche Verletzung kann dem einen unerträgliche Qualen bereiten, während der andere kaum etwas davon spürt.

Wie stark wir Schmerz empfinden, hängt von vielen Faktoren ab, unter anderem von unseren Genen. So brauchen Rothaarige beim Zahnarzt meist eine stärkere Betäubung: Denn jene Genvariante, die ihre Haarfarbe prägt, erklärt vermutlich auch ihre Anfälligkeit für bestimmte Arten von Schmerz.

Auch unsere Gefühle und Erwartungen spielen eine wichtige Rolle. So kann schon der Gedanke an Belohnungen – etwa Sex – Schmerzen lindern. Dagegen erleben Menschen, die zur Schwermut neigen, ihre Körperqualen oft sehr viel intensiver.

Doch warum verspüren wir überhaupt Schmerz? Warum begleitet er uns ein Leben lang, vom ersten Sturz als Kleinkind bis hin zum Todeskampf?

Sosehr wir auch darunter leiden, sosehr es uns zur Verzweiflung treibt: Wir brauchen diese verhasste Empfindung. Sie ermahnt uns, angesichts des Alltagsstresses auch mal Pausen einzulegen, wenn der Kopf ständig brummt. Sie gibt uns den dringlichen Rat, einen gebrochenen Arm ruhig zu stellen. Und sie ermöglicht es uns, die Hand von einer heißen Herdplatte zurückzuziehen, bevor wir uns ernsthaft verbrennen. Sie erzieht uns so von klein auf zur Vorsicht.

Jene wenigen hingegen, die wie die Kinder aus Pakistan aufgrund eines genetischen Defekts keinerlei Pein verspüren, sind von Geburt an in ständiger Lebensgefahr. Ohne Angst vor Schmerzen erleiden sie eine Verletzung nach der anderen. Ihre Knochen sind durch schlecht verheilte Brüche verformt. Ihre Gelenke verschleißen, weil sie stundenlang ohne jedes Unbehagen in der gleichen Position verharren.

Vor allem aber merken sie nicht, wenn in ihrem Körper eine gefährliche Krankheit ausbricht. Weil alle Warnsignale fehlen, kann eine Blinddarmentzündung ihren Tod bedeuten. Oft sterben sie deshalb schon in jungen Jahren.

Der Schmerz ist also lebenswichtig: Er ist eine Art biologischer Alarm, der jedes Mal aufschrillt, wenn unser Körper Schaden zu nehmen droht.

Einige Teile dieses Warnsystems sind wahrscheinlich uralt. Wie weit seine Ursprünge zurückreichen, haben genetische Studien gezeigt. Dabei haben Forscher eines jener Gene untersucht, auf denen auch unsere Schmerzreaktion beruht.

Es kommt in ähnlicher Form bei sehr viel primitiveren Lebewesen vor – etwa der Mücke oder der Fruchtfliege. Indem die Wissenschaftler die Struktur des Gens bei verschiedenen Arten verglichen, konnten sie rekonstruieren, wie es sich im Laufe der Evolution verändert hat.

Demnach ist es bereits vor mindestens 500 Millionen Jahren entstanden – und damit zu einer Zeit, als die ersten komplexeren Lebensformen den Ozean bevölkerten.

Schon damals verfügten Organismen wahrscheinlich über einen körpereigenen Alarm: Selbst wenn dieser Mechanismus wohl noch sehr primitiv war, bewahrte er sie doch vor Gefahren, ließ sie vielleicht rechtzeitig reagieren, ehe sich schädliche Chemikalien in ihre Außenhülle fressen konnten.

> Was dem einen **unerträgliche Qualen bereitet, mag ein** anderer Mensch kaum spüren

Doch während diese Reaktion bei einfachen Lebewesen immer noch rein automatisch abläuft, ist sie beim *Homo sapiens* ungleich vielschichtiger.

Denn unsere biologische Warnanlage hat sich im Laufe von Jahrmillionen beständig weiterentwickelt und ist so zu einem System von ungeheurer Komplexität herangereift.

Wenn wir Schmerzen erleiden, laufen in unserem Körper zahlreiche bewusste und unbewusste Prozesse ab, elektrische Impulse durchzucken den Organismus, Muskeln ziehen sich unwillkürlich zusammen, in verschiedenen Arealen des Gehirns flackern Nervenzellen (Neurone) auf.

Die Symphonie des Schmerzes beginnt in zahllosen winzigen Sensoren, die sich in der Haut verbergen, aber auch fast den gesamten Körper durchziehen. Nur die Gewebe weniger Organe, etwa des Gehirns und der Leber, sind frei von diesen Fühlern und schmerzen daher nicht, wenn sie verletzt werden.

Diese Sensoren sind oft nichts weiter als die Spitzen langer Fasern,

WIE ES WEHTUT

Schmerz entsteht in einem ausgedehnten Netzwerk im Gewebe, im Rückenmark und im Gehirn. Hält die Pein längere Zeit an, vollziehen sich auf allen Ebenen gravierende Veränderungen: Der Körper »lernt« den Schmerz

1 In der **Haut** verwandeln die Schmerzfühler (Nozizeptoren) bestimmter Nervenfasern, der sogenannten **C-Fasern** (pink), Hitze-, Kälte- und starke mechanische Reize in elektrische Impulse, die sie zum Rückenmark schicken. Als Folge von Verletzungen reagieren die Nozizeptoren empfindlicher. Nach dem Verheilen einer Wunde bildet sich die Sensibilisierung normalerweise wieder zurück.

2 Sind C-Fasern verletzt, feuern sie spontan ohne weitere Einwirkung von außen. Die Stelle sticht oder brennt unvermittelt. Nervenfasern eins anderen Typs, die **Aβ-Fasern** (grau), reagieren auf Berührungs- und Druckreize.

3 Im **Rückenmark** empfangen spezielle **WDR-Neurone** (Wide Dynamic Range) die Signale der C-Fasern und leiten sie an das Gehirn weiter – moduliert durch andere Nervenzellen. Chronischer Schmerz hinterläst hier tiefe Spuren: Die Erregbarkeit der WDR-Neurone steigt, die Schmerzschwelle sinkt. Außerdem können Signale der Aβ-Fasern auf die Schmerzbahn umgeschaltet werden: Schon eine Berührung tut dann weh.

4 Spezielle **Zwischenneurone** und vom Gehirn ausgehende **schmerzhemmende Nervenbahnen** (grün) dämpfen normalerweise die Aktivität der WDR-Neurone. Wird die Pein chronisch, verlieren beide »Bremser« ihre Funktion.

5 Erst im **Gehirn** wird aus elektrischen Signalen und chemischen Botenstoffen die komplexe Wahrnehmung Schmerz erzeugt. Mittlerweile kennen Hirnforscher die Regionen, die den Kern der Schmerzverarbeitung bilden.

- Der **Thalamus** bildet eine Filter- und Schaltstation. Er entscheidet, wie wichtig Schmerzsignale für den Gesamtorganismus sind, und verteilt die Schmerzinformationen im Gehirn.
- Die **Insula** bestimmt die Intensität und den Gefühlswert des Schmerzes mit.
- Der **anteriore cinguläre Kortex** steuert die Aufmerksamkeit, die wir dem Schmerz widmen, und bestimmt, wie unangenehm wir ihn finden; er ist vermutlich Teil des körpereigenen Schmerzhemmsystems.
- Im **präfrontalen Kortex** haben mit dem Schmerz verknüpfte Erwartungen und Überlegungen ihren Ursprung. Die Region kann die Freisetzung körpereigener Opioide triggern und damit das schmerzhemmende System aktivieren.
- Der **somatosensorische Kortex** verortet den Schmerz und unterscheidet, ob eine Stelle eher brennt, sticht oder drückt.

Was **chronischer Schmerz** im Gehirn anrichtet, lässt sich noch nicht umfassend beschreiben. Einzelbefunde zeigen, dass Nervenzellen empfindlicher reagieren, dass in einigen Regionen die graue Nervenzellmasse schrumpft und dass sich im somatosensorischen Kortex die den Körperteilen zugeordneten Areale verschieben.

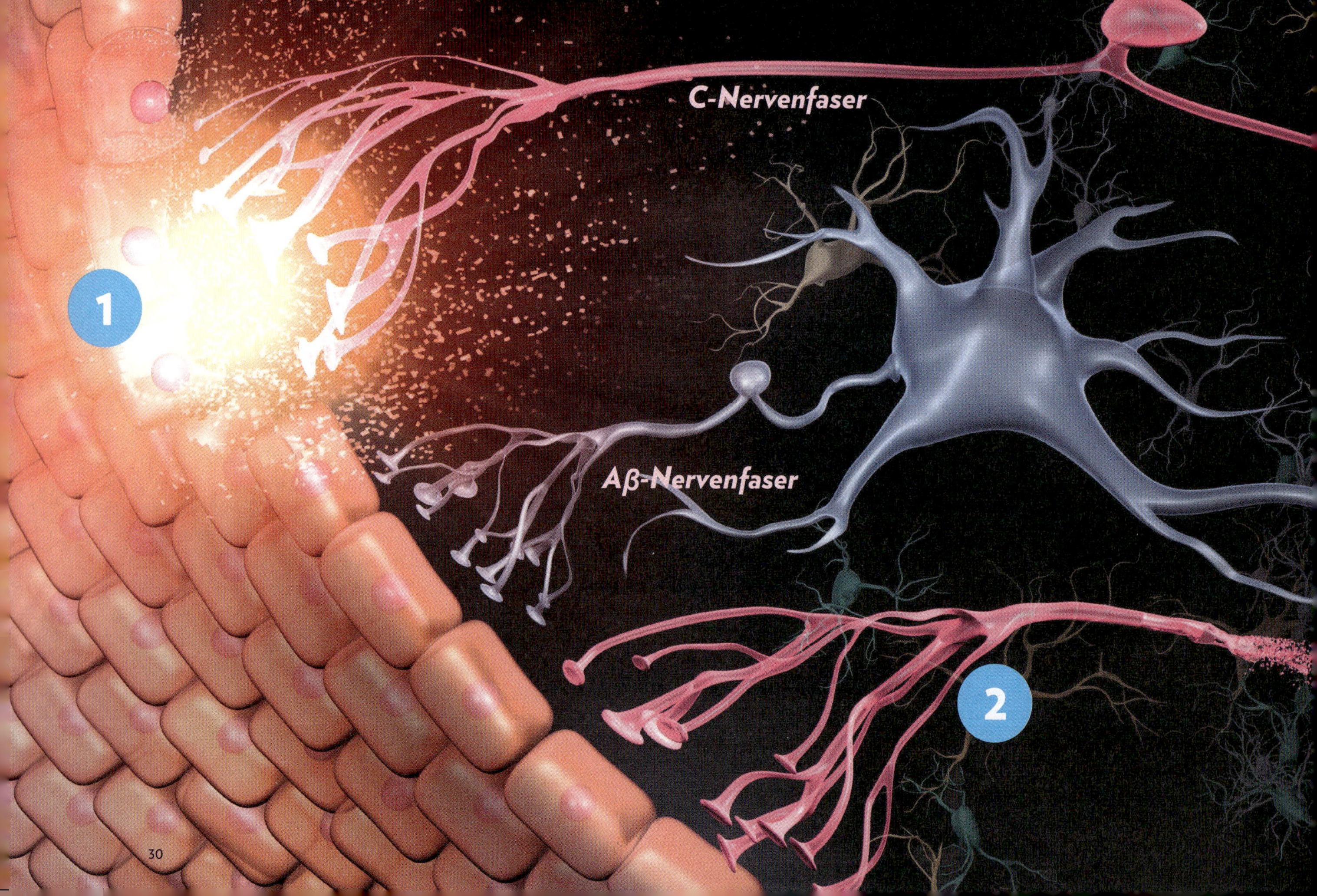

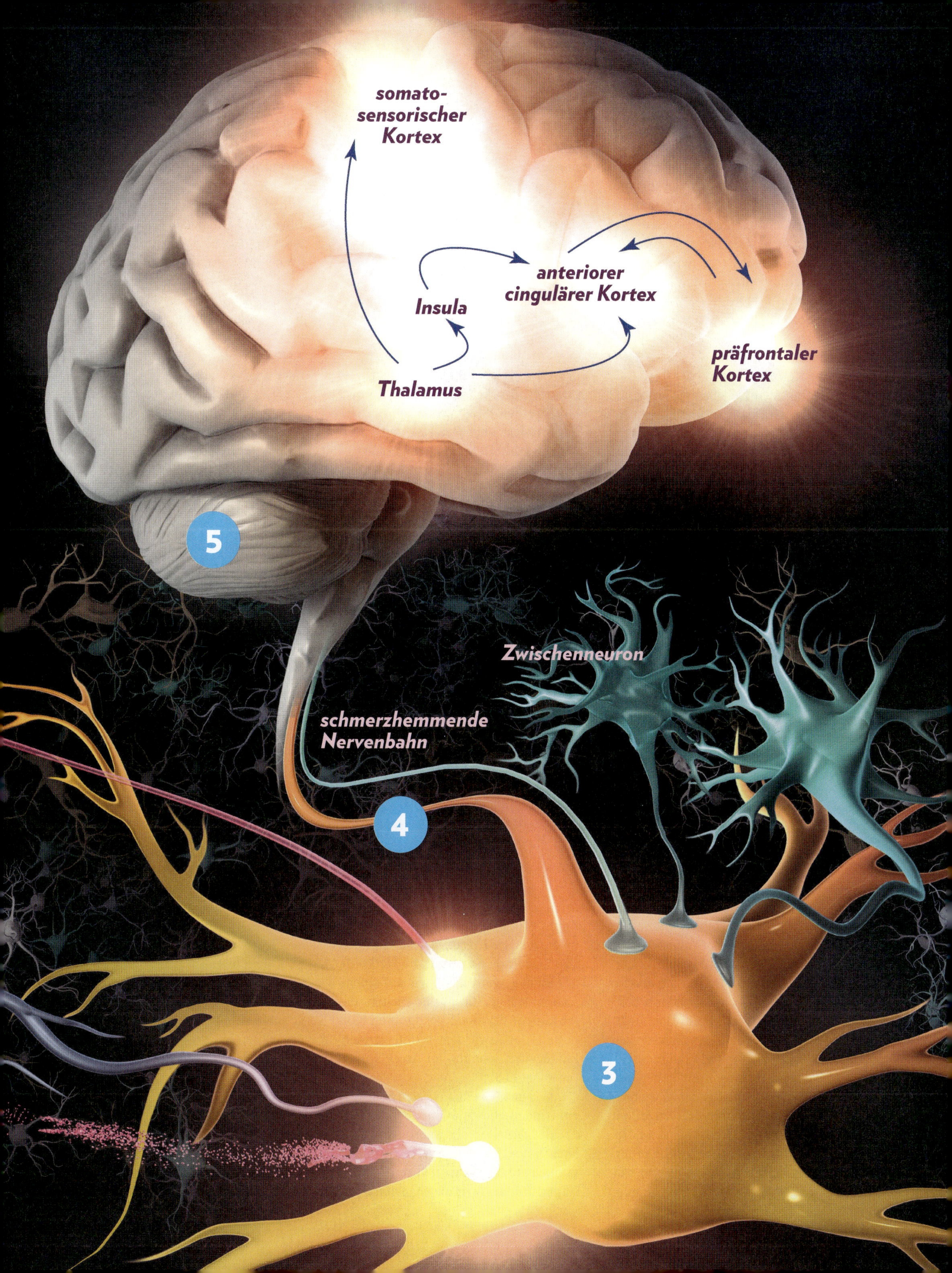
somato-
sensorischer
Kortex
anteriorer
cingulärer Kortex
Insula
präfrontaler
Kortex
Thalamus
5
Zwischenneuron
schmerzhemmende
Nervenbahn
4
3

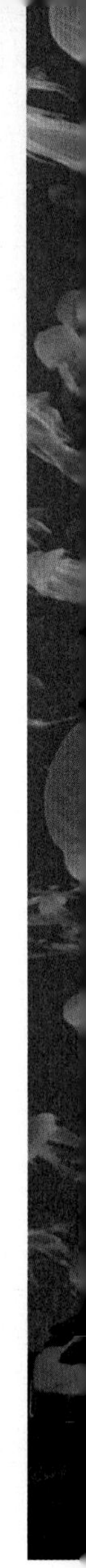

die zu Neuronen gehören, deren Zellkörper am Rückenmark sitzen. Von dort aus entsenden diese Nervenzellen ihre Fortsätze bis in die entferntesten Regionen des Körpers, um auch dort drohende Gefahren zu registrieren.

Manche der Sensoren reagieren auf starken Druck, wie er etwa bei einem Schlag entsteht, oder auf Temperaturen von mehr als 45 Grad Celsius – deshalb empfinden wir eine solche Hitze als Schmerz. Andere Fühler sprechen darüber hinaus auch auf chemische Reize an.

Verbrennen wir uns zum Beispiel den Finger an einer Flamme, kommt es in den Schmerzmeldern zu mehreren Reaktionen: Sie schütten chemische Warnstoffe aus, die letztendlich das umliegende Gewebe anschwellen lassen: Es entzündet sich. Andere Moleküle versetzen benachbarte Nervenenden in Alarmbereitschaft, die nun auch auf schwache Reize reagieren: Deshalb ist die Haut rings um eine Verletzung besonders empfindlich. Zugleich entsteht in den Nervenspitzen ein elektrisches Signal, das sich entlang der Fasern ins Innere fortpflanzt.

Diesen Verbindungen folgend, rast das Schmerzsignal in Richtung Rückenmark. Manche der Fasern übertragen das Signal mit einer Geschwindigkeit von 30 Metern pro Sekunde – etwa so schnell wie ein beim Elfmeter hart geschossener Fußball.

Diese Impulse sind für den stechenden Schmerz verantwortlich, den wir fast sofort nach einer Verletzung empfinden. Andere Nervenverbindungen übermitteln die Information dagegen deutlich langsamer, erzeugen so den später einsetzenden dumpfen Schmerz.

Haben wir uns den Finger an einer Flamme verbrannt, treffen die ersten Signale bereits nach Sekundenbruchteilen im Rückenmark ein. Dort liegt eine Umschaltstation des Schmerzes: Die Neurone übermitteln die Impulse an benachbarte Zellen und geben sie so in verschiedene Richtungen weiter.

Einige alarmierte Nervenzellen schicken umgehend ein Signal an die Armmuskeln; noch bevor uns der Schmerz überhaupt bewusst wird, zucken diese zusammen, ziehen dadurch den Finger von der Flamme zurück – und verhindern so heftigere Verbrennungen.

Andere Nervenimpulse versetzen den gesamten Körper in einen Ausnahmezustand. Bei Verletzungen steigt deshalb oft der Blutdruck, das Herz schlägt schneller, die Pupillen weiten sich. Die Haut ist fahl und feucht, weil sich Blutgefäße zusammenziehen und Schweißdrüsen mehr Flüssigkeit absondern.

Vor allem aber leiten die Neurone die Alarmsignale weiter ins eigentliche Zentrum des Schmerzes: das Gehirn. Dort werden die eintreffenden Daten interpretiert und bewertet und zu einem Gesamtbild zusammengesetzt.

Es ähnelt darin einem Fernsehgerät, das über ein Kabel abstrakte TV-Signale empfängt. Erst auf seiner Mattscheibe entsteht daraus ein Bild. Genauso formt sich auch erst im Gehirn jene Wahrnehmung, die wir als Schmerz kennen.

Die Vorgänge, die dabei im Inneren des Gehirns ablaufen, sind enorm komplex. Trifft ein Nervenimpuls ein, kommt es zu einem Ausbruch von Aktivität. Denn nicht ein einzelnes Hirnareal ist für die Verarbeitung solcher Warnsignale zuständig, sondern gleich ein ganzes Netz: die Schmerzmatrix.

Z

Zu ihr gehört unter anderem der somatosensorische Kortex. Dieser Teil der Großhirnrinde bestimmt die Herkunft des Signals, verortet es wie auf einem anatomischen Atlas. Hier entsteht unser Gefühl für einen bestimmten Körperteil – etwa für den schmerzenden Finger, den wir uns an der Flamme verbrannt haben.

Wie unangenehm wir den Schmerz empfinden, bestimmen aber andere Areale, darunter der anteriore cinguläre Kortex. Er lenkt unsere Aufmerksamkeit auf die peinvolle Empfindung, sorgt dafür, dass wir uns manchmal auf nichts anderes konzentrieren können. Als weitere wichtige Region tritt der direkt hinter der Stirn gelegene präfrontale Kortex in Aktion. Hier verarbeiten wir nicht nur bisherige Erfahrungen mit Schmerzen, sondern treffen auch bewusste Entscheidungen – etwa, ob wir einen Arzt aufsuchen sollten.

Viele dieser Hirnbereiche arbeiten jedoch nicht unabhängig voneinander: Sie tauschen ständig Signale aus, beeinflussen sich so gegenseitig, regen andere Areale zu größerer Aktivität an oder hemmen sie in ihrer Tätigkeit.

Ein Teil des Netzwerkes funktioniert auf diese Weise als eine Art Lautstärkeregler für das Schmerzsignal: Es unterdrückt oder verstärkt es, lässt uns die Pein intensiver erleben oder gar vergessen – und zwar unabhängig davon, wie leicht oder schwer die Wunde ist.

Wie machtvoll diese Kontrollinstanz ist, zeigt sich in Extremsituationen: So merken Soldaten, die grausame Verletzungen erleiden, davon zunächst oft gar nichts – ihr Gehirn ist einfach zu sehr mit der lebensbedrohlichen Situation beschäftigt.

Aus evolutionärer Sicht erscheint diese Reaktion zwar zunächst widersinnig – schließlich droht der Organismus ja zu verbluten, wenn er eine tiefe Wunde einfach ignoriert. Doch in Momenten höchster Gefahr, wenn sein Leben auf dem Spiel steht, kann es für den Menschen von Vorteil sein, vorübergehend keinen Schmerz zu spüren. Denn andauernde Pein würde womöglich seine ganze Aufmerksamkeit beanspruchen, ihn handlungsunfähig machen – und so eventuell seinen Tod bedeuten.

Nur wenn das Denkorgan den körpereigenen Alarm unterdrückt, kann es sich auf eine Gefahrensituation konzentrieren, kann weiterhin blitzschnelle Entscheidungen treffen und so vielleicht einen Ausweg aus der Lage finden.

Doch das Gehirn vermag noch mehr: zum Beispiel die Beschwerden einer Krankheit zu lindern.

Um diese Reaktion im Kopf auszulösen, genügt oft schon eine bestimmte Empfindung: Hoffnung. So stellte der US-Mediziner Henry

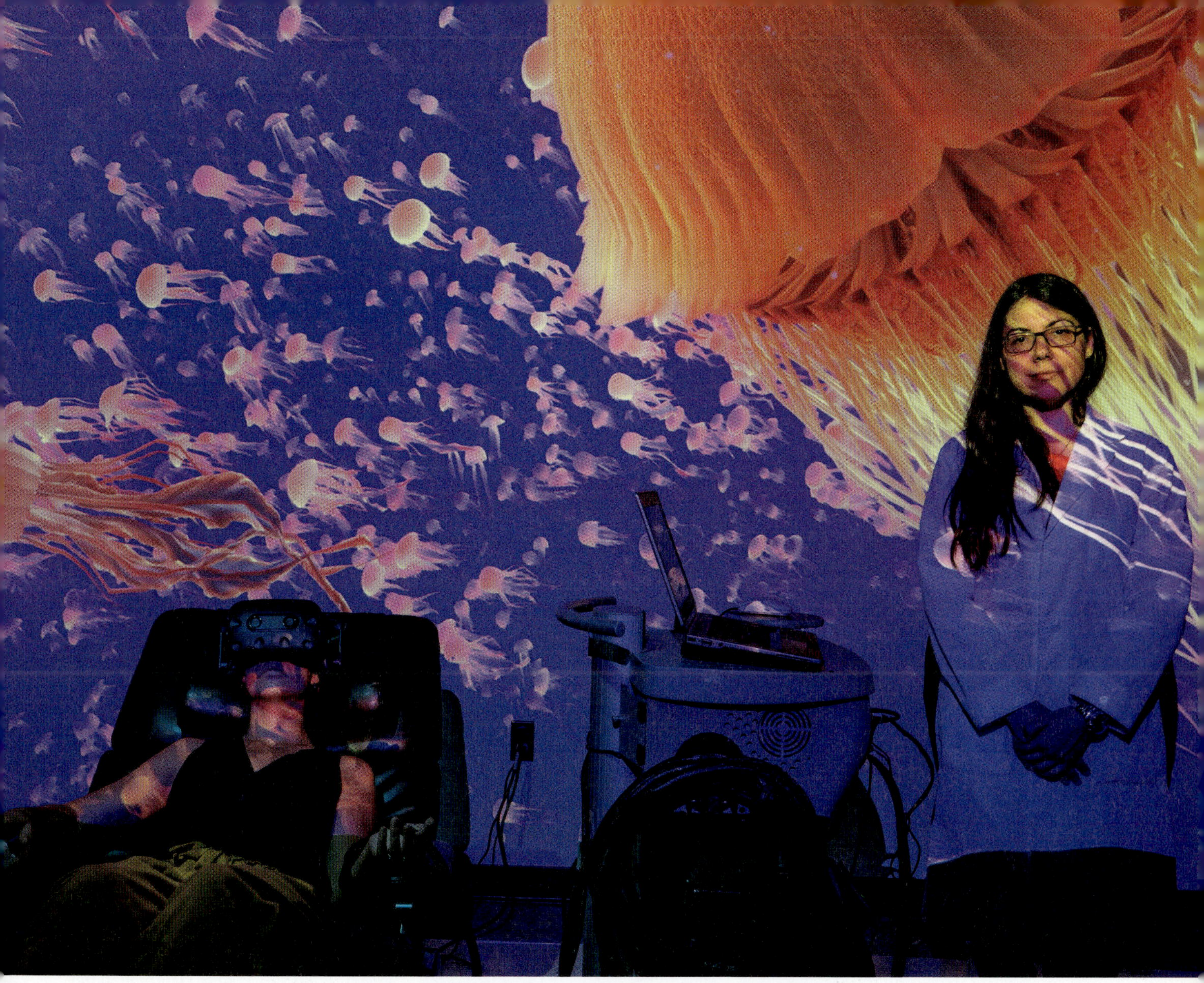

Eine Patientin mit Kiefergelenkschmerzen beobachtet über ein Headset die hypnotisch wirkenden Bewegungen von Quallen. Ein derartiger Einsatz von virtueller Realität kann tatsächlich Schmerzen lindern

Beecher fest, dass im Zweiten Weltkrieg schwer verwundete Soldaten seltener nach Morphium verlangten als Zivilisten, die bei Verkehrsunfällen vergleichbare Verletzungen erlitten hatten: Die Aussicht, den Gräueln des Krieges zu entkommen, linderte offenbar die Qualen der Soldaten.

Auf der gleichen Kraft der Hoffnung beruht wohl auch der Placebo-Effekt: Schon die reine Erwartung, dass beispielsweise eine Tablette unsere Beschwerden lindern wird, lässt uns die Schmerzen weniger stark empfinden – und zwar selbst dann, wenn das eingenommene Medikament gar keine Wirkstoffe enthält.

Bis zu 30 Meter pro Sekunde **schnell rasen Schmerzimpulse durch** Nervenfasern zum Gehirn

Wie dieser merkwürdige Mechanismus funktioniert, haben Neurowissenschaftler des Universitätsklinikums Hamburg-Eppendorf ergründet. Die Forscher um den Psychologen Falk Eippert verabreichten dazu ihren nichtsahnenden Probanden eine angeblich schmerzlindernde Creme.

Dann erhitzten sie den Arm der Testpersonen, während die in einem Kernspintomografen lagen: So konnte das Team beobachten, wie die Nervenzellen im Rückenmark, der Umschaltstation für Schmerzsignale, auf den Reiz reagierten.

Das Ergebnis war erstaunlich: Wenn die Probanden zuvor die wirk-

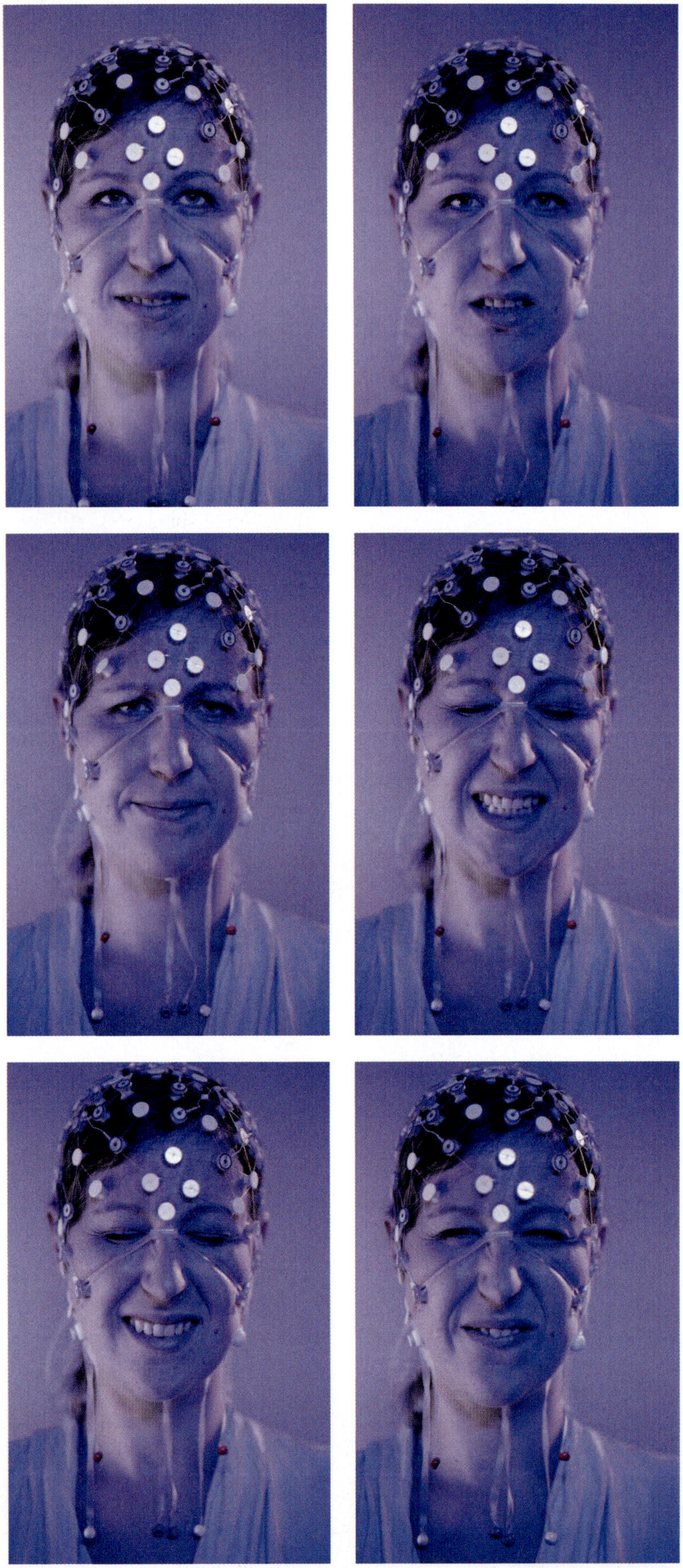

Eine Freiwillige wird während einer EEG-Aufzeichnung starken Schmerzreizen ausgesetzt – die schlagen sich nicht nur in den Hirnwellen nieder, sondern auch im Gesichtsausdruck

stofffreie Placebo-Salbe erhalten hatten, zeigten diese Zellen eine deutlich geringere Aktivität. Im Glauben an eine Schmerzlinderung durch die Salbe sendete das Gehirn also Steuersignale bis ins Rückenmark und unterband dort die Kommunikation der Nervenzellen.

Normalerweise hätten die Neurone ihre Impulse ans Gehirn weitergeleitet, und das Denkorgan hätte sie als unangenehmes Brennen interpretiert. Doch da es einen Teil des Datenstroms unterdrückte, empfing es weniger Alarmbotschaften. Das Ergebnis: Den Probanden tat der Arm weniger weh.

Doch so erstaunlich diese Fähigkeit des Gehirns auch ist: Es setzt das Warnsystem des Körpers nicht ganz außer Kraft. Stärkere Schmerzsignale dringen im Regelfall weiterhin zum Denkorgan durch.

Dieser Effekt beweist aber, wie vielschichtig unser Schmerzempfinden ist. Die Wahrnehmung von Pein ist kein einseitiger Prozess: Vielmehr fließen Daten in beide Richtungen, sowohl von den Nervenenden herauf ins Gehirn als auch hinab in den Körper. Manche der Impulse mildern den Schmerz, andere machen ihn noch unerträglicher.

Der Schmerz ähnelt somit einem Tonsignal, das durch mehrere Verstärker läuft: Selbst wenn der Lautstärkeknopf an dem ersten Gerät voll aufgedreht ist, kann das zweite das Signal wieder herabregeln. Wie laut wir es am Ende wahrnehmen, bestimmt nicht bloß ein einzelner Drehknopf, sondern eine ganze Reihe von Reglern.

In diese hochkomplexe Signalkette müssen Mediziner eingreifen, wenn sie versuchen wollen, die Qualen ihrer Patienten zu lindern. Je nach

Schwere der Schmerzen unterbrechen sie die Datenübertragung an drei verschiedenen Stellen: direkt am Ort ihrer Entstehung, im Rückenmark oder im Gehirn selbst.

Vor einer Zahnoperation spritzen sie zum Beispiel ein örtliches Betäubungsmittel; es hindert die Schmerzsensoren im Zahnfleisch direkt an der Injektionsstelle daran, ein Signal weiterzuleiten – unterbricht das Geschehen also gleich zu Beginn.

Bei anderen Eingriffen – etwa einem Kaiserschnitt oder einer Hüftoperation – müssen Ärzte dagegen die Empfindung einer ganzen Körperregion ausschalten.

Dazu greifen sie oft dort ein, wo die Nervenfasern zu einem Bündel zusammenlaufen: im Rückenmark. Bei dieser Art der Narkose spritzen sie ein Betäubungsmittel in die Lendenwirbelsäule. Die Operierten spüren dann ihre untere Körperhälfte nicht mehr, bleiben aber bei Bewusstsein.

Es gibt Körperqualen, **bei denen die Mediziner nach wie** vor machtlos sind

Um aber unser Gehirn, dieses Zentrum des Schmerzes, komplett auszuschalten, muss man den Patienten in eine Vollnarkose versetzen.

Wie sich dabei die Narkosemittel – inhalierte Gase und in die Vene gespritzte flüssige Medikamente – auf das Gehirn auswirken, ist noch nicht hinreichend erforscht. Doch sie unterdrücken dort die Kommunikation zwischen den Nervenzellen und lassen den Menschen dadurch in tiefe Ohnmacht fallen.

Mit diesen drei Formen von Betäubung lassen sich akute Schmerzen in der Regel gut unterdrücken.

Doch es gibt Körperqualen, bei denen die Mediziner nach wie vor machtlos sind. Denn mitunter gerät das Meldesystem des Körpers außer Kontrolle: Die Schmerzfühler senden immer weiter Impulse, obwohl es dazu längst keinen Grund mehr gibt – etwa nachdem eine Verletzung bereits abgeheilt ist. Das Schmerzsignal gleicht dann einer defekten Alarmglocke, die nicht mehr zu schrillen aufhört. Die Warnung, die uns eigentlich nur auf eine Verletzung oder Infektion aufmerksam machen soll, wird so selbst zu einer Krankheit.

Auch sogenannte primäre Kopfschmerzformen wie Kopfschmerz vom Spannungstyp oder Migräne erzeugen Schmerzen, ohne dass es eine singuläre Ursache dafür gibt. Aus noch nicht vollständig verstandenen Gründen wird die Schmerzmatrix bei diesen Patienten in manchen Situationen übermäßig aktiv, etwa wenn sie unter Stress stehen und das Gehirn überlastet ist. Passiert dies zu oft, verselbstständigt sich dieser Prozess immer mehr: Die Pein kann chronisch werden.

Zu einer solchen Schmerzerkrankung vermag es auch zu kommen, wenn Nervenzellen durch eine Operation oder eine Krankheit beschädigt werden.

Bei einer Gürtelrose im Gesicht etwa werden Windpockenviren reaktiviert, die nach der ursprünglichen Infektion zunächst in den Neuronen des Rückenmarks geschlummert hatten.

Die Viren wandern durch die langen Fortsätze der Neurone zurück zur Haut, die sich dann mit Ausschlag überzieht. Die Krankheit kann die Nervenfasern des sogenannten Trigeminusnervs, der Gesicht und Schädel durchzieht, verändern, lässt sie unter Umständen ein Dauerfeuer von Schmerzsignalen aussenden: Die Folge sind Torturen, die im Extremfall ein Leben lang anhalten können.

Nicht selten entstehen chronische Schmerzen auch durch eine Art Lernprozess im Rückenmark. Die dortigen Zellen sind über Kontaktstellen miteinander verbunden und können so die aus dem Körper eintreffenden Signale weiterleiten.

Empfangen diese Neurone nun ständig Impulse, vermag sich das auf die Verbindung zu benachbarten Neuronen auswirken: Nach einiger Zeit fließen die Daten dann weitaus einfacher von einer Zelle zur nächsten – ganz so wie ein verbreiterter Kanal mehr Wasser leiten kann.

Das Netz der Nerven ist nun empfänglicher für Schmerzsignale aus dem Körper, und es verstärkt die Warnungen dabei so sehr, dass sie sich in einen Daueralarm verwandeln.

Die Folgen sind für viele Menschen dramatisch. Nach Schätzungen leiden mehr als 15 Prozent aller Erwachsenen weltweit unter anhaltenden Schmerzen. Mit herkömmlichen Medikamenten lassen sich ihre Qualen häufig nicht mehr bekämpfen.

Die ständige Marter verändert das Leben, führt zu Schlafstörungen und Depression. Und sie hat Auswirkungen auf das Gehirn. Per Magnetresonanztomografie ließ sich zeigen, dass sich die „graue Substanz" des Denkorgans – bestehend aus den Zellkörpern von Abermilliarden von Neuronen – bei chronischen Schmerzpatienten zurückbildet. Speziell im präfrontalen Kortex, jener Region hinter der Stirn, die uns unter anderem dabei hilft, langfristig zu planen und Alternativen abzuwägen.

> Manche Forscher wollen **zur Schmerzbekämpfung ungewöhnliche** Verbündete einsetzen: Viren

Und tatsächlich sind diese wichtigen Fähigkeiten bei Schmerzpatienten beeinträchtigt, wie sich bei Verhaltenstests zeigte. Ein Grund mehr, chronische Schmerzen nicht einfach hinzunehmen.

Um diese Qualen zu bekämpfen, braucht es dringend neue Formen der Therapie. Denn herkömmliche Schmerzmittel dürfen häufig nicht dauerhaft eingenommen werden, weil sie dann ihre Wirkung verlieren können, manche machen unter Umständen sogar abhängig.

Wissenschaftler versuchen daher, Verfahren zu entwickeln, die zielgenau auf bestimmte Nervenzellen einwirken. Die Herausforderung dabei: Sie wissen womöglich, mit welchen Substanzen sie deren schmerzverstärkende Aktivität bremsen können – aber nicht, wie sich die Stoffe zu den Zellen bringen lassen. Manche Forscher etwa wollen dazu ungewöhnliche Verbündete einsetzen: Viren.

Denn bestimmte Virenspezies besitzen in ihrer Erbinformation den Bauplan, ebensolche Botenstoffe herzustellen. Um sich dies zunutze zu machen, werden andere Teile der viralen Erbsubstanz mit gentechnischen Methoden so verändert, dass die manipulierten Viren nach Injektion in den Körper genau an den Zielzellen andocken. Nachdem ihr Erbgut ins Innere der betreffenden Neuronen gelangt ist, so die Idee, schleust sich dieses in den Zellkern ein, wo es die Produktion der gewünschten Substanz startet.

Ob solche und andere innovative Ansätze irgendwann effektive und sichere Therapien gegen chronische Schmerzen hervorbringen werden, ist noch ungewiss. Denn sie bergen auch große Gefahren: Lässt sich etwa bei einer Methode mit Einsatz von Viren nicht voll und ganz ausschließen, dass sich diese unkontrolliert reproduzieren, wären die Risiken unabsehbar.

Viele Forscher hoffen deshalb auf eine einfachere Lösung. Im weit verzweigten Netzwerk des Schmerzes suchen sie nach einer Art Generalschalter: nach einem simplen Mechanismus, der die ungewollte Empfindung abzustellen vermag.

Ein solcher Mechanismus verbirgt sich möglicherweise im Erbgut jener Kinder, auf die Geoff Woods und seine Kollegen in Pakistan gestoßen sind. Denn nachdem die Wissenschaftler das Erbgut der Schmerzlosen analysiert hatten, stellten sie fest: Alle wiesen die gleiche Mutation auf, und zwar an einem ganz bestimmten Gen mit der Bezeichnung SCN9A. Dieses ist vor allem in jenen Schmerzfühlern aktiv, die unseren Körper durchziehen: Dort sind die nach seinem Bauplan hergestellten Proteine für die Weiterleitung von Signalen zuständig.

Bei den Kindern sind diese Moleküle jedoch fehlerhaft, die Datenübertragung ist blockiert – sie empfinden deshalb nach Verletzungen auch keine Pein.

Dass dieses Gen eine zentrale Bedeutung für den Schmerz hat, beweist jedoch nicht nur diese erstaunliche Unempfindlichkeit. So haben Wissenschaftler inzwischen andere Varianten des gleichen Gens entdeckt, die für ihre Träger ähnlich dramatische Folgen haben.

Diese Menschen sind allerdings anders als die Kinder aus Pakistan nicht schmerzunempfindlich. Im Gegenteil: Ihr Leben ist ein einziges Martyrium, das bereits beginnen kann, wenn sie zur Welt kommen. Auch als Erwachsene leiden sie immer wieder an Schmerzattacken im Unterleib, die noch heftiger als die Wehen einer werdenden Mutter sind.

Schon winzige Veränderungen des Erbguts können also darüber entscheiden, ob ein Mensch sein Leben lang von Schmerzen verfolgt wird – oder ob ihm diese Empfindung für immer fremd bleibt.

Das schicksalhafte Gen ähnelt dabei dem Einstellknopf an einem Radio: Dreht man ihn in die eine Richtung, kann das Signal völlig verstummen, während es zur anderen Seite hin womöglich grotesk verzerrt wird.

Vielleicht, so hoffen die Wissenschaftler, lässt sich dieser genetische Effekt durch maßgeschneiderte Moleküle imitieren. Dann wäre es immerhin möglich, eine völlig neue Klasse hochwirksamer Schmerzmittel zu entwickeln.

Besonders ein Umstand befeuert den Optimismus der Forscher: Die pakistanischen Kinder verspürten zwar nie irgendeinen Schmerz, doch abgesehen davon hatte das defekte Gen für sie offenbar keinerlei negative Folgen. Sie schienen im Gegenteil völlig gesund zu sein.

Sollte es also tatsächlich gelingen, diesen genetischen Mechanismus durch ein Medikament nachzuahmen, dann könnte es nicht nur den Schmerz ausschalten, sondern hätte möglicherweise auch wesentlich geringere Nebenwirkungen als herkömmliche Mittel.

Der Fluch der Schmerzlosigkeit, der diese Kinder heimsucht und sogar ihren Tod bedeuten kann, hätte dann wenigstens eine gute Seite: Für viele andere Menschen würde er sich in einen Segen verwandeln. ○

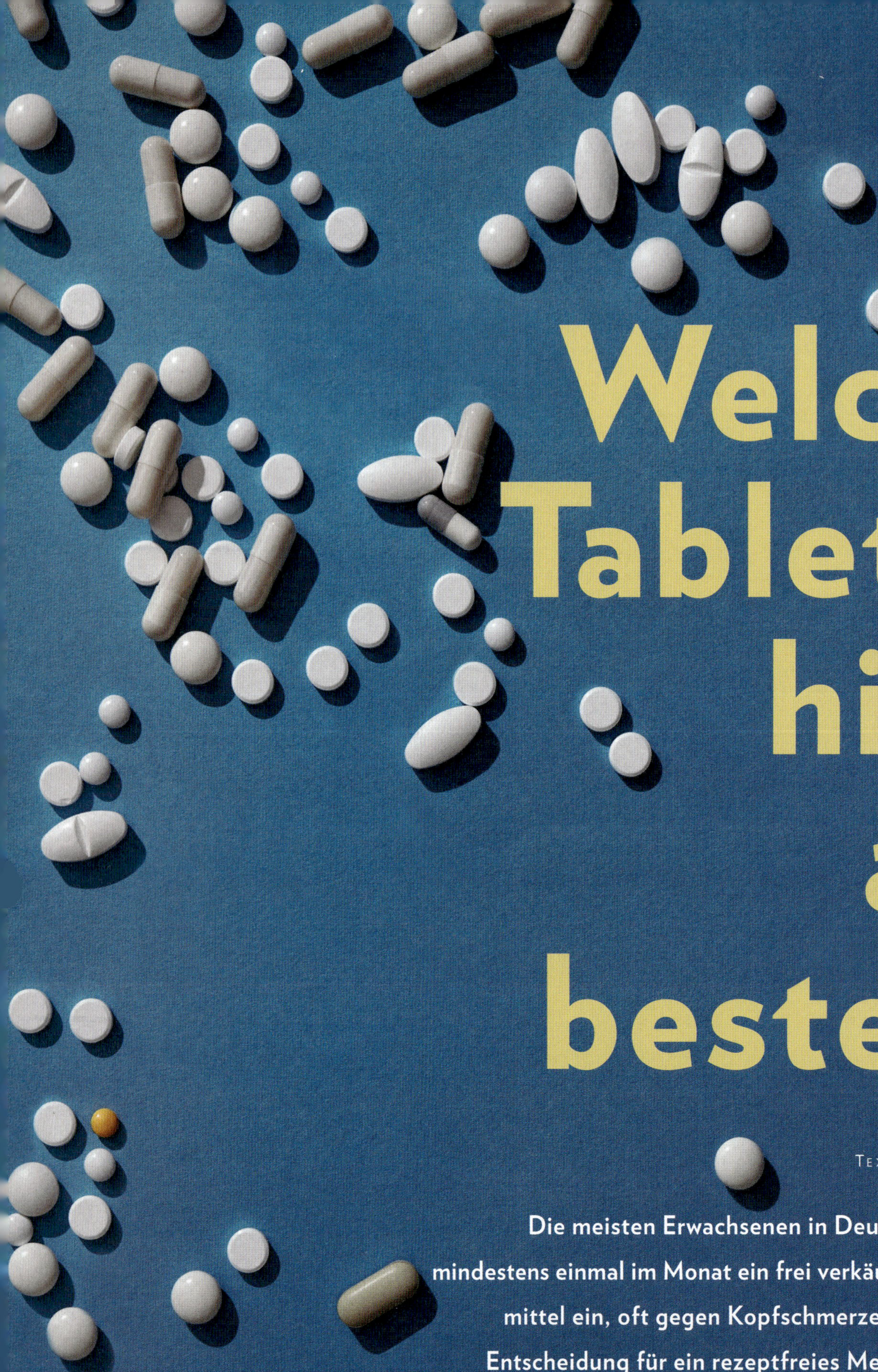

Verwirrende Vielfalt: Hierzulande werden in Apotheken mehr als 1700 rezeptfreie Schmerzmittel angeboten

Welche Tablette hilft am besten?

TEXT: SUSANNE PAULSEN

Die meisten Erwachsenen in Deutschland nehmen mindestens einmal im Monat ein frei verkäufliches Schmerzmittel ein, oft gegen Kopfschmerzen. Doch auch die Entscheidung für ein rezeptfreies Medikament gleicht einem Balanceakt und sollte genau überlegt sein

W

Wer er eine Apotheke betritt, kann sie kaum übersehen: Rezeptfreie Schmerzmittel – fachsprachlich „OTC-Analgetika" (für „over the counter", „über die Theke") – werden oft prominent platziert, etwa gut sichtbar im Regal hinter dem Verkaufstresen. Noch dazu werben manche Hersteller offensiv mit Slogans wie „Voll im Leben" oder „Schnell wieder startklar".

Da erstaunt es wenig, dass mehr als die Hälfte der deutschen Erwachsenen mindestens einmal im Monat ein frei verkäufliches Schmerzmittel einnehmen. Schätzungen zufolge setzen etwa 85 Prozent davon die Arzneien gegen Kopfschmerzen ein.

Nicht allen dürfte dabei bewusst sein, dass auch die Entscheidung für ein rezeptfreies Analgetikum einem Balanceakt gleicht: Es ist wichtig, starke Kopfschmerzen konsequent und wenn nötig mit pharmazeutischen Wirkstoffen zu behandeln, damit sie nicht chronisch werden. Gleichzeitig sollten die Medikamente aber so sparsam wie möglich eingesetzt und nicht etwa dazu benutzt werden, Arbeitspensum oder Freizeitspaß zu steigern – auch wenn manche Fernsehspots das suggerieren. Denn falsch angewandt können die Pillen, Pülverchen und Brausetabletten schwere Nebenwirkungen verursachen.

Wenn Betroffene sie häufiger als an 15 oder – je nach Wirkstoffkombination – an mehr als zehn Tagen pro Monat einnehmen, kann es sogar zum medikamenteninduzierten Dauerkopfschmerz kommen: Die Tabletten verlieren ihre Wirkung, und die Beschwerden verschlimmern sich.

Insbesondere ältere Menschen, Schwangere, Stillende und Patienten mit Vorerkrankungen wie Magengeschwüren, Asthma, Leber-, Nieren- oder Herzproblemen sollten sich vor dem Kauf beraten lassen. Eventuell ist der gewünschte Wirkstoff für sie nicht geeignet oder nur unter ärztlicher Überwachung anzuwenden. Auch können bei Schmerzmitteln unerwünschte Wechselwirkungen mit anderen Medikamenten auftreten, sogar mit vermeintlich harmlosen Pflanzenpräparaten wie Johanniskraut oder Ginkgo-Extrakt.

In jedem Fall ist es sinnvoll nebenwirkungsfreie Alternativen wie Entspannungsübungen oder Ausdauersport auszuprobieren, um Medikamente zu vermeiden. Für alle, denen sanfte Maßnahmen nicht helfen, stehen in Deutschland mehr als 1700 rezeptfreie Schmerzmedikamente zur Verfügung. Die vermeintliche Vielfalt lässt sich jedoch auf einige wenige wissenschaftlich als sinnvoll erachtete Wirkstoffe reduzieren. Hersteller und Verpackung sind dabei zweitrangig.

Auch die Darreichungsform spielt bei den meisten Wirkstoffen eine untergeordnete Rolle. Wer sich für die kostengünstige Tablettenvariante entscheidet, sollte diese mit mindestens einem guten Glas Wasser einnehmen. Gelangt die Tablette mit zu wenig Flüssigkeit in den Magen, kann es vorkommen, dass sie nach dem Essen längere Zeit auf dem Nahrungsbrei liegt – dadurch verspätet wirkt und womöglich die Magenschleimhaut reizt.

Mit ausreichend Wasser eingenommen, verflüssigt sich die Schmerztablette im Magen. Der gelöste Arzneistoff fließt entlang der sogenannten Magenstraße – einer Anordnung von längs ausgerichteten Schleimhautfalten – zügig Richtung Darm, wo er in die Blutbahn aufgenommen wird.

Meist etwas teurer als normale Schmerztabletten sind Granulate und Brausetabletten, die man in Wasser auflöst. Auch Produkte, in welchen die Aminosäure Lysin mit dem Wirkstoff gekoppelt ist, lösen sich etwas besser im Wasser.

Doch für welchen der angebotenen Wirkstoffe soll man sich entscheiden? Eine erste Wahl, sozusagen einen Schmerzmittel-Champion, der immer hilft, gibt es nicht. Das liegt unter anderem daran, dass Menschen aus noch unbekannten Gründen höchst individuell auf Schmerzstiller reagieren. Deshalb lässt sich zwar angeben, welche Eigenschaften ein Mittel in Studien zeigt, aber ob und wie gut es beim Einzelnen wirkt, ist damit nicht gesagt.

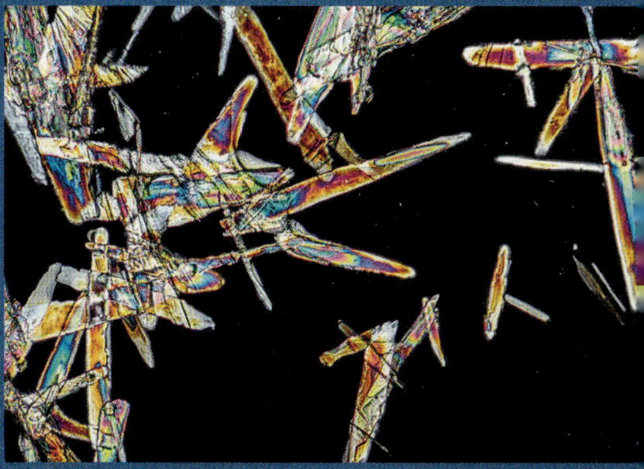

Die Einnahme von Acetylsalicylsäure (hier in kristalliner Form) kann unter anderem Spannungskopfschmerzen lindern

Sehr häufig verwendet wird das erstmals 1961 in Großbritannien hergestellte Ibuprofen. Der Wirkstoff ist chemisch mit der Propionsäure verwandt – einer Substanz, die unter anderem zur Konservierung von Schnittbrot dient. Da das Medikament ursprünglich gegen Rheuma entwickelt wurde, hat es auch eine entzündungshemmende Wirkung.

Ibuprofen verändert die biochemischen Abläufe in den schmerzenden Organen und Geweben. Genauer gesagt hemmt es die Enzyme COX-1 und COX-2, die dafür sorgen, dass bestimmte Signalstoffe hergestellt werden, die an der Schmerzvermittlung, an Fieber und Entzündungsprozessen beteiligt sind: die Prostaglandine.

Wenn Ibuprofen-Moleküle sich an die COX-Enzyme anlagern, wird die Produktion der Prostaglandine vermindert. In entzündeten Geweben, wo sich das Medikament aufgrund seiner chemischen Struktur in besonders hoher Konzentration ansammelt, kann sie sogar vorübergehend nahezu zum Erliegen kommen.

Die Folge: Nervenenden, die zuvor besonders reizbar etwa auf Druck oder Wärme reagiert hatten, werden unempfindlicher. Hatte eine Überempfindlichkeit dieser Nerven den Schmerz mitverursacht, lässt er nach.

Neben Ibuprofen gibt es noch drei weitere rezeptfrei erhältliche NSAR (nichtsteroidale Antirheumatika), welche die COX-Enzyme hemmen: Diclofenac, Acetylsalicylsäure und das in Deutschland eher selten eingesetzte Naproxen.

Die Bezeichnung „Diclofenac" weist auf die chemische Struktur des Mittels hin: Hier sind zwei Chlor-Moleküle an Phenylessigsäure gekoppelt. Dagegen erinnert der Namensbestandteil „Salicyl" in Acetylsalicylsäure (ASS) daran, dass der Wirkstoff ursprünglich aus der Rinde von Weiden (wissenschaftlich: *Salix*) isoliert wurde.

Die Nebenwirkungen der vier NSAR entstehen vorwiegend, weil die unterdrückten Prostaglandine neben Schmerzen und Entzündungen noch andere Körperprozesse steuern. Nach längerer Einnahme oder in hohen Dosen hemmen die Medikamente etwa die Schleimproduktion im Magen und steigern die Herstellung von Säure. Das reizt die Magenschleimhaut und lässt mitunter sogar ein Geschwür entstehen. Eine kurzzeitige NSAR-Einnahme vertragen aber selbst magenempfindliche Menschen in der Regel.

NSAR-Schmerzmittel können auch den Blutdruck steigern, wodurch sich das Herzinfarkt- und Schlaganfallrisiko erhöht. In Einzelfällen stören sie zudem die Nierenfunktion oder lösen Überempfindlichkeitsreaktionen wie Hautausschläge oder Atemnot aus. Speziell Diclofenac kann einer neueren Studie zufolge auch in niedrigen Dosen zu Herz-Kreislauf-Problemen führen. Deshalb wurden die Tabletten (nicht die Gels gegen muskuläre Schmerzen) in Schweden wieder der Verschreibungspflicht unterstellt.

Wer unter Spannungskopfschmerzen oder leichter Migräne leidet, kann alternativ auch auf den Wirkstoff Paracetamol zurückgreifen. Anders als die NSAR scheint Paracetamol nur im zentralen Nervensystem zu wirken, also in Gehirn und Rückenmark. Was dort genau abläuft, ist noch ungeklärt, doch vermutlich wird ebenfalls die Bildung von Prostaglandinen gehemmt.

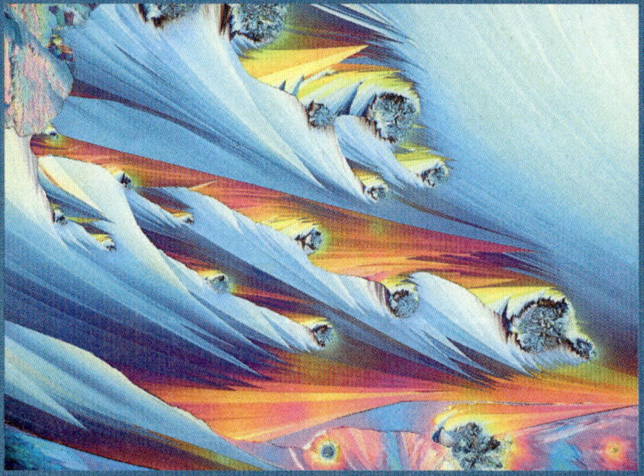

Der Schmerzstiller Paracetamol (hier als Kristall) scheint im zentralen Nervensystem – also Rückenmark und Gehirn – zu wirken

Zusätzlich scheint Paracetamol die Aktivität von Nervennetzwerken zu modulieren, die fachsprachlich als Endocannabinoid-System bezeichnet werden. Sie beeinflussen unter anderem Schmerz und Angst. Auf einige Menschen scheint Paracetamol daher auch einen beruhigenden Effekt auszuüben.

Im Gegensatz zu den NSAR lindert der Wirkstoff jedoch keine Entzündungen und gilt als schwächer schmerzstillend. Ob sein Effekt ausreicht und ob das Mittel im Einzelfall auch gegen Migräne wirkt, kann nur individuell ausprobiert werden.

Sofern man es korrekt anwendet, ist Paracetamol eher nebenwirkungsarm und zudem magenverträglicher als die NSAR. Erwachsene sollten zunächst mit einer Einzeldosis von 500 mg beginnen. Reicht diese nicht aus, lässt sie sich auf 1000 mg erhöhen. Darüber hinaus muss das Mittel aber mit Vorsicht angewendet werden, da eine Überdosis der Leber schadet. Für einen Erwachsenen können 7500 mg bereits lebensbedrohlich sein.

Neben Ein-Wirkstoff-Präparaten sind auch zahlreiche rezeptfreie Analgetika mit mehreren Wirkstoffen erhältlich. Die Deutsche Migräne- und Kopfschmerzgesellschaft e. V. empfiehlt in ihren Leitlinien neben Monopräparaten insbesondere zwei dieser Kombinationspräparate.

Demnach kann man bei Spannungskopfschmerzen und Migräne bis zu zwei Tabletten mit je 250 mg ASS, 200 mg Paracetamol und 50 mg Koffein (zum Beispiel „Thomapyrin® CLASSIC", „Neuranidal® N") einnehmen. Auch etwas höher dosiert (je 265 mg der beiden Schmerzmittel und 65 mg Koffein) gilt die Zusammenstellung als wirksam und verträglich. Gegen Spannungskopfschmerz hilft zudem eine Kombination aus 500 mg Paracetamol und 65 mg Koffein (etwa „PARA-CAF 500 mg/65 mg").

Das in diesen Tabletten enthaltene Koffein entspricht ungefähr dem Koffeingehalt einer Drittel Tasse Kaffee. Es verstärkt und beschleunigt den Effekt der Analgetika. Dadurch wird mit geringeren Dosen eine größere Wirkung erzielt. Allerdings kann Koffein im Übermaß Nervosität und Benommenheit verursachen.

Manche Experten befürchten zudem, dass die Kombinationspräparate bei häufiger Anwendung leichter zum medikamenteninduzierten Kopfschmerz führen könnten als Mittel mit nur einem Wirkstoff. Andere Fachleute interpretieren die Studienlage so, dass das Risiko bei Mono- und Kombinationspräparaten vergleichbar ist. Solange diese Frage aber noch ungeklärt ist, sollte man

Kombinationspräparate bestenfalls nur bei gelegentlichen Beschwerden verwenden.

Unbestritten sinnvoll – zumindest für bestimmte Patienten – sind die Migräne-Mittel Naratriptan und Almotriptan. Sie gehören zu den Triptanen, einer Wirkstoffklasse, die unter anderem die Ausschüttung schmerzauslösender Nervenbotenstoffe bei einem Migräne-Anfall stoppt. Die beiden Mittel wurden in Deutschland aufgrund der geringsten Nebenwirkungen innerhalb der Triptane aus der Verschreibungspflicht entlassen.

Triptane wirken nicht grundsätzlich stärker gegen Migräne als herkömmliche Analgetika. Doch wenn diese bei mittleren oder schweren Migräne-Attacken nicht ausreichend helfen, bringt der Wechsel zu einem geeigneten Triptan einigen Patienten die erhoffte Schmerzlinderung.

Da sie die Gefäße beeinflussen, können diese Arzneien jedoch vor allem bei vorerkrankten Patienten sehr seltene, aber gefährliche Nebenwirkungen haben, etwa einen Herzinfarkt. Deshalb sollen Apotheker vor Verkauf der rezeptfreien Triptane feststellen, ob ein Arzt die Migräne zweifelsfrei diagnostiziert und das Mittel wirklich empfohlen hat. Sie müssen außerdem darauf hinweisen, wer die Mittel nicht einnehmen darf.

Auch bei den übrigen rezeptfreien Schmerzmitteln sind Apotheker verpflichtet, festzustellen, ob sie für den Kunden geeignet sind. Leider zeigen Tests immer wieder, dass vielerorts ungenügend oder gar nicht informiert wird. Zudem unterschätzen viele Kunden gerade beim Kauf von Standard-Arzneimitteln den Beratungsbedarf.

So kann es sein, dass sich der eigene Schmerzmittelkonsum im Laufe der Jahre unmerklich erhöht; man eine neue Krankheit oder Allergie entwickelt hat oder andere Medikamente einnimmt, die sich mit dem Analgetikum nicht vertragen.

Experten raten daher, die oft so verlockend im Verkaufsregal drapierten Schmerzstiller mit Bedacht zu verwenden – und bei jedem Kauf routinemäßig um eine Kurzberatung zu bitten. ○

Die gängigsten Mittel im Überblick

Wie wirken die bekanntesten Schmerzstiller? Gegen welche Kopfschmerzen hilft welches Mittel? Und was sollte man bei der Einnahme noch beachten?

Acetylsalicylsäure (ASS)

Wirkung: schmerzlindernd, entzündungshemmend, fiebersenkend, gerinnungshemmend.
Sinnvoll bei: Spannungskopfschmerzen (500 bis 1000 mg), leichten und mittelstarken Migräne-Attacken (1000 bis 1500 mg). Vorsichtsmaßnahmen: nicht bei Magen- und Darmgeschwüren, Verengung der Atemwege, Asthma, Nesselausschlag (Urtikaria), Störungen der Blutgerinnung oder vor operativen Eingriffen einnehmen.
Tipp: Möglichst Brausetablette, Granulat oder Kautablette verwenden, dann wird der Wirkstoff schneller aufgenommen.

Diclofenac

Wirkung: schmerzlindernd, entzündungshemmend, fiebersenkend.
Nicht sinnvoll zur Selbstmedikation: bei Spannungskopfschmerz ist die Studienlage unzureichend. In höherer Dosierung zur Migränebehandlung (ab 50 mg pro Tablette) ist Diclofenac-Kalium verschreibungspflichtig.

Ibuprofen

Wirkung: schmerzlindernd, entzündungshemmend, fiebersenkend.
Sinnvoll bei: leichten Migräne-Aattacken (400 bis 800 mg), Spannungskopfschmerzen (400 bis 800 mg). Vorsichtsmaßnahmen: nicht bei Magen- und Darmgeschwüren, Verengung der Atemwege, Asthma, Nesselausschlag (Urtikaria) und Störungen der Blutgerinnung einnehmen.
Tipp: Gilt als das magenfreundlichste unter den stärker wirksamen Mitteln gegen Spannungskopfschmerzen.

Naproxen

Wirkung: schmerzlindernd, entzündungshemmend, fiebersenkend.
Sinnvoll bei: in Einzelfällen bei leichten Migräne-Attacken (ab 500 mg) und bei Spannungskopfschmerzen (500 mg). Vorsichtsmaßnahmen: nicht bei Magen- und Darmgeschwüren, bei bekannten Reaktionen auf ASS oder andere NSARs mit Verengung der Atemwege, Asthma, Nesselausschlag (Urtikaria) und Störungen der Blutgerinnung einnehmen.
Tipp: Wegen langer Wirkungsdauer besonders bei ausgedehnten Migräne-Attacken geeignet.

Paracetamol

Wirkung: schmerzlindernd, fiebersenkend.
Sinnvoll bei: Spannungskopfschmerzen (500 bis 1000 mg), leichten Migräne-Attacken (1000 mg). Vorsichtsmaßnahmen: nicht bei Glucose-6-phosphat-Dehydrogenasemangel einnehmen. Bei Leber- und Nierenerkrankungen muss zurückhaltend dosiert werden (Arzt befragen). Nicht mit Alkohol kombinieren.
Tipp: Das Mittel wirkt schwächer als andere, ist aber normalerweise gut verträglich.

Almotriptan

Wirkung: schmerzlindernd, entzündungshemmend.
Sinnvoll bei: Migräne-Attacken, die nicht auf andere Schmerzmittel ansprechen (12,5 mg). Vorsichtsmaßnahme: Trotz Rezeptfreiheit nur nach ärztlicher Diagnose der Migräne und auf ärztlichen Rat einnehmen.
Tipp: Die Wirkung setzt bereits nach 30 Minuten ein.

Naratriptan

Wirkung: schmerzlindernd, entzündungshemmend.
Sinnvoll bei: Migräne-Attacken, die nicht auf andere Schmerzmittel ansprechen (2,5 mg), auch empfohlen bei wiederkehrenden Schmerzen. Vorsichtsmaßnahme: Trotz Rezeptfreiheit nur nach ärztlicher Diagnose der Migräne und auf ärztlichen Rat einnehmen.
Tipp: Rechtzeitig einnehmen! Das Mittel ist gut verträglich, die Wirkung tritt erst nach etwa vier Stunden ein.

Für alle hier aufgeführten Mittel gilt: Besprechen Sie die Einnahme mit ihrem Arzt oder Apotheker, lesen Sie die Packungsbeilage und achten Sie auf etwaige Nebenwirkungen.

Eine Spritze gegen Migräne

Es sind die ersten speziell entwickelten Mittel, die den typischen Anfällen vorbeugen: Sogenannte monoklonale Antikörper schalten einen Botenstoff aus, der eine wichtige Rolle bei den Attacken spielt. Doch wie gut helfen die Medikamente? Und wer profitiert von dieser Therapie?

TEXT: **BARBARA LICH**

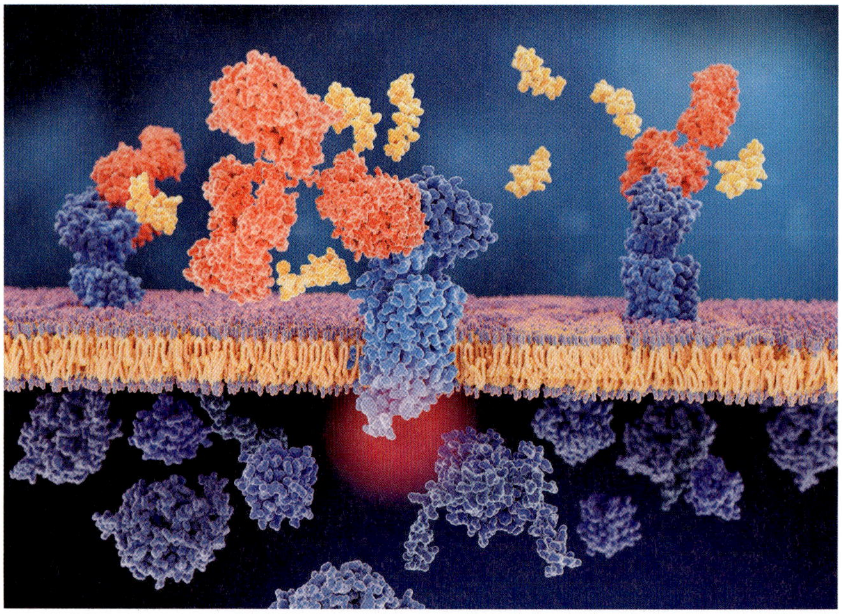

KAMPF UM DEN ZUGANG
Antikörper (rot) verhindern, dass der Botenstoff CGRP (gelb) an Rezeptormolekülen (blau) andockt und unterbinden so dessen Wirkung – was Migräne-Attacken abwenden kann

Jahrzehntelang plante Dagmar Gebauer ihren Alltag nur mit viel Wenn und Aber. Das Familienfest? Wenn es ging. Ein Ausflug mit den Enkeln? Aber nur, wenn zur Not jemand einspringen konnte. „Ich war immer der unsichere Faktor", sagt die 64-Jährige.

Seit der Pubertät litt sie unter hämmernden Migräneschmerzen, an mindestens zehn Tagen im Monat und „oft gerade dann, wenn ich mich auf etwas besonders gefreut hatte".

Ließ sich das Schmerzgewitter mit Triptanen betäuben, schleppte sich die Kinderkrankenschwester zum Dienst, dumpf und watteweich fühlte sich ihr Kopf durch die Medikamente an. Bei schweren Attacken lag sie zu Hause und erbrach sich, manchmal drei oder vier Tage in Folge. „Oft holte mein Sohn den Notdienst", sagt Gebauer.

Betablocker, Epilepsie-Medikamente, Sport, Diäten, Verzicht auf bestimmte Nahrungsmittel: Sie hatte alles probiert, was die Ärzte ihr empfahlen. Nichts half.

Bis Gebauer vor vier Jahren als Probandin an einer Studie der Berliner Charité teilnahm, in der monoklonale Antikörper zur Prophylaxe von Migräne-Attacken getestet wurden. Sie bekam eine Spritze mit dem neuartigen Wirkstoff: „Ab da war ich sofort migränefrei", erinnert sie sich.

Die Geschichte klingt ein wenig nach Wunderheilung, fast zu schön, um wahr zu sein. „Tatsächlich sprechen 25 bis 35 Prozent der Patienten überraschend stark auf die Antikörpertherapie an", sagt Professor Uwe Reuter, Neurologe an der Charité. Ein Wundermittel sei sie dennoch nicht, schränkt er ein, eher eine sehr gute Ergänzung zu herkömmlichen Therapien.

Doch wie funktioniert die Antikörperbehandlung? Während einer Attacke lässt sich im Blut von Migräne-Patienten vermehrt der Botenstoff Calcitonin Gene-Related Peptide (CGRP) finden. Die eiweißähnliche Substanz kommt in bestimmten Nervenfasern des Gehirns vor. Sie übermittelt unter anderem Schmerzsignale von Nervenzelle zu Nervenzelle, darüber hinaus weitet sie die Blutgefäße.

Bei einer Migräne-Attacke wird CGRP von Zellen des sogenannten Trigeminusnervs ausgeschüttet. Dessen feine Verästelungen durchziehen die Gesichtsoberfläche und den Schädel und verbinden diese mit Bereichen im Gehirn. Die dort gebündelten Nervenzellkörper produzieren das Peptid, das dann über weitere Ausläufer zu den Muskelzellen der Blutgefäße im Gehirn gelangt.

Dort bindet CGRP an spezielle Rezeptormoleküle und sorgt dafür, dass die Gefäße gedehnt werden. Im Zusammenspiel mit weiteren Botenstoffen kommt es zu einer Entzündung: Flüssigkeit tritt aus den Adern ins Gewebe der Hirnhäute und lässt es anschwellen, zudem werden Schmerzrezeptoren an den Gefäßwänden aktiviert. Der pulsierende Blutfluss durch die geweiteten Gefäße drückt dabei gegen die Hirnhaut – und erzeugt so den hämmernden Schmerz.

Das warf die Frage auf: Ließen sich akute Migräne-Anfälle womöglich beenden oder zumindest lindern, wenn man die Wirkung von CGRP unterbindet? Schon vor Jahren wurden Wirkstoffe entwickelt, die genau das tun: Sie lagern sich an die CGRP-Rezeptoren an und blockieren diese. Die eigentlichen CGRP-Moleküle können somit nicht mehr andocken und ihre Wirkung entfalten.

Jedoch hatten die in Tablettenform verabreichten Mittel Nebenwirkungen etwa Leberschäden, die Tests mussten damals abgebrochen werden. Es dauerte bis zum Dezember 2019, ehe erstmals ein solcher CGRP-Rezeptor-Blocker (Ubrogepant) zugelassen wurde, bislang allerdings nur in den USA.

Zwischenzeitlich aber gaben Fortschritte in der Immunologie und der Krebstherapie neue Impulse. Dort wurden Techniken entwickelt, um im Labor künstliche Immunstoffe, sogenannte monoklonale Antikörper zu „designen“, die sich zielgenau an ganz bestimmte Strukturen oder Substanzen im Körper heften.

Mit diesem Wissen gelang es, spezifische CGRP-Antikörper zu entwickeln, die entweder an die CGRP-Rezeptormoleküle binden und diese ausschalten; oder das Peptid selbst neutralisieren. In beiden Fällen soll der an Migräne-Attacken beteiligte CGRP-Mechanismus nicht akut blockiert werden, vielmehr geht es darum, ihn dauerhaft zu unterbinden, sodass es gar nicht erst zu Anfällen kommt oder sie zumindest seltener auftreten.

Seit Juli 2018 ist der Rezeptor-Antikörper Erenumab in der EU zugelassen. Seither sind noch zwei weitere Wirkstoffe auf den Markt gekommen, Galcanezumab und Fremanezumab. Sie richten sich gegen die CGRP-Moleküle direkt – genau wie Eptinezumab, das noch im Zulassungsprozess ist.

„Die gesamte Wirkstoffklasse, egal, ob sie an den Rezeptor oder an das Peptid selbst bindet, war in den Studien erfolgreich und deutlich wirksamer als ein Placebo“, sagt Uwe Reuter.

Es klingt ein wenig nach Wunderheilung – fast zu schön, um wahr zu sein

Zwar können die neuen Mittel die Migräne-Attacken in der Regel nicht zum Verschwinden bringen, geschweige denn die Krankheit an sich heilen. Die klinischen Studien der verschiedenen Wirkstoffe zeigen jedoch: Bei episodischer Migräne (mehr als vier und bis zu 15 Migränetagen pro Monat) lassen sich die Schmerztage im Schnitt um 45 bis 60 Prozent reduzieren. Auch bei chronischer Migräne gehen die Kopfschmerztage deutlich zurück.

Über alle Studien betrachtet, konnte rund die Hälfte der Patienten nach drei bis sechs Monaten mindestens eine Halbierung der Migränetage verzeichnen. Damit einhergehend sinkt die Einnahme von Akutmedikamenten wie Triptanen. Zudem sind die Antikörper gut verträglich.

Erenumab und Galcanezumab werden monatlich unter die Haut gespritzt, Fremanezumab kann als Monats- oder Quartalsdosis verabreicht werden. Bei manchen Patienten treten leichte Rötungen und Schmerzen an der Einstichstelle auf, selten kommt es zu allergischen Reaktionen. Erenumab kann mitunter Verdauungsstörungen hervorrufen, aber „damit kommen die Patienten gut zurecht“, so Reuter.

Allerdings ist die Behandlung mit mindestens 500 Euro pro Monat kostspielig. Nur Patienten mit mindestens vier Schmerztagen im Monat dürfen sie verordnet bekommen – nachdem sich alle gängigen Prophylaktika als wirkungslos erwiesen haben oder wenn deren Nebenwirkungen nicht zumutbar sind.

„Man muss ja auch sagen: Ein Großteil der Patienten kommt mit den bisherigen Medikamenten zur Vorbeugung klar, obwohl diese nicht spezifisch gegen Migräne wirken“, sagt Reuter. Inwiefern sie von einer zusätzlichen Antikörpertherapie profitieren würden, sei noch nicht erforscht.

Überhaupt sind noch einige Fragen offen: Warum etwa zeigt die Antikörpertherapie bei rund 15 Prozent der Patienten keinerlei Wirkung? Und: Bessert sie auch begleitende Leiden wie Angststörungen und Depression, die Migränepatienten häufig belasten?

Nicht zuletzt untersucht Reuter mit seinem Team, was passiert, wenn Patienten die Antikörper nach einem Jahr wieder absetzen. Bisher deutet die Studie darauf hin, dass die Therapie wohl keinen nachhaltigen Einfluss auf die Krankheit selbst hat. „Setzt ein Patient das Medikament ab, hat er noch drei, vier Monate Besserung“, so Reuter. Dann kehren die Anfälle in der Regel zurück wie vor der Behandlung.

Das hat auch Dagmar Gebauer erlebt. Ein halbes Jahr dauerte die Studie. „Drei Monate nach der letzten Spritze war alles wie vorher.“ Das Hämmern, die Schmerzen, die Übelkeit. Bis Erenumab zugelassen wurde und ein Arzt es ihr erneut verschrieb. Wieder setzte die Wirkung sofort ein. „Seitdem“, sagt Dagmar Gebauer, „führe ich ein komplett anderes Leben.“ ○

Vom Leben mit der **Pein**

PROTOKOLLE: **OLAF TARMAS**

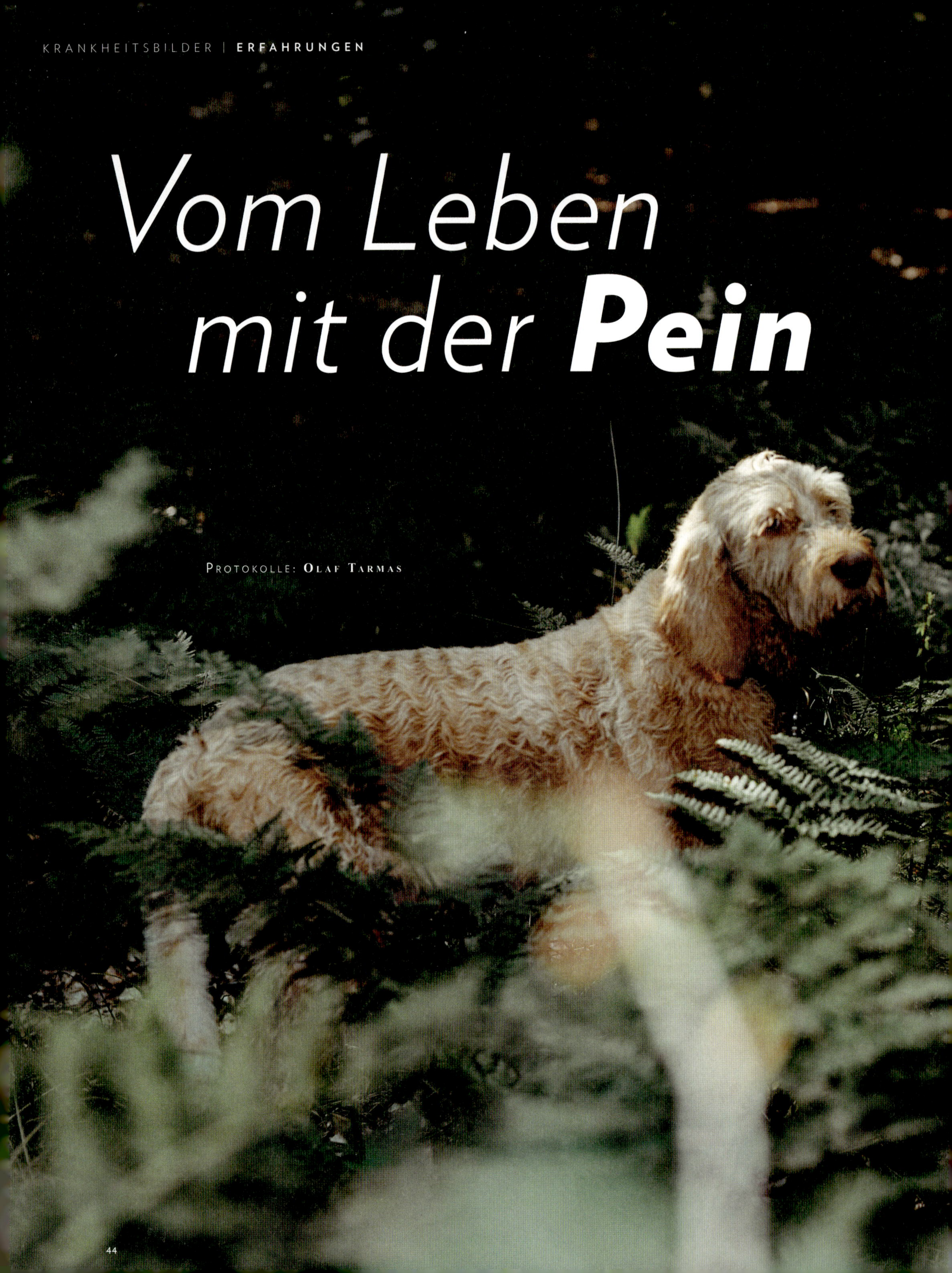

Ob Schwindel, Migräne, Tinnitus oder Cluster-Attacken: Wenn Kopfschmerzen immer wiederkehren, gerät der Alltag oft zur Qual. Sechs Betroffene erzählen, wie sie ihrem Leiden begegnen – und was ihnen in schweren Momenten weiterhilft

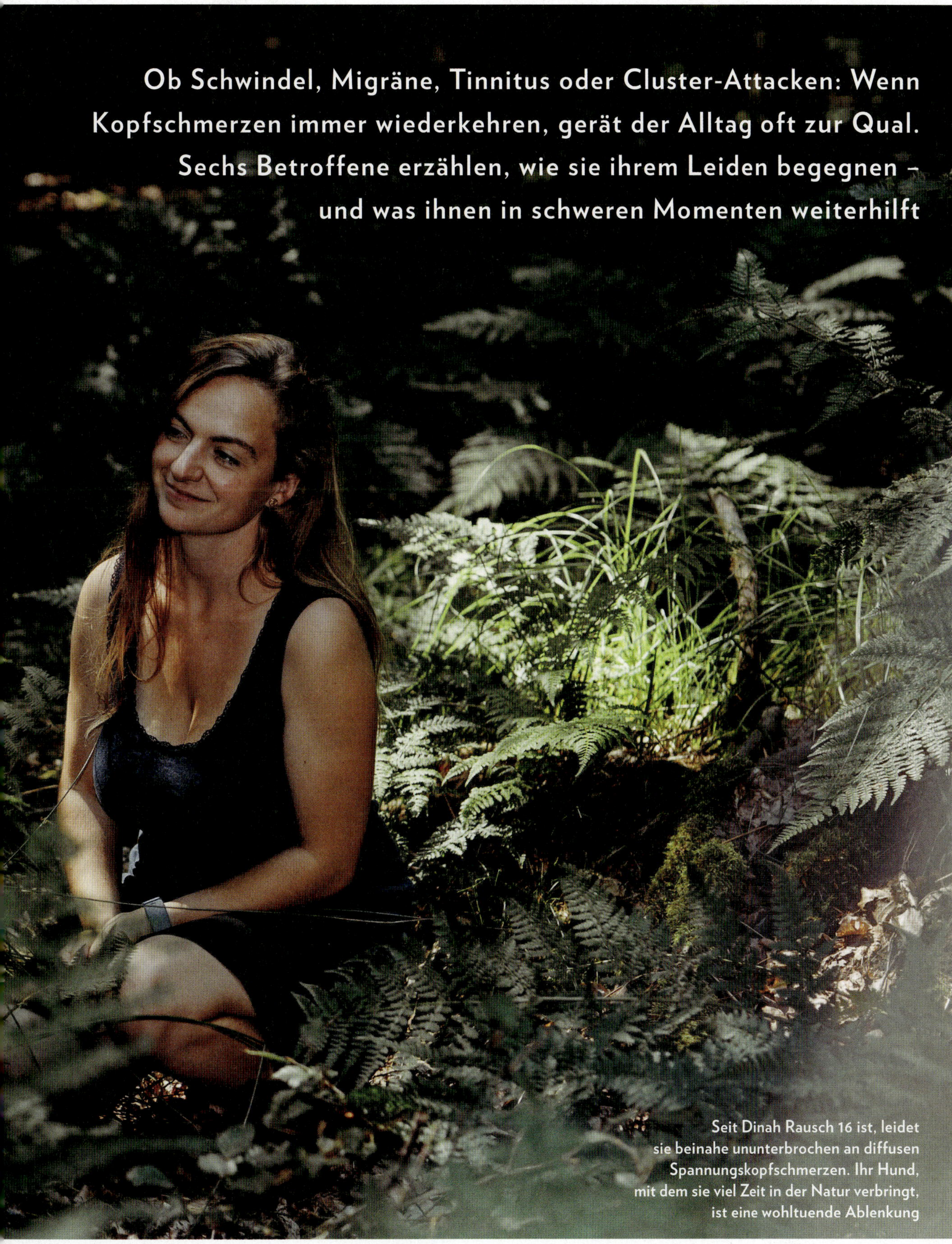

Seit Dinah Rausch 16 ist, leidet sie beinahe ununterbrochen an diffusen Spannungskopfschmerzen. Ihr Hund, mit dem sie viel Zeit in der Natur verbringt, ist eine wohltuende Ablenkung

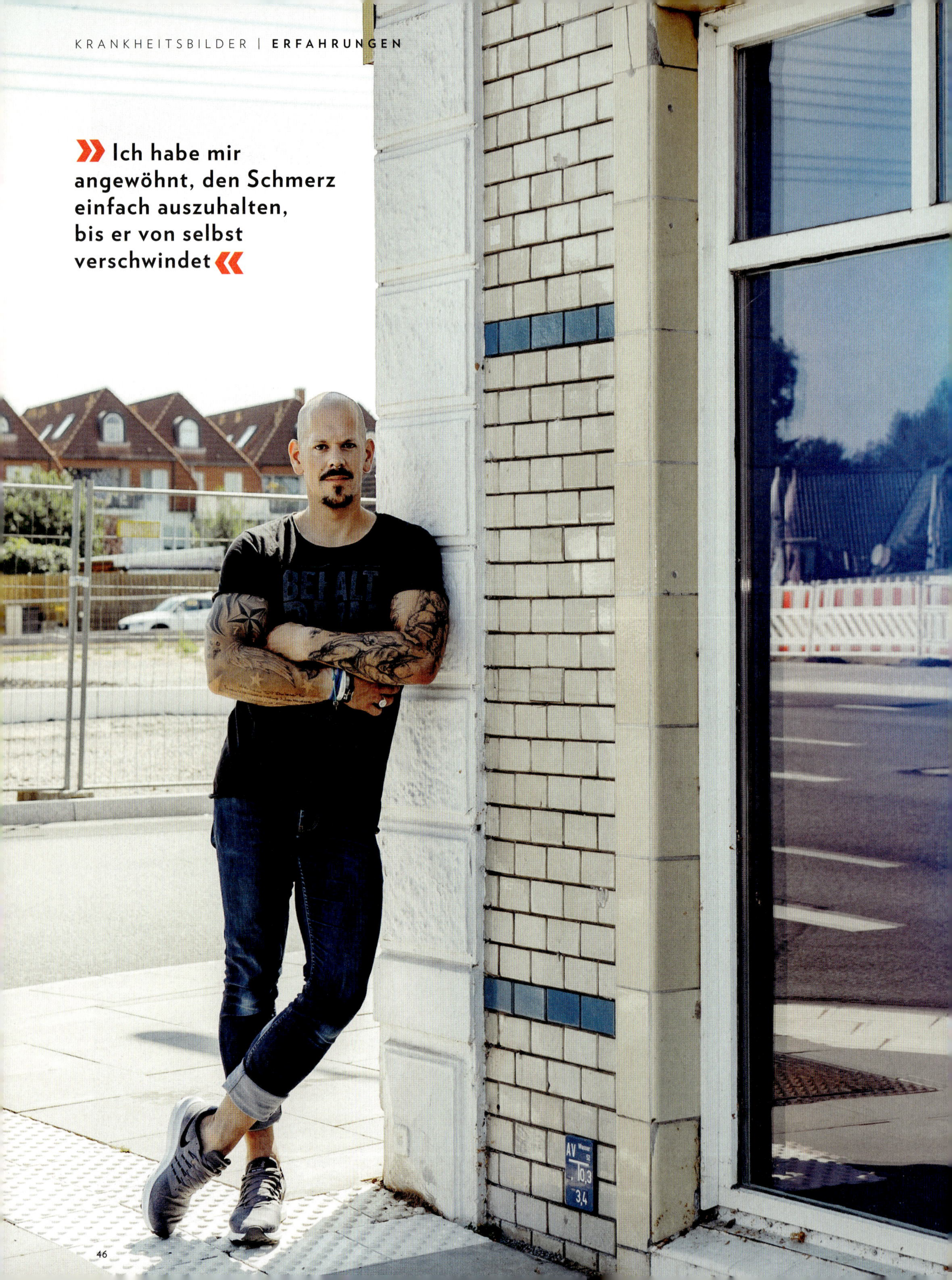

» Ich habe mir angewöhnt, den Schmerz einfach auszuhalten, bis er von selbst verschwindet «

Tobias Mineiro, *36, Personal Trainer, Hamburg*

Ein Dolch im Kopf

Clusterkopfschmerz wird von vielen als „brennender Dolch" beschrieben, der sich auf Augenhöhe durch den Kopf bohrt. Das klingt dramatisch, trifft es aber gut: Es ist tatsächlich ein höllischer Schmerz, der kaum auszuhalten ist und gegen den auch keine normalen Schmerzmittel helfen.

Als ich vor sieben Jahren die ersten Attacken hatte, warf ich bis zu vier 600er Ibuprofen-Tabletten ein – ohne die geringste Wirkung.

Dazu überkommt mich meist ein starker Bewegungsdrang. Ich laufe dann rastlos durch die Wohnung. Manchmal versuche ich auch, mich vor dem Fernseher abzulenken oder krümme mich auf dem Sofa zusammen wie ein Häufchen Elend.

Zum Glück habe ich diese Art von Kopfschmerz nicht chronisch, sondern periodisch – typischerweise im Frühling und Herbst. In dieser Zeit werde ich über einen Zeitraum von etwa zwei Wochen alle paar Tage durch den blitzartig einschießenden Schmerz aus dem Schlaf gerissen. Die ersten Male wusste ich gar nicht, wie mir geschah.

Die Attacken kommen immer nur nachts, nie tagsüber, auch während der Nachtschichten, die ich früher als Be- und Entlader von Frachtschiffen im Hamburger Hafen geschoben habe. Ich musste dann sofort nach Hause, egal, was die Kollegen dachten. Unter Hafenarbeitern ist der Ton rau, Kopfschmerzen gelten da als „Wehwehchen" und faule Ausrede.

Anfangs dauerte so eine Attacke ungefähr 20 Minuten, dann flaute der Schmerz recht schnell ab. Inzwischen habe ich auch Episoden, die bis zu drei Stunden dauern – immer an der gleichen Stelle des Hinterkopfs: links hinten, auf Höhe der Schläfe und auf Augenhöhe.

Dann wieder bleiben sie in manchen Jahren ganz aus. Es hängt wohl unter anderem davon ab, wie viel Stress ich gerade habe. Am schlimmsten waren die Schmerzen, als ich mich von meiner Freundin trennte und als ich mich vor zwei Jahren mit meinem eigenen Fitness-Studio selbstständig machte. Doch es gibt auch Stressphasen, in denen ich keine Schmerzen habe.

Menschen mit chronischem Clusterkopfschmerz versuchen oft, ihre Beschwerden mit einer Sauerstofftherapie oder mit speziellen Schmerzmitteln zu lindern. Da das Leiden bei mir aber nur sporadisch auftritt und ich nicht auf Medikamente angewiesen sein möchte, habe ich mir angewöhnt, den Schmerz einfach auszuhalten, bis er von selbst verschwindet. Und Gedanken an ihn keinen Raum in meinem Leben einzuräumen.

Nach den ersten Kopfschmerzattacken hatte ich zunächst Angst, dass sie durch etwas Schlimmes verursacht sein könnten, zum Beispiel einen Hirntumor. Als ich dann erfuhr, dass es „nur" Clusterkopfschmerz ist, war ich richtig erleichtert.

Es ist eben alles eine Frage der Perspektive.

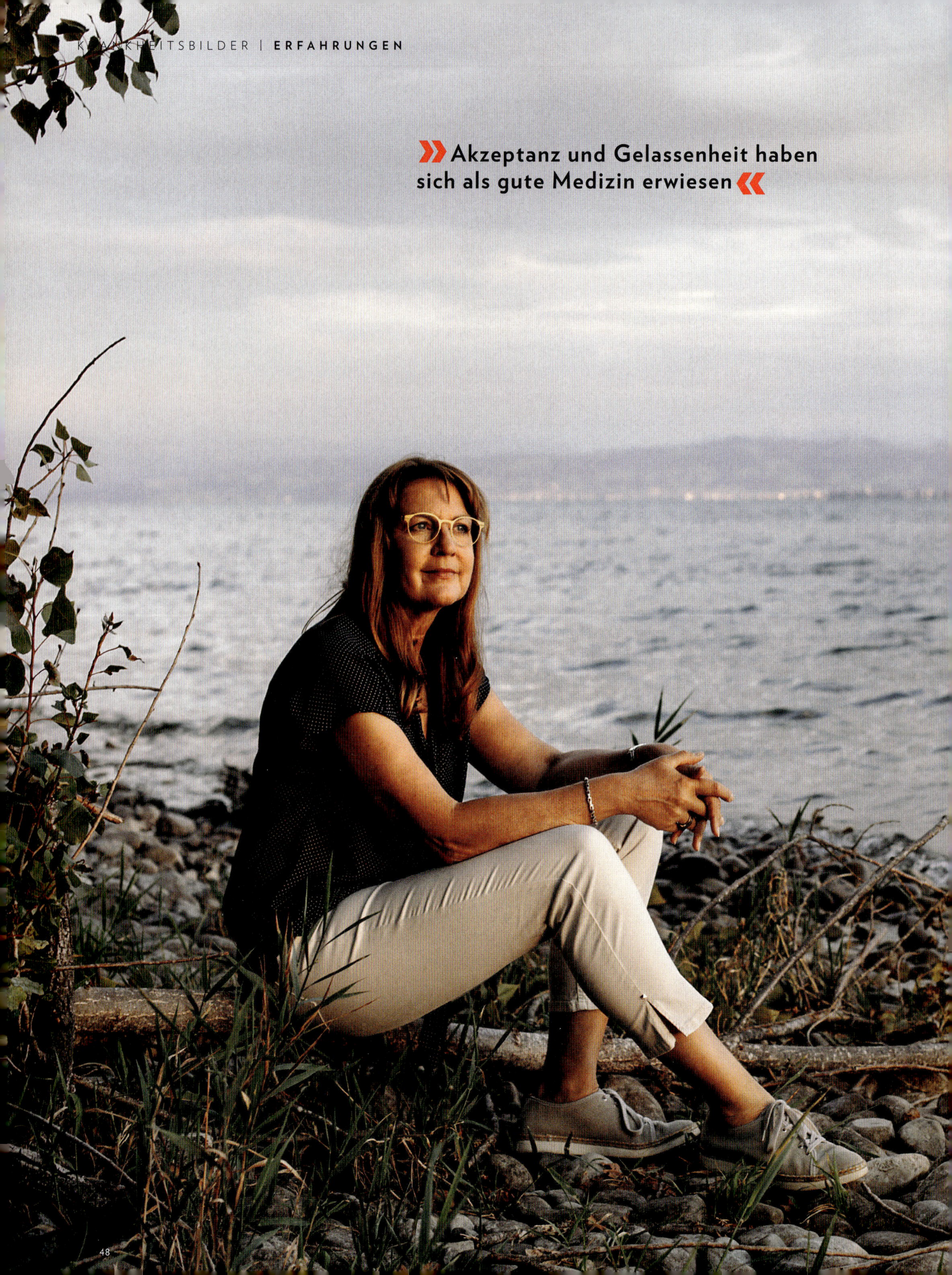

» Akzeptanz und Gelassenheit haben sich als gute Medizin erwiesen «

Isabell Scherg, *51, Übersetzerin, Markdorf, Bodensee*

Wider den Perfektionismus

Wohl jeder Mensch hat irgendeine Schwachstelle – bei mir ist es der Kopf: Alle möglichen körperlichen und mentalen Belastungen zeigen sich zuerst dort. Zum Beispiel als Migräne, an der ich als Teenager litt – ein unerträglicher Druckschmerz, Lichtempfindlichkeit und Übelkeit.

Noch belastender war ein anderer Kopfschmerz, der mich immer wieder plagte, seit ich als junges Mädchen einen schweren Reitunfall hatte. Meine Halswirbelsäule ist seitdem übermäßig beweglich, sodass immer wieder Nerven und kleine Blutgefäße eingeklemmt oder gereizt werden.

Das führte zu stechenden Kopfschmerzen, die sich im Laufe eines Tages vom Nacken her langsam bis über die Augen ausbreiteten, oft begleitet von Schwindelgefühlen.

Beide Arten von Kopfschmerz konnte ich über viele Jahre erfolgreich in Schach halten: Die Migräne durch die Antibabypille, die wirbelsäulenbedingten Schmerzen durch intensive physiotherapeutische Behandlungen.

Doch dann erlitt ich eine Serie von Hörstürzen, von denen ein Tinnitus zurückblieb – 24 Stunden am Tag, sieben Tage die Woche. Oft konnte ich wegen der Ohrgeräusche nicht schlafen. Am nächsten Tag fühlte ich mich wie verkatert.

Diese Beschwerden trieben mich zur Verzweiflung. Ich führte doch ein glückliches Leben, ausgefüllt mit Familie, interessanter Arbeit und ehrenamtlichen Engagements. Warum nur wollte mein Körper nicht einsehen, dass es mir gut ging?

Die Wende kam mit einer Tinnitus-Reha. Lange hatte ich mich gesträubt, an so einer Maßnahme teilzunehmen, weil mich die psychologische Herangehensweise abschreckte. Ich war doch psychisch gesund! Stattdessen kurierte ich meine wiederkehrenden Hörstürze lieber mit hoch dosierten Cortison-Therapien, die starke Nebenwirkungen hatten. Als es mit dem Tinnitus immer schlimmer wurde, willigte ich 2019 schließlich doch ein. Eine gute Entscheidung!

Vor allem lernte ich, meine Kopfschmerzen und den Tinnitus zu akzeptieren – und mehr noch: beide als hilfreiche Warnzeichen für Stress zu lesen. Ich hatte bis dahin gar nicht gemerkt, dass ich immer versuchte, alle Ansprüche von mir und meiner Umwelt 150-prozentig zu erfüllen. Und mich dadurch selbst zu sehr unter Druck setzte und überforderte.

Seitdem habe ich ein bisschen Dampf aus meinem Leben rausgelassen, versuche nicht mehr, alles perfekt zu machen, verbringe mehr Zeit mit meinem Hund, meiner Familie und in der Natur.

Der Tinnitus ist zwar geblieben, aber die Kopfschmerzen, die mich mein Leben lang geplagt haben, sind weniger geworden. Akzeptanz und Gelassenheit haben sich als gute Medizin erwiesen.

Claudia Kraus, *44, Polizeibeamtin, Plaidt, Rheinland-Pfalz*

Der erlösende Eingriff

Vor einer Schädel-Hirn-OP sollte man eigentlich Angst haben – schließlich birgt so ein Eingriff immer Risiken. Doch mir waren solche Gefahren am Tag vor meiner OP völlig egal. Ich wollte einfach nur die höllischen Schmerzattacken loswerden, die mich seit Jahren terrorisierten, mich im Gesicht, am Kiefer und an der Oberlippe befielen.

Schon geringste Reize konnten die Schmerzen auslösen: Zähneputzen, Essen, Sprechen, mit der Zunge einen Zahn auf der linken Seite berühren, ja sogar eine Träne, die über die linke Wange lief oder ein kleiner Windhauch, der mein Gesicht auf dieser Seite streifte, genau dort, wo der große Gesichtsnerv, der Trigeminus, sitzt.

Der Schmerz hielt jeweils nur ein oder zwei Minuten an – die mir aber endlos erschienen. Und er konnte jederzeit wiederkehren –, eine zermürbende Drohung, die bei mir im Laufe der Zeit zu Panikattacken und Verzweiflung führte. Schon wenige Monate nach meiner ersten Attacke konnte ich meinem Beruf als Polizeibeamtin nur noch sehr eingeschränkt nachgehen und war zeitweise nicht mehr in der Lage, meine kleine Tochter zu betreuen.

Der einzige Ausweg aus dieser Situation war die Schädel-OP „nach Jannetta“, bei der der schmerzende Trigeminus-Nerv von einem Blutgefäß isoliert wird, das auf diesen Nerv drückt. Doch die Ärzte konnten lange Zeit diesen „Gefäß-Nerv-Kontakt“ bei mir nicht orten.

Stattdessen wurde ich mit hoch dosierten Neuroepileptika behandelt, die mir Schwindel und Sehstörungen verursachten, bevor sie schließlich ihre Wirkung verloren.

Erst nach anderthalb Jahren stellte ein Neurochirurg schließlich doch noch einen Gefäß-Nerv-Kontakt bei mir fest und bot mir eine umgehende Operation an. Ich brach noch im Sprechzimmer zusammen – so erschöpft und hoffnungslos war ich zuvor.

Als ich nach dem Eingriff allmählich wieder zur Besinnung kam, berührte ich unendlich vorsichtig mit der Zunge meine Zähne: Der Schmerz blieb aus. Auch bei stärkeren Reizen.

Ich werde nie den Augenblick vergessen, als mich die Krankenschwester fragte, ob ich meine Zähne putzen möchte. Ich habe geweint vor Glück, denn in diesem Moment wurde mir klar: Die höllischen Schmerzen haben tatsächlich ein Ende.

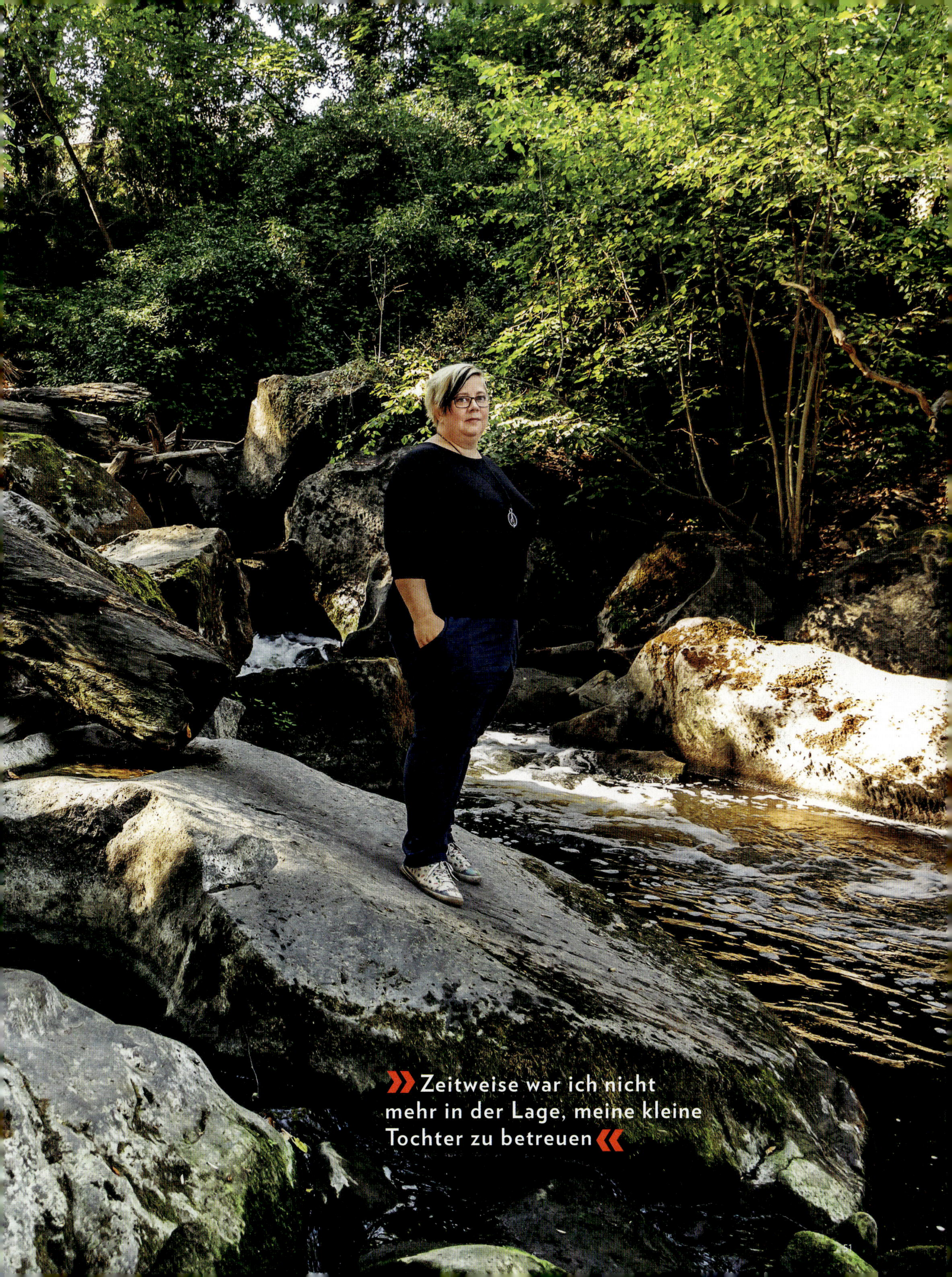

» Zeitweise war ich nicht mehr in der Lage, meine kleine Tochter zu betreuen «

Jason Jacobi, *18, Auszubildender, Wiesbaden*

Abschied von den Pillen

Schmerzmittel rein und fertig – das war lange Zeit das Motto, nach dem ich mit meinen Kopfschmerzen umgegangen bin. Bereits als Achtjähriger litt ich regelmäßig unter Spannungskopfschmerzen. Meine Mutter gab mir dann häufig eine Schmerztablette in einer für Kinder geeigneten Dosierung. Sie wirkten gut, und so behielt ich diese schnelle Lösung auch als Jugendlicher bei.

Zum Arzt ging ich mit meinen Beschwerden erst, als sich vor zwei Jahren zusätzlich schwere Migräne-Attacken einstellten. Seitdem habe ich die Dosis immer weiter erhöht: von einer auf zwei Tabletten, von mehrmals im Monat über wöchentlich bis zur täglichen Einnahme. In manchen Monaten kamen so bis zu 60 Schmerztabletten zusammen. Doch ihre Wirkung nahm immer weiter ab – und die Zeiten, in denen ich beschwerdefrei war, wurden immer kürzer.

Hinzu kam, dass ich mich durch die Anforderungen in der Schule und später bei meiner Ausbildung im Finanzamt oft sehr angespannt und gestresst fühlte. Vor zwei Jahren wurde bei mir dann auch noch die Darmkrankheit Morbus Crohn diagnostiziert. So entwickelte sich allmählich ein Teufelskreis aus Überforderung, Schmerzen und Depression.

Wegen meiner permanenten Kopfschmerzen suchte ich schließlich einen Neurologen auf. Er erklärte mir, dass zumindest der Dauer-Kopfschmerz vom Übergebrauch der Schmerzmittel herrührte, und riet mir zu einem zweiwöchigen Reha-Programm in einer Kopfschmerzklinik.

Es wurde eine gemischte Erfahrung: Es tat mir sehr gut, mich mit anderen Patienten auszutauschen. Viele litten – wie ich – nicht nur unter den Beschwerden, sondern hatten oft ein schlechtes Gewissen, wenn sie deswegen nicht arbeiten oder Verabredungen nicht einhalten konnten.

Doch die Kopfschmerzen selbst sind geblieben, sowohl der Übergebrauchsschmerz als auch die Migräne. Obwohl ich versuche, alle Ratschläge zu einem gesunden Leben – Bewegung, gute Ernährung, möglichst wenig Stress – umzusetzen.

Immerhin nehme ich jetzt keine Schmerzmittel mehr – doch bis sich der Übergebrauchskopfschmerz wieder legt, kann es noch ein halbes Jahr dauern, wie mir ein Arzt erklärte. Bis dahin heißt es: aushalten!

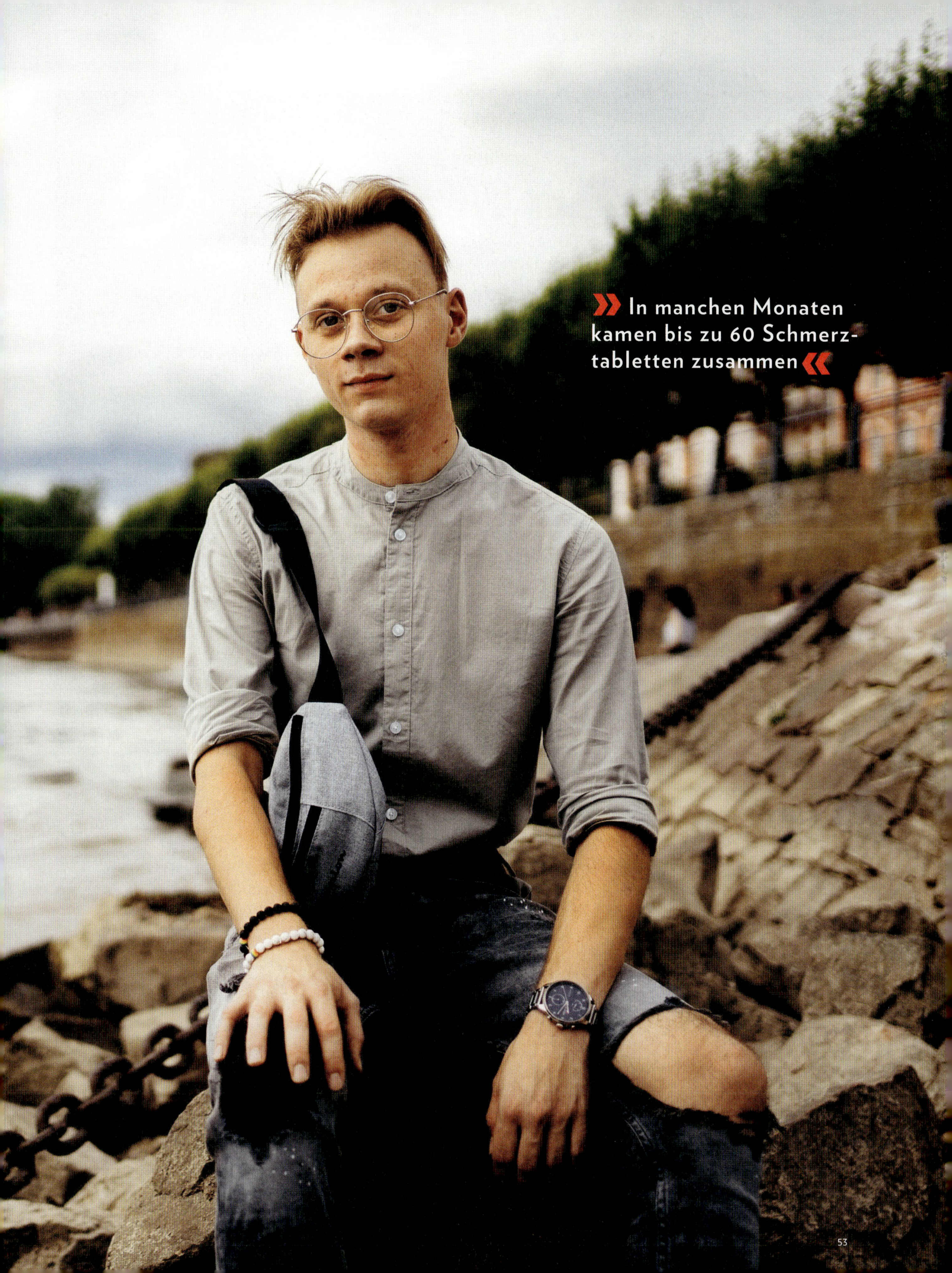

» In manchen Monaten kamen bis zu 60 Schmerztabletten zusammen «

Kathrin Albrecht, *52, Gastronomin, Berlin*

Migräne als Wegweiser

Meine erste Migräne-Attacke hatte ich mit elf Jahren, mitten in einer Schulstunde. Plötzlich begannen weiße Punkte vor meinen Augen zu tanzen. Zugleich überkam mich ein Taubheitsgefühl in Teilen der linken Körperseite.

Ich schaffte es gerade noch, mich nach Hause zu schleppen – dort explodierte dann ein fürchterlicher Schmerz in meinem Kopf, der erst Stunden später nachließ, nachdem ich mich mehrmals übergeben hatte.

Nach diesem Muster sollten mich die Migräne-Attacken ständig heimsuchen: Zuerst kam die „Aura“ – Sehstörungen und Kribbeln im linken Arm, oft war auch meine Zunge gelähmt, sodass ich nur noch unverständlich sprechen konnte. Dann ein anschwellender, unerträglicher Druck im Kopf, gefolgt von Übelkeit und Erbrechen.

Während solcher Anfälle half nur eines: Mich an einen geschützten, ruhigen Ort zu begeben, möglichst mit einem Menschen, der meinen Kopf halten oder massieren konnte.

Meistens ereilten mich die Attacken in Momenten, in denen ich eigentlich gerade entspannt war. Ich empfand das als besonders heimtückisch – als wolle mir die Migräne gezielt die Freude am Leben verderben.

Also sagte ich ihr den Kampf an: Mit Schmerzmitteln, mit viel Sport und Bewegung, mit Akupunktur, Meditation und speziellen Massagen. Ich wollte der Migräne den kleinstmöglichen Platz in meinem Leben einräumen, das gut mit Arbeit ausgefüllt war, anfangs in der Filmbranche, später mit meinem Restaurant. Und natürlich wollte ich auch meinem Sohn eine gute Mutter sein.

Doch die Migräne hielt sich hartnäckig. Im Laufe der Jahre wurde mir dann bewusst, dass die Anfälle womöglich Ausdruck tiefer liegender Probleme waren. Es gab tatsächlich einiges, was mich schon als Kind belastet hatte, vor allem das schwierige Verhältnis zu meiner Mutter und meinem Stiefvater.

Durch meine Beschäftigung mit der Methodik des Psychodramas und meine Ausbildung zum Systemischen Coach lernte ich nach und nach die Migräne als Hinweis zu verstehen, dass ich mich auch diesen dunkleren Seiten meines Lebens zuwenden sollte.

Ich lernte, meiner Migräne „zuzuhören“, anstatt sie zu bekämpfen. Mir wurde klar: Die rasenden Kopfschmerzen waren immer nur das letzte Stadium, die Notbremse eines Körpers, der überfordert war.

Inzwischen verstehe ich meine Migräne als zuverlässige Tippgeberin, die mich auf Stressquellen aufmerksam macht. Seitdem ich mir bewusst bin, dass die Migräne immer ein Teil meines Lebens sein wird und sie ihren Sinn hat, kommt sie immer seltener.

Der letzte Anfall mit vollständiger Aura liegt mittlerweile zwei Jahre zurück.

»Die rasenden Kopfschmerzen sind die Notbremse eines Körpers, der überfordert ist«

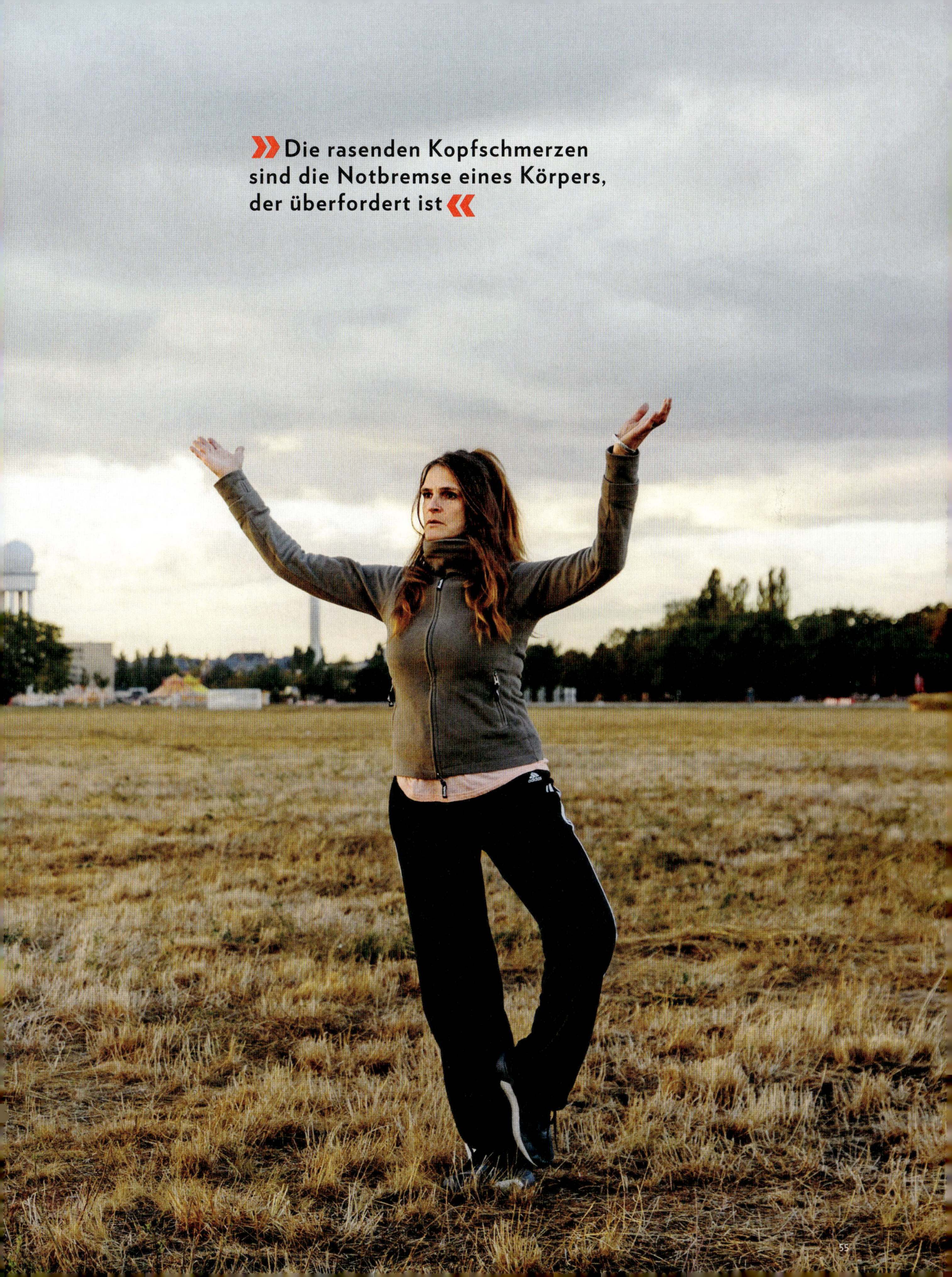

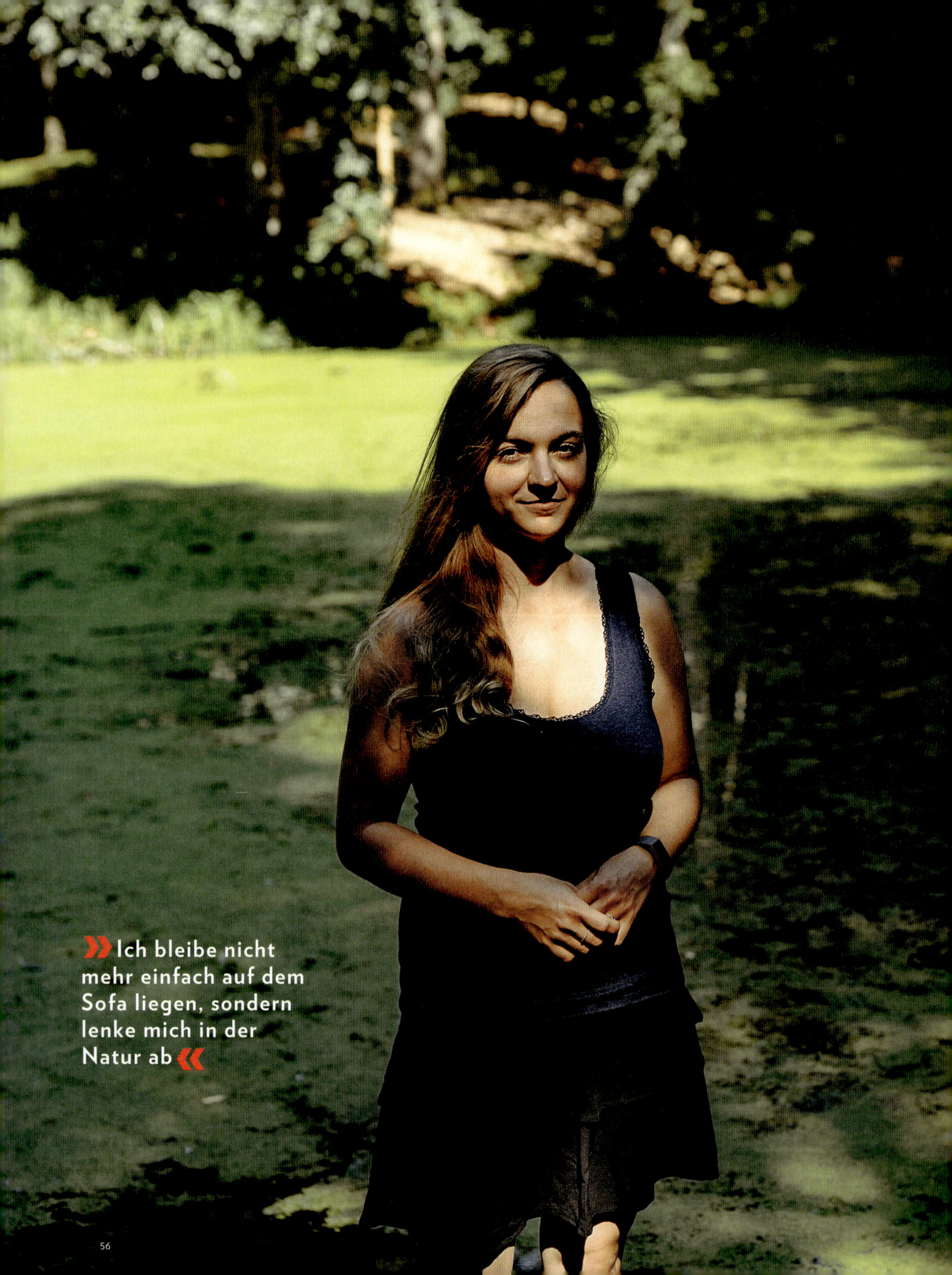

» Ich bleibe nicht mehr einfach auf dem Sofa liegen, sondern lenke mich in der Natur ab «

Dinah Rausch, *27, Sozialarbeiterin, Glückstadt*

Die Balance finden

Manchmal habe ich mir gewünscht, ich hätte einen Hirntumor. Das wäre wenigstens etwas Greifbares, Konkretes – etwas, das ich bekämpfen könnte. Und worauf ich verweisen könnte, wenn ich mal wieder eine Verabredung wegen Kopfschmerzen absagen muss.

Seit meinem zwölften Lebensjahr habe ich diffuse Spannungskopfschmerzen hinter der Stirn – ein dumpfes Druckgefühl, mal links, mal beidseitig. Seit meinem 16. Lebensjahr verspüre ich diese Schmerzen täglich, rund um die Uhr, in wechselnder Stärke, manchmal sind es regelrechte Anfälle, die für den Rest des Tages anhalten.

Für die meisten Menschen ist es wohl unvorstellbar, ununterbrochen an Kopfschmerzen zu leiden. Viele nehmen deshalb meine Beschwerden nicht ernst, denken, ich übertreibe.

Aber leider sind die Schmerzen tatsächlich immer da – obwohl ich schon so vieles probiert habe, um sie loszuwerden: Physiotherapie, Osteopathie, diverse Schmerzmittel, Progressive Muskelentspannung – sogar Yoga, obwohl ich eigentlich nicht der Typ dafür bin.

Auch meine beiden Aufenthalte in einer Schmerzklinik haben an den Beschwerden selbst nichts ändern können. Dafür aber an meinem allgemeinen Wohlbefinden: Ich ernähre mich seitdem viel regelmäßiger und gesünder als früher und bewege mich auch mehr.

Letzteres liegt vor allem an meinem Hund und meinem Pferd, die ich mir als „Therapie-Tiere" zugelegt habe. So bleibe ich bei Kopfschmerzen nicht mehr einfach auf dem Sofa liegen, sondern lenke mich bei einem Spaziergang oder Ausritt ab, schöpfe neue Kraft und Lebensfreude, trotz der Schmerzen.

Ähnlich ist es mit der Arbeit: Manchmal ist es nicht einfach, sich trotz Kopfschmerzen aufzuraffen. Dann wieder merke ich, dass mir Beschäftigung auch guttut. Immer noch besser, mit Brummschädel etwas Nützliches zu machen, als sich zu Hause zu grämen. Der Unterschied zwischen „sich schonen" und „sich hängenlassen" ist oft nicht groß. Ich glaube, es wird wohl noch eine Weile dauern, bis ich die richtige Balance gefunden habe. ○

Test

Der Kopfschmerz-Schnelltest

Die Fragen können klären, welche Kopfschmerzart wahrscheinlich vorliegt. Eine präzise Diagnose erfordert jedoch eine ärztliche Untersuchung

Ist es Migräne?

Mindestens zwei „Ja" machen die Diagnose wahrscheinlich:	JA	NEIN
Können körperliche Aktivitäten wie Treppensteigen oder Laufen in frischer Luft die Kopfschmerzen verstärken?		
Verspüren Sie während der Kopfschmerzen Übelkeit?		
Behindern die Kopfschmerzen Ihre üblichen Tätigkeiten (Arbeit, Schule, Freizeit) erheblich?		

Ist es Spannungskopfschmerz?

Mindestens zwei „Ja" machen die Diagnose wahrscheinlich:	JA	NEIN
Lassen körperliche Aktivitäten wie Treppensteigen oder Laufen in frischer Luft die Kopfschmerzen unbeeinflusst oder können sie die Schmerzen sogar verbessern?		
Ist Ihr Appetit während der Kopfschmerzen ungestört?		
Können Sie trotz der Kopfschmerzen Ihren üblichen Tätigkeiten (Arbeit, Schule, Freizeit) nachgehen?		

Ist es Kopfschmerz bei Medikamentenübergebrauch?

Mindestens zwei „Ja" machen die Diagnose wahrscheinlich:	JA	NEIN
Nehmen Sie an mehr als zehn Tagen pro Monat Medikamente zur Akutbehandlung Ihrer Kopfschmerzen ein?		
Treten Kopfschmerzen an mehr als 15 Tagen pro Monat auf?		
Nehmen die Kopfschmerzen in ihrer Häufigkeit immer mehr zu?		

Ist es Clusterkopfschmerz?

Mindestens zwei „Ja" machen die Diagnose wahrscheinlich:	JA	NEIN
Treten die Kopfschmerzen stets einseitig im Augen- oder Schläfenbereich auf?		
Sind die Kopfschmerzen sehr stark oder sogar extrem und kommen sie in Attacken von bis zu drei Stunden Dauer?		
Werden die Kopfschmerzen von körperlicher Unruhe begleitet und/oder treten auf der gleichen Seite wie der Schmerz Augenrötung, Augentränen, Nasenverstopfung, Nasenlaufen oder ein hängendes Augenlid auf?		

abgewandelt nach Prof. Dr. Hartmut Göbel

Die wichtigsten Kopfschmerzarten

Mediziner unterscheiden weit mehr als 300 Formen von Kopfschmerz. Die meisten treten extrem selten auf, einige aber durchaus häufig. Ein Überblick

TEXTE: UTE EBERLE
ILLUSTRATIONEN: MARIANNA GEFEN
INFOGRAFIKEN: TIM WERHMANN

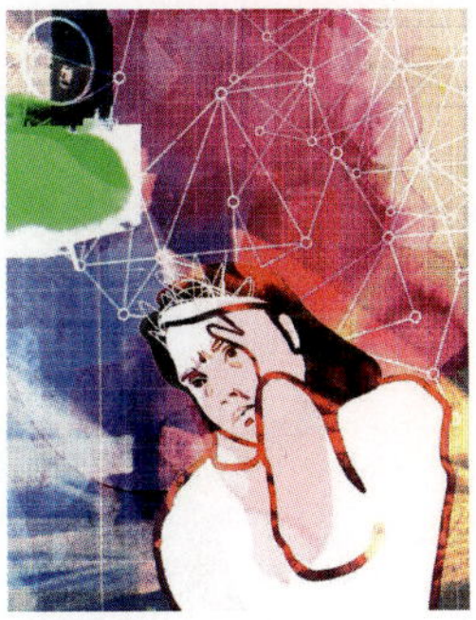

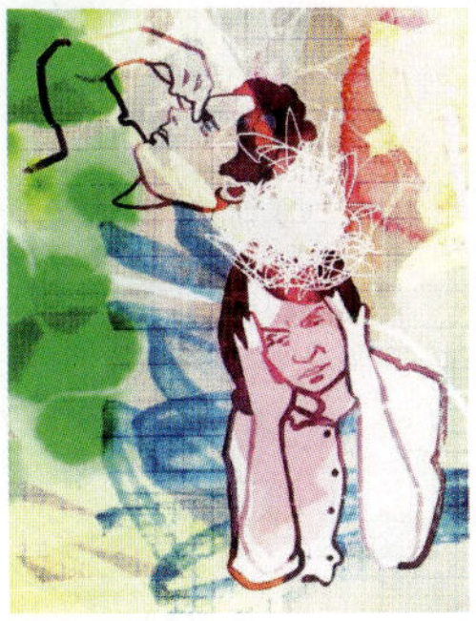

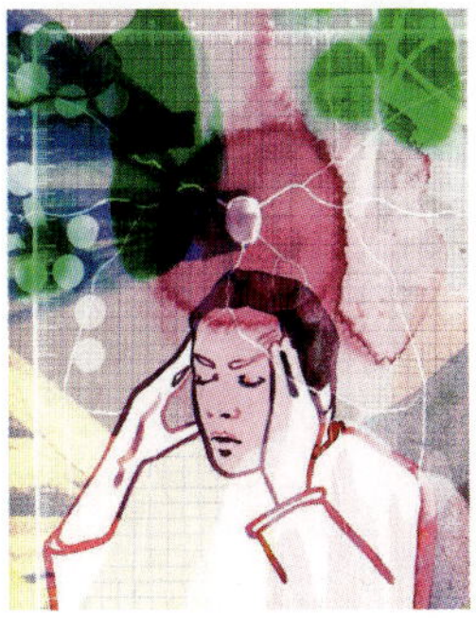

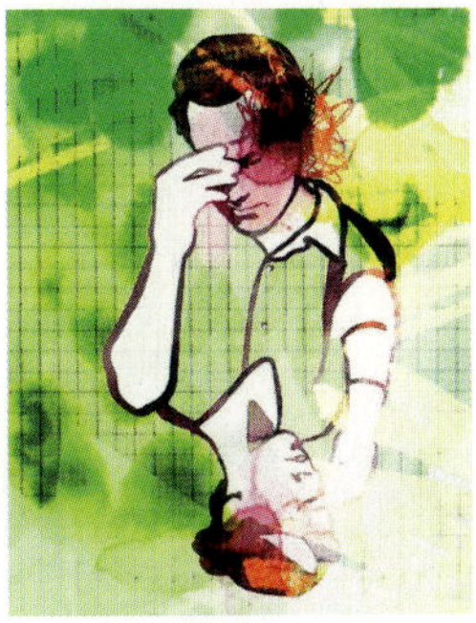

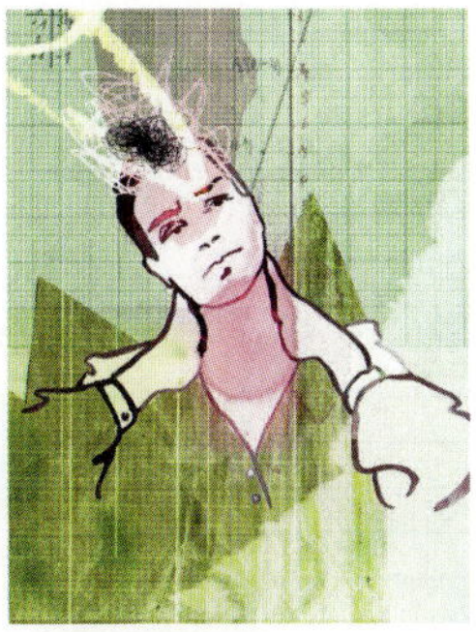

Migräne

Die Bürde der Attacken

Wie kaum eine andere Krankheit kann Migräne den Alltag beeinträchtigen

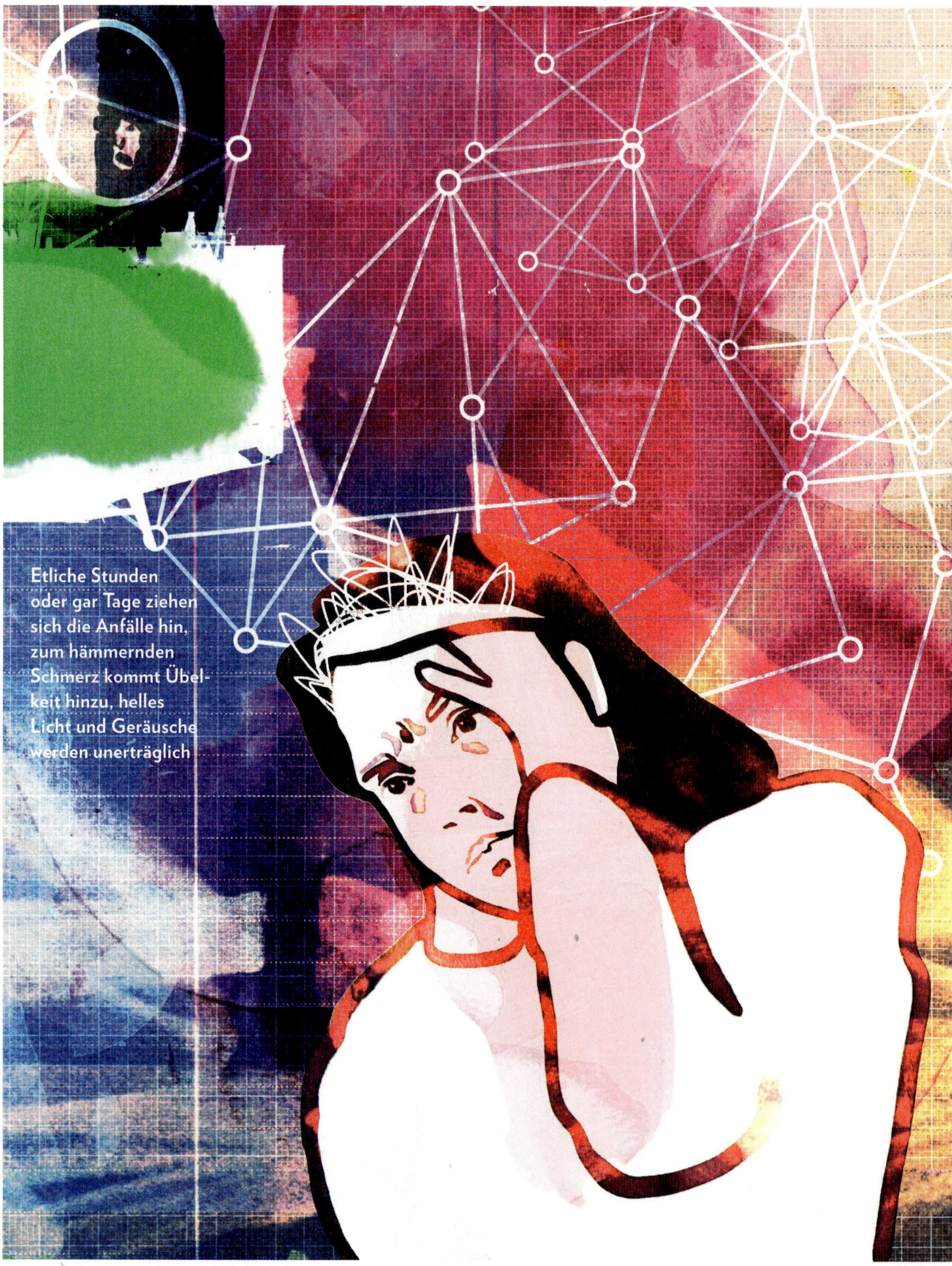

Etliche Stunden oder gar Tage ziehen sich die Anfälle hin, zum hämmernden Schmerz kommt Übelkeit hinzu, helles Licht und Geräusche werden unerträglich

Migräne ist laut einer WHO-Studie nach Karies und Spannungskopfschmerz die dritthäufigste Erkrankung der Welt und bedeutet für Betroffene oft eine enorme Einschränkung im Alltag. Etwa jeder dritte Mensch entwickelt sie irgendwann im Laufe seines Lebens, mindestens jeder zehnte leidet aktuell daran. Typischerweise kommt es in der Jugend oder im frühen Erwachsenenalter erstmals zu Anfällen.

SYMPTOME

In ihrer bekanntesten Form geht die Migräne mit einer sogenannten Aura einher. Dabei treten vorübergehend neurologische Symptome auf, darunter fast immer visuelle Störungen: Die Betreffenden sehen Flimmerkränze oder Zickzackfiguren, können Objekte nur verzerrt oder unscharf wahrnehmen oder haben Gesichtsfeldausfälle. Oft bestehen auch Empfindungsstörungen, kribbeln etwa die Arme oder Beine. Seltener kommt es zudem zu Sprachschwierigkeiten.

Der migränetypische Kopfschmerz selber ist mittelstark bis stark, manchmal auch extrem. Er tritt in der Regel wellenartig auf und drückt oder pocht in den meisten Fällen auf einer Seite des Kopfes. Sehr häufig wird er von Übelkeit begleitet, oft auch von Erbrechen und einer starken Empfindlichkeit gegenüber Licht und Geräuschen, seltener zudem gegenüber bestimmten Gerüchen.

Typischerweise vollzieht sich ein Migräne-Anfall in vier Phasen:

• Mindestens ein paar Stunden, gelegentlich auch bereits mehrere Tage vor der eigentlichen Attacke beginnt die Vorboten- oder Prodromalphase. Von ihr berichten viele Patienten, sie kann sich aber ganz unterschiedlich äußern. Manche sind müde, haben Verstopfung, andere Heißhunger auf bestimmte Nahrungsmittel, einige sind depressiv verstimmt, gereizt oder fühlen sich unkonzentriert und aufgedreht.

• Gegebenenfalls kommt es zur Aura und zu neurologischen Störungen, die meist weniger als eine Stunde anhalten und in die Kopfschmerzphase übergehen.

• Diese Phase dauert – ohne Medikamente – zwischen vier Stunden und drei Tagen. Viele Migränekranke ziehen sich in dieser Zeit in ein abgedunkeltes Zimmer ins Bett zurück. Denn jede körperliche Aktivität macht den Schmerz gewöhnlich noch schlimmer.

• Klingt schließlich das Drücken im Kopf ab, fühlen sich die Betreffenden einen Tag oder sogar länger ausgelaugt und erschöpft.

Neben der gewöhnlichen Migräne mit oder ohne Aura gibt es weitere Unterformen, bei denen Kranke etwa im Rahmen der Attacken auch epileptische Anfälle erleiden, kurzzeitig auf einem Auge erblinden oder teilweise gelähmt sind.

Es kann auch passieren, dass jemand nur eine Aura erlebt, aber keinen Kopfschmerz bekommt. Oder dass der Betreffende zusätzlich zum Kopfschmerz teils stundenlangen Drehschwindel erleidet.

In den meisten Fällen tritt Migräne episodisch auf. Das heißt: Der Betroffene hat monatlich eine oder wenige Attacken.

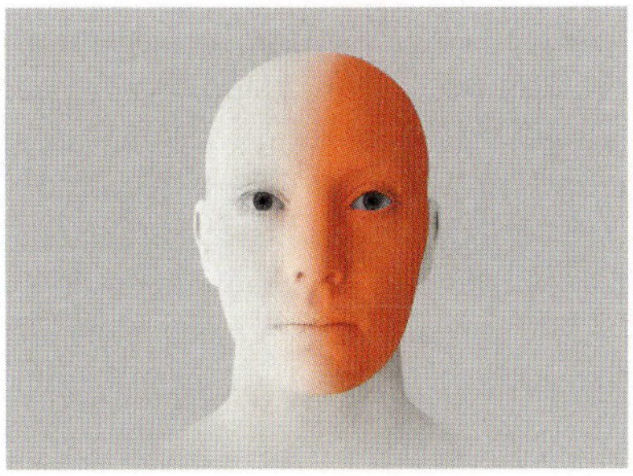

Nicht immer, aber in den meisten Fällen tritt der pochende, drückende Schmerz in einer Kopfhälfte auf

Nicht selten werden die Anfälle im Lauf der Zeit häufiger, bis die Schmerztage die ohne Schmerz übertreffen. Ärzte sprechen dann von einer chronischen Migräne. Pro Jahr wird bei etwa drei von 100 Betroffenen die Erkrankung chronisch. Sie kann sich aber auch wieder zurückbilden in die episodische Form.

Die Angst vor der nächsten Attacke ist ein ständiger Begleiter, vielen fällt es schwer, Pläne zu machen oder Verabredungen zu treffen. Chronisch Erkrankte können oft keinen Beruf ausüben und entwickeln nicht selten Depression. In Deutschland leiden über acht Millionen Menschen an Migräne, Frauen etwa dreimal häufiger als Männer. Bei der chronischen Form ist ihr Anteil sogar noch höher. Die Beschwerden halten in aller Regel bis ins mittlere Lebensalter an. Später nehmen Häufigkeit und Heftigkeit der Anfälle bei den meisten Betroffenen allmählich ab.

URSACHE

Wissenschaftler gehen davon aus, dass es sich bei der Migräne um eine komplexe neurologische Störung handelt, bei der die neuronalen Netzwerke und das Zusammenspiel der biochemischen Signalstoffe im Gehirn durcheinandergeraten.

Jede alltägliche Bewegung macht das Leiden nur noch schlimmer

Eine zentrale Rolle spielt dabei der Trigeminusnerv. Dessen hauchfeine Fasern durchziehen den Gesichtsbereich und senden Signale an die Nervenzellkörper, die an bestimmten Stellen im Gehirn zusammengeballt sind. Diese Kerne besitzen zudem Verbindungen zu den Hirnhäuten und den dort verlaufenden Blutgefäßen.

Die Erregung des Trigeminusnervs führt bei der Migräne dazu, dass ein Mix unterschiedlicher entzündungsfördernder Botenstoffe und anderer körpereigener Substanzen ausgeschüttet wird, darunter eine eiweißähnliche Verbindung namens CGRP (Calcitonin Gene-Related Peptide). Diese überträgt unter anderem Schmerzsignale entlang des Trigeminusnervs.

Es kommt zu einer Entzündung im Bereich der Hirnhäute, bei der CGRP eine starke Weitung der Blutgefäße auslöst. Die das Gehirn umgebenden Bindegewebsschichten werden dadurch schmerzempfindlicher.

Migräne

Dem voraus geht bei Migräne-Anfällen mit Aura noch eine eigentümliche Erscheinung in der Großhirnrinde: Ausgehend von einigen hyperaktiven Nervenzellen baut sich eine Welle übermäßiger Aktivierung auf und breitet sich mit einer Geschwindigkeit von ungefähr drei Millimetern pro Minute über das betroffene Gebiet des Gehirn aus.

Forscher sehen darin den Grund für die Aura-Erscheinungen. Oft beginnt der Vorgang in jenem Teil des Gehirns, in dem das Sehzentrum angesiedelt ist – das erklärt auch die visuellen Störungen wie flimmernde Zickzacklinien und Gesichtsfeldausfälle zu Beginn einer Aura. Was genau die Welle der neuronalen Überaktivität auslöst, ist noch nicht bekannt.

Ebenso, warum Migräne und ihre Erscheinungen bei manchen Menschen häufig auftreten, bei anderen aber nicht. Vermutlich sind diese Unterschiede zum großen Teil durch eine Vielzahl verschiedener Gene bedingt, die nicht bei jedem Migränekranken gleichermaßen ausgeprägt sind. Dies würde auch erklären, warum sich das klinische Bild von Patient zu Patient oft stark unterscheidet.

Aber auch Einflüsse aus der Umwelt sind wichtig – alles, was einem Menschen im weitesten Sinne geistig und körperlich widerfährt. Stress zum Beispiel wirkt vermutlich auf Regulationszentren im Gehirn ein, die ihrerseits den Trigeminusnerv kontrollieren, und trägt womöglich auf diese Weise zur Anfallsentstehung bei.

Starkes Übergewicht und Depressivität machen es wiederum wahrscheinlicher, dass eine Migräne chronisch wird. Auch kommen und gehen Migräne-Attacken bei Frauen oft im Rhythmus ihres hormonellen Zyklus und treten häufig vor dem Beginn ihrer Regel auf.

DIAGNOSE

Ein Arzt kann eine Migräne gewöhnlich im Gespräch mit dem Patienten diagnostizieren. Der Mediziner fragt, wie sich die Beschwerden äußern, wie oft Attacken auftreten, wie lange sie dauern, wie heftig die Schmerzen sind und welche anderen Symptome (wie etwa Übelkeit) damit einhergehen. Ein Kopfschmerztagebuch kann helfen, die Fragen des Arztes zu beantworten.

Ist eine Migräne chronisch, sollte der Arzt sicherstellen, dass nicht ein Medikamentenübergebrauch zu den Kopfschmerzen beiträgt.

In manchen Fällen lässt der Mediziner eine Blutuntersuchung und weitere Tests wie einen Gehirnscan durchführen, um andere Krankheiten auszuschließen.

Trotz der Heftigkeit ihrer Attacken gehen viele Migränekranke allerdings nie zu einem entsprechend qualifizierten Arzt. Deshalb bekämen weniger als zehn Prozent derjenigen, die davon profitieren würden, eine angemessene Behandlung, sagt Tim Jürgens, Leiter des Kopfschmerzzentrums Nord-Ost der Universitätsmedizin Rostock.

THERAPIE

Es gibt viele Medikamente, die gegen die akuten Beschwerden bei einer Migräne-Attacke helfen. Grundsätzlich gilt: Je früher sie im Lauf der Attacke eingenommen werden, umso besser wirken sie.

Bei milderen Anfällen genügen oft rezeptfreie Mittel mit Wirkstoffen aus der Gruppe der nichtsteroidalen Antirheumatika, vor allem Acetylsalicylsäure (ASS) und Ibuprofen. Am besten geeignet sind Brausetabletten zum Auflösen in Wasser. Wirksam sind auch Kombinationspräparate aus ASS und Paracetamol, die zusätzlich Koffein enthalten. Paracetamol allein wirkt hingegen deutlich schlechter als die anderen Substanzen und kann bei dauerhafter Einnahme in hoher Dosierung die Leber schädigen.

Nicht nur Medikamente helfen, um den Anfällen vorzubeugen

Gehen die Migräne-Attacken mit starker Übelkeit und Erbrechen einher, empfiehlt es sich, die Medikamente als Zäpfchen zu sich nehmen und zusätzlich ein Mittel gegen Übelkeit (Antiemetikum) zu schlucken. Kühlende Tücher auf der Stirn oder verdünntes Pfefferminzöl auf den Schläfen können ebenfalls Erleichterung bringen.

Reichen rezeptfreie Behandlungen nicht aus, wird der Arzt meist Triptane verschreiben. Diese Wirkstoffe hemmen die Ausschüttung des Botenstoffs CGRP, der an der Schmerzentstehung beteiligt ist. Sie sind als Tabletten, Nasenspray, Zäpfchen oder Spritze erhältlich. Am schnellsten wirken Triptane, wenn sie unter die Haut injiziert werden, etwa vom Patienten selbst per Autoinjektor. Der Migränekopfschmerz lässt dann teils bereits nach zehn Minuten nach.

Allerdings dürfen Triptane auf Dauer nicht öfter als an zehn Tagen im Monat genommen werden, weil die Gefahr für einen Medikamentenübergebrauchskopfschmerz sonst erhöht ist. Für Menschen, die häufig von Migräne-Attacken geplagt werden, ist es oft schwierig, unterhalb dieser Grenze zu bleiben.

Hat jemand pro Monat drei oder mehr Attacken, sind sie besonders schwer oder langandauernd, oder muss er an mehr als zehn Tagen im Monat Mittel gegen die Beschwerden einnehmen, ist eine vorbeugende Therapie sinnvoll. Ziel ist es, die Zahl der Attacken mindestens um die Hälfte zu reduzieren und zudem Dauer und Schwere zu vermindern.

Die Medikamente, die hierfür eingesetzt werden, wurden überwiegend für andere Krankheiten entwickelt. Erst später stellte sich heraus, dass sie auch bei Migräne helfen. Zu dieser Gruppe gehören verschiedene Betablocker und der Kalziumkanalblocker Flunarizin (aus der Herz-Kreislauf-Medizin), das Antikonvulsivum Topiramat (aus der Epilepsie-Behandlung) und das Antidepressivum Amitriptylin.

Auch Onabotulinumtoxin A, bekannt als Botox, hilft gegen Migräne, allerdings nur bei der chronischen Form. Dazu werden kleine Mengen des Nervengifts an gut 30 verschiedenen Stellen in Stirn, Schläfen, Hinterkopf sowie Nacken- und Schultermuskulatur gespritzt. Möglicherweise hemmt auch Botox die Ausschüttung von CGPR und kann so Migräne-Anfälle verhindern. Ist die Behandlung erfolgreich, wird sie alle drei Monate wiederholt.

Prophylaktische Mittel sollen in der Regel einige Monate lang ausprobiert werden, um zu sehen, wie gut sie helfen. Fast alle können unangenehme Nebenwirkungen auslösen, darunter Schwindel, Gewichtszunahme und Konzentrationsstörungen. 2018 kam eine neue, nebenwirkungsarme Klasse von Medikamenten auf den Markt, die erstmals speziell für die Migräneprophylaxe entwickelt wurde: sogenannte monoklonale Antikörper, die die Wirkung des Botenstoffs CGRP unterbinden. Die Antikörper werden als Depotspritze verabreicht und können die Zahl der Migräne-Attacken in vielen Fällen deutlich reduzieren.

Allenfalls schwach nachgewiesen ist der Nutzen der vielen Nahrungsergänzungsmittel und pflanzlichen Präparate, die zur Migränevorbeugung im Handel angeboten werden, darunter Coenzym Q10, Magnesium, Mutterkraut und Vitamin B_2. Gleichwohl wird auch nicht ausdrücklich davon abgeraten. Vorsicht ist jedoch bei der Pestwurz geboten, da sie die Leber schädigen kann.

Eine Reihe von nichtmedikamentösen und verhaltenstherapeutischen Maßnahmen unterstützen nachweislich sehr gut die Migräne-Prophylaxe, vor allem, wenn sie mit Medikamenten kombiniert werden. Gute Erfahrungen bei der Attackenvorbeugung werden auch mit Akupunktur gemacht. Sie kann sogar als alleinige Maßnahme dienen, wenn Patienten die Prophylaxe-Medikamente nicht vertragen.

Wenig erfolgversprechend sind die verschiedenen Formen der Nervenstimulation. Dabei werden Elektroden auf oder unter die Kopfhaut gesetzt, von wo aus sie elektrische Impulse senden, die bestimmte Nerven oder Gehirnareale beeinflussen sollen.

Insbesondere bei invasiven Methoden, bei denen die Elektroden operativ implantiert werden, stehen häufige und teils schwere Komplikationen einem allenfalls schwachen Nachweis der Wirkung gegenüber; sie kommen daher nur in wenigen Einzelfällen mit schwerer chronischer Migräne zum Einsatz.

Nichtinvasive Verfahren, bei denen die Elektroden ihre Impulse von außen durch die Haut senden, zeigen nur geringe Nebenwirkungen, sind aber auch in ihrer Wirksamkeit begrenzt.

Gleiches gilt für die okzipitale Nervenblockade, bei der mit Spritzen in den Hinterkopf ein dort verlaufender Nerv gehemmt wird.

VORSORGE

Viele Menschen glauben, dass bestimmte Alltagsfaktoren Migräneanfälle provozieren. Die Liste der als Trigger verdächtigten Dinge ist lang und umfasst neben Stress auch Schokolade, Rotwein, Käse, Wetterumschwünge, Zitrusfrüchte, helles Licht, Milchprodukte, Süßstoff, Glutamat oder stark riechende Parfüme.

In der Praxis ist es unmöglich, all diese potenziellen Trigger zu vermeiden. Wer es versucht, wird zwangsläufig noch mehr in seinem Leben eingeschränkt und muss auf viele Freizeitaktivitäten verzichten.

Gleichwohl kann es sinnvoll sein, etwa mithilfe eines Kopfschmerztagebuchs nach einzelnen Faktoren zu suchen, die regelmäßig mit Attacken in Verbindung stehen, beispielsweise bestimmten Nahrungsmitteln.

Allerdings ist vieles, was als Migräne-Trigger gilt, in Wahrheit nicht der Auslöser einer Attacke, sondern ihr erstes Symptom. Das heißt: Greller Sonnenschein löst keinen Migräne-Anfall aus – vielmehr ist das Unbehagen, welches die helle Strahlung verursacht, gewöhnlich das erste Anzeichen jener Lichtempfindlichkeit, die mit einem sich bereits anbahnenden Anfall einhergeht.

Trotzdem entstehen Migräne-Attacken nicht vollkommen willkürlich. Was sie einleitet, sind allerdings meist weniger spezifische Einzelfaktoren als vielmehr plötzliche Veränderungen im Alltag – was der Leiter des Kopfschmerzzentrums Nord-Ost, Tim Jürgens, „gestörte Lebensrhythmen" nennt. Dazu kann etwa gehören, dass man eine Mahlzeit überspringt, von Stress plötzlich auf Faulenzen schaltet oder einen Tag lang den sonst üblichen Kaffee weglässt.

Für viele Patienten ist die beste Vorbeugung daher ein geregelter Tagesablauf mit ausgewogenen Mahlzeiten und festen Schlafenszeiten. Regelmäßiger Sport und ein gesundes Gewicht können die Zahl der Attacken ebenfalls reduzieren.

Bewährt haben sich außerdem Entspannungsverfahren wie die Progressive Muskelentspannung nach Jacobson, Autogenes Training, Meditation und Yoga sowie Biofeedback-Training und insbesondere für chronisch Migränekranke auch eine verhaltenstherapeutische Behandlung durch einen Psychotherapeuten.

FORSCHUNG

Neuartige Wirkstoffe

Weltweit suchen Wissenschaftler nach neuen Möglichkeiten, die Beschwerden der Betroffenen zu lindern. Nach den Antikörpern in der Migräneprophylaxe sind mittlerweile auch neuartige Wirkstoffe für die Akutbehandlung von Attacken zugelassen worden, bislang allerdings nur in den USA. Während die Antikörper die Wirkung des Botenstoffs CGRP dauerhaft unterbinden, blockieren die sogenannten Gepante diese in der Akutsituation, um den Schmerzanfall zu beenden. Dass sie einen erheblichen Zusatznutzen zu den etablierten Triptanen bieten werden, ist allerdings nicht zu erwarten.

Größere Hoffnung setzen Mediziner in den Wirkstoff Lasmiditan, der in den USA ebenfalls bereits zugelassen ist. Chemisch eine Weiterentwicklung der Triptane, belastet er im Gegensatz zu diesen das Herz-Kreislauf-System offenbar nicht und ist deshalb auch für Patienten mit entsprechenden Vorerkrankungen geeignet.

Wissenschaftliche Beratung: Priv.-Doz. Dr. Tim Jürgens, Universitätsmedizin Rostock

Kopfschmerz vom Spannungstyp

Der dumpfe Druck

Stress, wenig Schlaf, verkrampfte Haltung – es gibt zahlreiche Trigger für den Spannungskopfschmerz

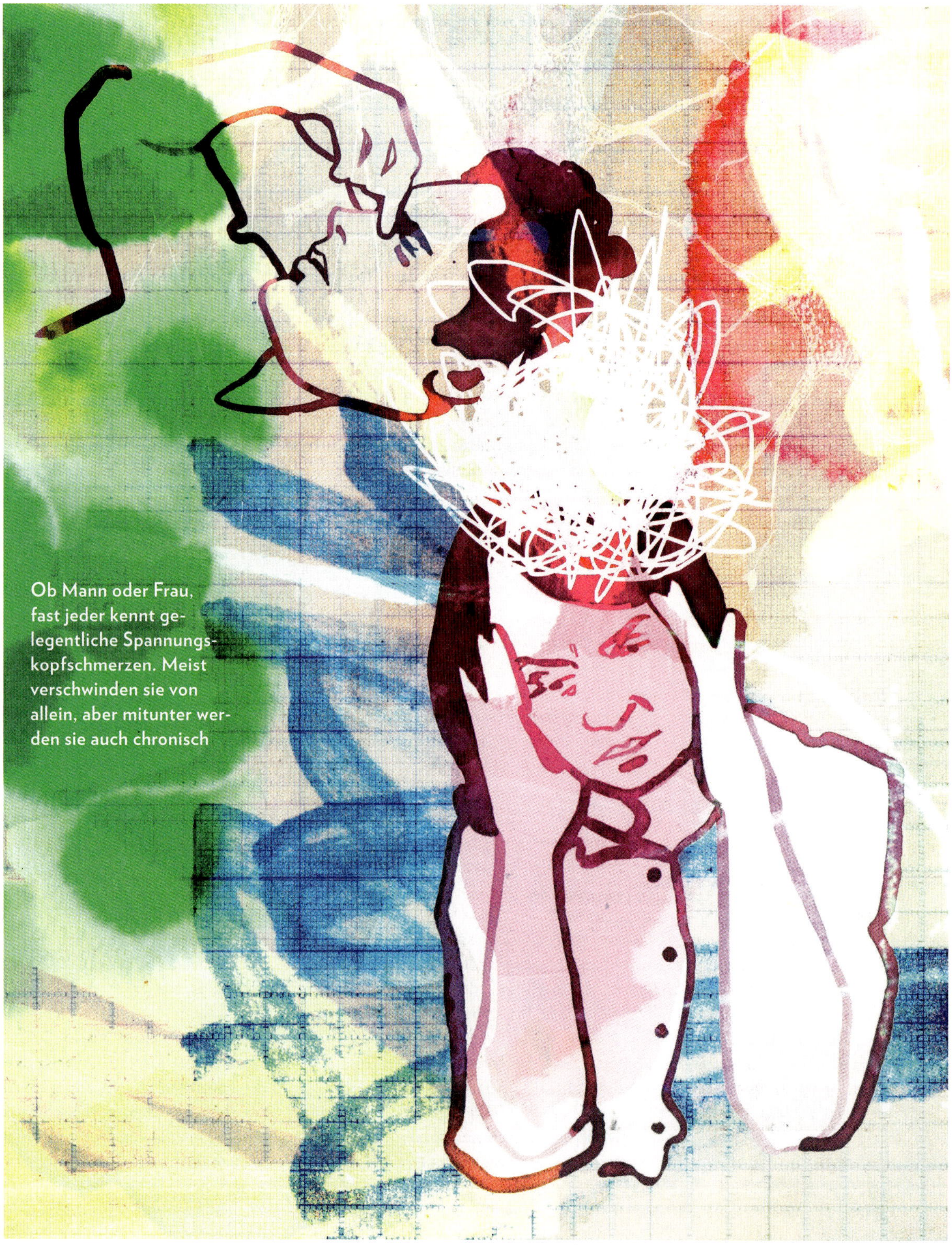

Ob Mann oder Frau, fast jeder kennt gelegentliche Spannungskopfschmerzen. Meist verschwinden sie von allein, aber mitunter werden sie auch chronisch

Kopfschmerzen plagen fast jeden Menschen gelegentlich. Die mit Abstand am weitesten verbreitete Variante ist der Kopfschmerz vom Spannungstyp (allgemein und im weiteren Verlauf auch als „Spannungskopfschmerz“ bezeichnet). In Studien geben bis zu 80 Prozent an, diesen Kopfschmerz aus eigener Erfahrung zu kennen. Fast zwei Drittel der Erwachsenen hierzulande leidet mindestens einmal im Jahr darunter.

SYMPTOME

Gewöhnlich äußert sich der Spannungskopfschmerz als unangenehmer, dumpfer Druck, der meist beide Seiten des Kopfes umspannt. Häufig fühlt es sich an, als sei ein Band um den Schädel festgezurrt oder als stecke der Kopf in einer Schraubzwinge. Der Schmerz ist stetig und pulsiert nicht. Mitunter wird die den Kopf umgebende Muskulatur zunehmend berührungsempfindlich.

Die episodischen Schmerzen bauen sich normalerweise langsam im Verlauf des Tages auf, sind meist leicht bis mittelstark und klingen in den meisten Fällen auch ohne Tabletten von allein wieder ab. Allerdings kann dies mehrere Stunden dauern, mitunter sogar bis zu sieben Tage.

Vermutlich ist ein Defizit an Hirnbotenstoffen eine der Ursachen für die Pein

Anders als etwa bei der Migräne verschlimmern körperliche Aktivitäten wie Treppensteigen oder Joggen den Spannungskopfschmerz nicht. Ebenso reagieren Betroffene nur selten empfindlich auf Licht oder Geräusche und so gut wie nie auf beides zugleich. Auch Übelkeit und Erbrechen weisen eher auf andere Kopfschmerzformen hin.

Die meisten Menschen erleben Spannungskopfschmerzen ab und zu, gewöhnlich weniger als ein Mal im Monat. Ärzte bezeichnen dies als seltenen episodischen Spannungskopfschmerz.

Allerdings können sich Spannungskopfschmerzen auch häufen. Treten sie an zwölf bis 180 Tagen pro Jahr auf, so spricht man von einem häufigen episodischen Spannungskopfschmerz.

Leidet jemand an mehr als 15 Tagen im Monat für länger als vier Stunden täglich darunter und das über mindestens drei Monate hinweg (mehr als 180 Kopfschmerztage pro Jahr), ist der Spannungskopfschmerz chronisch geworden. In Deutschland betrifft das rund eine halbe Million Menschen. Manchen von ihnen brummt der Schädel jeden Tag.

Frauen sind etwas anfälliger für Spannungskopfschmerz, aber auch die Mehrzahl der Männer ist damit vertraut. Sogar Kinder leiden schon darunter. Meist tritt er allerdings erstmals im frühen Erwachsenenalter auf, zwischen 25 und 30 Jahren.

URSACHEN

Der Name Spannungskopfschmerz scheint auf emotionale Anspannung oder Muskelverspannung hinzudeuten. Tatsächlich hielt man beides lange für eine Hauptursache. Ärzte glaubten, dass insbesondere Muskelverspannungen etwa im Gesicht, im Nacken oder in der Kopfhaut die Schmerzen auslösten und dass Faktoren wie Stress solche Verspannungen begünstigten.

Schließlich klagen viele Menschen, die an Spannungskopfschmerzen leiden, über quälende Knoten in ihrer Kau- und Nackenmuskulatur, sogenannte Triggerpunkte. Diese Muskeln sind mit Nervenzellen im Gehirn verbunden, die auch bei Kopfschmerzen aktiviert werden. Dennoch spielen diese Verhärtungen wohl nur eine geringe Rolle bei der Entstehung der Kopfschmerzen. Vielmehr dürften in den meisten Fällen die dem Spannungskopfschmerz zugrunde liegenden Mechanismen dafür sorgen, dass Menschen Anspannungen, etwa im Nacken, bei einer Attacke stärker wahrnehmen und daraufhin die Nackenmuskeln verkrampfen.

Fachleute gehen mittlerweile davon aus, dass es sich zumindest bei den schwereren Subtypen des Spannungskopfschmerzes vor allem um eine neurologische Erkrankung handelt, bei der Rückenmark und Gehirn Schmerzreize anders verarbeiten.

Dazu muss man wissen, dass unser Gehirn in jedem Moment von unzähligen Wahrnehmungen überflutet wird, von denen es aber die meisten ausfiltert, sodass sie gar nicht erst ins Bewusstsein gelangen. Dazu gehören auch kleinere Schmerzreize wie Verspannungen.

Bei Menschen, die unter episodischen Spannungskopfschmerzen leiden, scheinen die Filter jedoch gelegentlich zu durchlässig zu werden; womöglich in Situationen, in denen ihre Systeme überbeansprucht sind, weil sie etwa unter starkem Stress stehen.

Es wird vermutet, dass es dann zu einem Defizit an bestimmten Hirnbotenstoffen kommt, die notwendig sind, damit die Filter funktionieren. Denn in aufreibenden Situationen wird der Vorrat an diesen Stoffen vermutlich schneller aufgebraucht, als er regeneriert werden kann. Die Folge: Schmerzsignale strömen ungehindert ins Bewusstsein – und es kommt zur Kopfschmerzattacke.

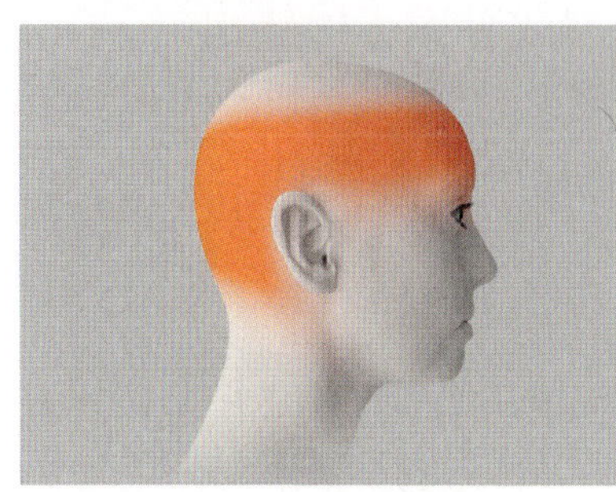

Oftmals fühlt Spannungskopfschmerz sich an wie ein festes Band, das den Kopf einschnürt

Passiert dies in kurzen Abständen immer wieder, kann sich das als Normalzustand etablieren; der anfangs gelegentlich auftretende Kopfschmerz wird chronisch.

Das Nervensystem der Betroffenen lässt dann möglicherweise dauerhaft

Kopfschmerz vom Spannungstyp

mehr leidvolle Empfindungen durch – ihr Filter ist gewissermaßen grobmaschiger geworden. „Man glaubt, dass sie Reize, die sonst nicht als Schmerz empfunden werden, als Schmerz erleben, weil diese nicht unterdrückt werden, wie das normal wäre“, sagt Professor Andreas Straube, Neurologe an der Ludwig-Maximilians-Universität München.

In Experimenten hat sich etwa gezeigt, dass chronisch erkrankte Patienten empfindlicher auf bestimmte körperliche Reize reagieren. Übt man lokal Druck auf ihre Haut aus – etwa am Rücken oder Arm –, verursacht ihnen das früher Pein als gesunden Vergleichspersonen. „Ihre Schmerzschwelle ist vermindert“, sagt Straube.

Für diese Patienten könnte sich allein schon das Gewicht ihres Kopfes auf den Schultern oder eine leichte Anspannung im Nacken unangenehm anfühlen.

Körperliche Aktivität und bewährte Hausmittel sind in vielen Fällen sehr hilfreich

Warum die Nervenfilter nur bei manchen Menschen versagen, ist nicht ganz klar. Möglicherweise ist dies zum Teil auch erblich bedingt. Hat jemand im Familienkreis nahe Verwandte, die unter chronischem Spannungskopfschmerz leiden, ist auch sein Risiko erhöht. Kinder, die in Familien aufwachsen, in denen ein naher Verwandter unter diesen Kopfschmerzen leidet, haben ein gut dreifach erhöhtes Risiko, selber ein dauerhaftes Schädelbrummen zu entwickeln.

DIAGNOSE

Nur wenige Menschen gehen allein wegen eines Spannungskopfschmerzes zum Arzt. Und tritt dieser nur ab und zu auf, ist das auch nicht notwendig. „Das gehört zum Leben dazu“, sagt Straube.

Nur in Ausnahmefällen verbergen sich hinter diesen alltäglichen Kopfschmerzen lebensbedrohliche gesundheitliche Probleme. So kann ein dröhnender Schädel etwa – sehr selten – einen Hirntumor oder ein Aneurysma signalisieren.

Auf jedem Fall sollte man medizinischen Rat suchen, wenn die Kopfschmerzen nach einer Schädelverletzung auftreten, wenn sie mit Fieber oder Erbrechen einhergehen, dem Betreffenden die Sicht verschwimmt oder er plötzlich Sprachprobleme hat.

Auch wenn die Kopfschmerzen auf einmal sehr viel stärker und häufiger auftreten als sonst oder wenn man mehr als zwei Mal in der Woche zu Schmerzmitteln greifen muss, um durch den Tag zu kommen, sollte ein Arzt konsultiert werden.

Der Mediziner wird abfragen, wann und wie sich das Kopfweh äußert, und gelegentlich zu Untersuchungen wie einer Kernspintomografie des Schädels raten, um auszuschließen, dass sich hinter dem Schmerz ein ernsthaftes Gesundheitsproblem verbirgt.

Um die passende Therapie zu finden, muss ein Spannungskopfschmerz zudem von anderen Kopfschmerzarten abgegrenzt werden. Vor allem gegenüber der Migräne ist das mitunter schwierig. Denn gerade in den frühen Phasen ähnelt eine Migräne-Attacke oft einem Spannungskopfschmerz. Zudem leiden manche Patienten sowohl an Kopfschmerzen vom Spannungstyp als auch an Migräne.

THERAPIE

Bei der Behandlung des Spannungskopfschmerzes sollten Medikamente möglichst vermieden und zunächst immer nichtmedikamentöse Maßnahmen eingeleitet werden. Regelmäßige Entspannung, Ausdauersport und gezielte Übungen aus der Physiotherapie können Kopfschmerzen sowohl vorbeugen, als auch im Akutfall lindern. Oft ist es für den Erfolg der Behandlung maßgeblich, dass die pharmakologische Therapie mit sanften Verfahren kombiniert wird.

Beim speziellen Biofeedbacktraining lernt der Patient, seine Muskulatur gezielt zu lockern oder den Pulsschlag zu beruhigen. Geübt wird gewöhnlich mithilfe von Sensoren, die am Körper befestigt werden, und einem Bildschirm, auf dem der Betreffende in jedem Moment verfolgen kann, wie stark er etwa seine Schläfenmuskeln anspannt oder wie regelmäßig sein Puls schlägt.

Während das Biofeedbacktraining nur in einer Praxis möglich ist, können Entspannungsverfahren wie die Progressive Muskelrelaxation auch zu Hause geübt werden. Sie eignen sich sehr gut, um Muskelverspannungen zu lösen und beugen einer übermäßigen Nervenerregung vor. Selbst Kinder können sie schon erlernen.

In manchen Fällen kann auch Akupunktur gegen chronischen Spannungskopfschmerz helfen. Das sogenannte Dry Needling, bei dem Nadeln direkt in die Triggerpunkte gestochen werden, habe sich dagegen nicht bewährt, sagt Straube. Einigen Patienten verschafft aber zeitweise eine Methode namens TENS (transkutane elektrische Nervenstimulation) Linderung. Dabei Dabei werden Elektroden an die schmerzenden Stellen angebracht, die sanfte elektrische Ströme durch die Haut schicken. Dies löst ein leichtes Kribbeln aus, das Schmerzsignale überlagert und gewissermaßen ausblendet.

Fühlt man sich häufig bei der Arbeit oder im Familienalltag unter Druck gesetzt, ist zudem ein Stressbewältigungstraining empfehlenswert. Dabei lernen Betroffene, rechtzeitig zu erkennen, wann sie an ihre Belastungsgrenzen kommen, und üben Techniken ein, damit umzugehen. Auch eine kognitive Verhaltenstherapie ist oft hilfreich. Ihr Schwerpunkt liegt darin, Denkmuster zu identifizieren mit denen man sich selber unter Druck setzt, und Strategien zu entwickeln, um gegenzusteuern.

Verglichen mit dem Griff zur Tablette, dauert es länger, bis solche Methoden ihre volle Wirkung entfalten. Doch ihr Effekt ist dafür meist dauerhafter.

Gelegentliche Anfälle von Spannungskopfschmerzen lassen sich in der Regel gut mit rezeptfreien Medikamenten behandeln, darunter Paracetamol, Acetylsalicylsäure oder Ibuprofen. Kombinationspräparate, die als zusätzlichen Wirkstoff Koffein enthalten, können besonders effektiv wirken. Allerdings sollte man all diese rezeptfreien Mittel – abhängig vom Präparat – nicht häufiger als an zehn bis 15 Tagen pro Monat einnehmen, weil sonst die Gefahr besteht, dass sich ein Medikamentenübergebrauchskopfschmerz entwickelt.

Auch Hausmittel haben sich bewährt, wenn jemand ohne Pharmaka auskommen möchte. Gerade wenn Kinder Spannungskopfschmerzen haben, sollten Tabletten nur im Ausnahmefall verabreicht werden. Stattdessen kann man Pfefferminzöl auf Schläfen und Nacken auftragen, und es helfen bei ihnen oft auch Maßnahmen wie Ruhe, Schlaf, ein kühlendes Tuch auf der Stirn, eine sanfte Massage der Schläfen und vor allem Bewegung an der frischen Luft. Häufig kann auch ein Lieblingsspiel ablenken, bis der Schmerz vorbei ist.

Pfefferminzöl oder ein Spaziergang helfen genauso bei Erwachsenen. Die Studienlage ist häufig noch unzureichend, aber wohltuend kann prinzipiell alles sein, was entspannt und für angenehme Reize im Kopf- und Nackenbereich sorgt. Dazu gehören beispielsweise Wärmekissen um den Hals oder Massagen im oberen Rücken, die darüber hinaus noch lokale Verspannungen lösen können.

Eine gute Strategie kann auch sein, wenn der Partner die Kante einer Münze mit leichtem Druck über die Nackenpartien streicht, um dort die Durchblutung anzuregen und die Schmerzempfindlichkeit zu reduzieren.

Dröhnt der Schädel regelmäßig oder hat der Arzt bereits einen chronischen Spannungskopfschmerz diagnostiziert, reicht eine Akutbehandlung oft nicht mehr aus. Stattdessen wird der Mediziner möglicherweise Präparate in Erwägung ziehen, die vorbeugend wirken, also verhindern sollen, dass Kopfweh überhaupt entsteht.

Zum Beispiel können bestimmte Antidepressiva (vor allem ein Mittel namens Amitriptylin) Schmerzen im Schädel mildern und verkürzen. Auch manche krampflösenden und muskelentspannenden Medikamente sollen dem Spannungskopfschmerz vorbeugen, allerdings beruht dies weitgehend auf Erfahrungswerten, es gibt dazu keine verlässlichen Studien, und ihre Anwendung ist umstritten.

Gewöhnlich muss eine prophylaktische Therapie über mehrere Wochen ausprobiert werden, um herauszufinden, ob und wie gut sie im Einzelfall hilft. Bewirkt sie wenig, wird der Arzt ein anderes Mittel – oder eine Kombination von Präparaten – testen. Opioide sollten gegen Spannungskopfschmerzen allerdings nicht verschrieben werden.

VORSORGE

Wer für Spannungskopfschmerzen anfällig ist, kann manche Attacke verhindern, indem er Trigger vermeidet, die diese auslösen. Grundsätzlich kann vermutlich alles, was das Schmerzregulationssystem des Körpers besonders strapaziert, Kopfschmerzen vom Spannungstyp nach sich ziehen.

Das reicht von Stress über Angst und Depression bis zu muskulären Beanspruchungen, etwa wenn man lange unbeweglich am Schreibtisch verharrt, vielleicht noch dazu auf einem ungeeigneten Stuhl oder bei schlechtem Licht. Auch wenn man nicht genug schläft, Mahlzeiten überspringt oder zu wenig trinkt, kann dies Kopfschmerzen begünstigen. Umgekehrt wirkt sich ein fester Rhythmus aus Mahlzeiten, Zubettgehen und Aufstehen gewöhnlich positiv aus. Wie bei vielen anderen Kopfschmerzerkrankungen kann es hilfreich sein, ein Schmerztagebuch zu führen, um herauszufinden, was im persönlichen Fall Kopfschmerzen nach sich zieht.

Wer viel im Büro arbeitet, sollte den Computerbildschirm auf Augenhöhe stellen, um Nackenverspannungen zu vermeiden. Der Stuhl sollte so eingestellt sein, dass sich die Schenkel beim Sitzen parallel zum Boden ausrichten. Auch empfiehlt es sich, regelmäßig den Hals und die Schultern durch Übungen in den Pausen zu dehnen.

Eine Physiotherapie kann helfen, Fehlhaltungen zu korrigieren, und darüber hinaus die Hals- und Schultermuskulatur stärken. Zudem sollte man sich zwei bis drei Mal in der Woche Zeit nehmen, etwas Ausdauersport zu treiben. Geeignet sind etwa Schwimmen, Joggen oder Fahrradfahren.

Viel Alkohol und reichlich Kaffee weit nach Feierabend gilt es hingegen zu vermeiden.

FORSCHUNG

Mehr Fehlzeiten als durch Migräne

Der Spannungskopfschmerz ist ein Alltagsphänomen und verglichen mit vielen anderen Kopfschmerzen eher harmlos. Doch weil er so weit verbreitet ist, sind seine gesellschaftlichen Folgen dennoch gewaltig. Manchen Studien zufolge gehen zum Beispiel dreimal mehr Fehlzeiten auf sein Konto als auf das der Migräne.

Manche Experten zweifeln inzwischen sogar an, ob der Spannungskopfschmerz überhaupt eine eigene Kategorie darstellt, und wollen ihn lieber ins Spektrum der Migräne aufnehmen. Sie argumentieren, dass viele Patienten an beiden dieser Kopfschmerzarten zugleich leiden und sich zudem nicht immer einwandfrei unterscheiden lässt, was im Einzelfall vorliegt. „Bisweilen scheint es so, als ob sich der eine Kopfschmerz aus dem anderen entwickelt", sagt der Neurologe Andreas Straube.

Der Ausgang dieser Diskussion könnte auch praktische Auswirkungen für die Patienten haben. Bislang setzen Ärzte teils unterschiedliche Medikamente ein, um Spannungskopfschmerzen und Migräne zu behandeln, vor allem in chronischen Fällen. Würde das Alltagsphänomen Spannungskopfschmerz neu bewertet, könnte das dazu führen, dass die Ärzte gerade bei der vorbeugenden Therapie von vornherein ein größeres Spektrum an Medikamenten berücksichtigen.

Wenn die Helfer nicht mehr helfen

Wer zu häufig Medikamente nimmt, senkt die Schmerzschwelle im Gehirn

Die Deutschen nehmen pro Jahr insgesamt rund vier Milliarden Dosen Schmerzmittel ein. Doch viele wissen nicht, dass die Medikamente bei falscher Anwendung mehr schaden als nutzen. Denn paradoxerweise kann allein die häufige Einnahme von Tabletten gegen Kopfschmerzen weitere Kopfschmerzen auslösen. Ärzte nennen das Phänomen Medikamentenübergebrauchskopfschmerz (MÜK).

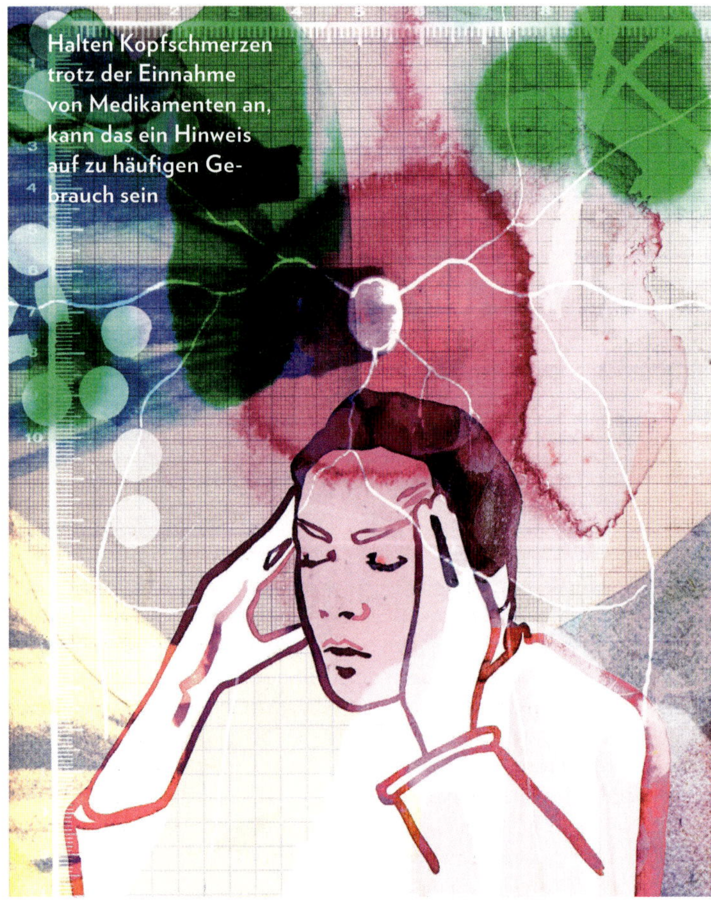
Halten Kopfschmerzen trotz der Einnahme von Medikamenten an, kann das ein Hinweis auf zu häufigen Gebrauch sein

SYMPTOME

Ein MÜK trifft besonders oft Menschen, die unter ständig wiederkehrender Migräne, häufigen Spannungskopfschmerzen oder beidem zugleich leiden und ihre Attacken regelmäßig mit Schmerzmitteln bekämpfen. Er macht sich dadurch bemerkbar, dass die Kopfschmerzattacken trotz der Medikamente länger anhalten, die Schmerzen wiederkehren – und eine immer höhere Dosis oder schnellere Wiederholung der Medikation nötig ist, um das Dröhnen im Schädel zu besänftigen. Nach einiger Zeit können die Mittel sogar gänzlich ihre Wirkung verlieren.

Im Vergleich zu einer echten Migräne etwa gehen die Schmerzen seltener mit Übelkeit, Erbrechen oder einer Licht- und Geräuschempfindlichkeit einher. Auch pochen sie weniger und sind häufiger auf beiden Seiten des Kopfs verortet. Meist erwachen die Betroffenen bereits morgens mit einem Druck hinter den Schläfen. Durch die hohe Einnahme an Schmerzmitteln, kann es passieren, dass auf Dauer auch Organe wie etwa die Niere geschädigt werden.

URSACHEN

Grundsätzlich kann jedes Schmerzmittel, das gegen Kopfschmerzen eingesetzt wird, bei häufigem Gebrauch einen MÜK auslösen. Patienten, die an mehr als 15 Tagen im Monat ein Schmerzmittel mit nur einem Wirkstoff, wie Acetylsalicylsäure (ASS), Ibuprofen oder Paracetamol verwenden, laufen Gefahr, einen MÜK zu entwickeln. Bei stärkeren Medikamenten wie Triptanen, Opioiden oder Kombinationspräparaten mit Koffein liegt die Schwelle mit nur zehn Tagen noch niedriger.

Entscheidend ist dabei nicht die Dosis, sondern allein die Häufigkeit: Wer etwa an acht Tagen im Monat zwei Tabletten schluckt, bekommt gewöhnlich keine Probleme. Nimmt jemand jedoch an 16 Tagen im Monat eine Tablette, kann ein MÜK entstehen.

Das gilt auch, wenn man seinen Medikamentenkonsum auf verschiedene Präparate verteilt, also etwa an acht Tagen ein Kombipräparat verwendet und an weiteren acht Tagen ein Triptan.

Allerdings führt ein hoher Medikamentenkonsum nicht zwangsläufig zu einem MÜK. Erfahrungsgemäß entwickelt nur rund jeder zweite Patient, der an mehr als den empfohlenen Tagen Analgetika nimmt, diesen sekundären Schmerz.

Warum der eine mehr, der andere weniger anfällig ist und was dabei genau im Körper geschieht, ist bisher nur ansatzweise verstanden. Es wird vermutet, dass sich bei einer häufigen Medikamenteneinnahme die neurobiologischen Prozesse der Schmerzverarbeitung verändern. Das zentrale Nervensystem „gewöhnt“

sich gewissermaßen an die schmerzunterdrückenden Effekte der Mittel. In der Folge sinkt die Schmerzschwelle immer weiter ab – so sehr, dass fälschliche Informationen das Schmerzverarbeitungssystem des Gehirns erreichen und eher unbedeutende Reize als Schmerzen interpretiert werden.

Das passiert allerdings nur, wenn der Betreffende die Medikamente gegen Kopfschmerzen einnimmt: Ein Rheumapatient, der häufig Analgetika konsumiert, bekomme normalerweise trotzdem keinen MÜK, es sei denn, er hat eine Veranlagung zum Kopfschmerz, sagt der Neurologe Andreas Straube von der Ludwig-Maximilians-Universität München.

Möglicherweise werde dies auch erblich beeinflusst.

DIAGNOSE

Grundsätzlich fragt der behandelnde Arzt bei einer MÜK-Diagnose drei Kriterien ab: Nimmt der Patient, der auch schon zuvor episodisch Kopfschmerzen hatte, nun regelmäßig und seit mehreren Monaten an mehr als zwei bis drei Tagen in der Woche Schmerzmittel gegen Kopfweh ein? Leidet er trotzdem an mindestens jedem zweiten Tag unter Kopfschmerzen? Und können andere Erklärungen für die chronischen Beschwerden ausgeschlossen werden? Hierfür ist es sinnvoll, dass der Patient Beschwerden

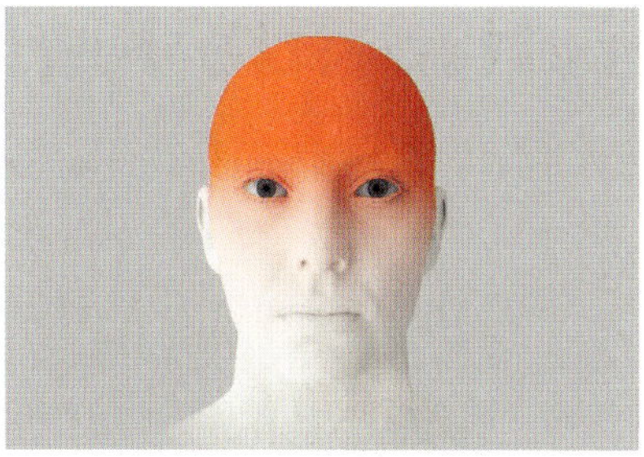

Dieser Schmerztyp kann viele Formen annehmen – etwa morgens mit Druck hinter den Schläfen beginnen

und Medikamenteneinnahme vorab in einem Kopfschmerztagebuch genau dokumentiert.

THERAPIE

Reduziert der Betreffende seinen Konsum an Analgetika, verschwindet dieses Kopfweh oft schnell. Ein anderer Weg, einen MÜK zu heilen, ist das vollständige Absetzen der Schmerzmittel.

Das ist schwieriger, als es zunächst klingt. Zum einen bekommen Patienten, die ihre Medikamente absetzen, häufig Entzugserscheinungen. Das heißt: Vorübergehend verschlimmern sich ihre Kopfschmerzen oder sie kämpfen mit Erbrechen, Verstopfung, Unruhe, Angst- oder Schlafstörungen. Manche Kliniken setzen daher auf Schmerzbewältigungstrainings, entzündungshemmendes Kortison und Mittel zur Übelkeitsbekämpfung, um den Betreffenden durch diese Phase zu helfen.

Denn der Patient leidet weiter an seinen ursprünglichen Beschwerden – etwa einer Migräne oder Spannungskopfschmerzen. Etwa ein Drittel aller MÜK-Patienten haben innerhalb eines Jahres nach Absetzen der Schmerzmittel einen Rückfall. Empfohlen wird deshalb, dass die Betroffenen auch nach dem Entzug betreut werden und nichtmedikamentöse Verfahren erlernen, die ihnen helfen, mit ihren Kopfschmerzen umzugehen.

Dazu gehören Entspannungstraining, das Einhalten regelmäßiger Schlaf- und Ruhezeiten, gegebenenfalls auch Ausdauersport, kognitive Verhaltenstherapien und Biofeedback. Zudem sollen Patienten lernen, selbst zu erkennen, wann sie zu viele Schmerzmittel einnehmen.

Führen diese Maßnahmen nicht oder nur zu einer ungenügenden Besserung, verschreiben viele Ärzte oftmals Medikamente zur Prophylaxe, die der Patient regelmäßig und über einen längeren Zeitraum einnehmen soll, sodass die Migräne-Attacken oder Spannungskopfschmerzen in Zahl und Stärke gelindert werden.

Weil diese Mittel keine Analgetika sind, umgehen sie das Problem des MÜK. Allerdings haben sie oftmals Nebenwirkungen und müssen über Monate eingenommen werden.

VORSORGE

Ein MÜK lässt sich vermeiden, indem man Akutmedikamente nicht öfter als empfohlen einsetzt. Das bedeutet: Einfache, rezeptfreie Mittel wie ASS oder Ibuprofen höchstens jeden zweiten Tag einnehmen. Zu Triptanen und Kombipräparaten aus Schmerzmittel und Koffein sollte man höchstens an jedem dritten Tag greifen. Genügt das nicht, macht es Sinn, mit dem Arzt über eine prophylaktische Kopfschmerztherapie zu sprechen.

Das setzt jedoch voraus, dass Ärzte oder Apotheker die Patienten über die Gefahren des Medikamentenübergebrauchs aufklären – denn vielen ist das Phänomen unbekannt.

FORSCHUNG

Pause und Prophylaxe

Derzeit versuchen Mediziner noch herauszufinden, was individuell der beste Weg ist, um Patienten aus einem Schmerzmittelübergebrauch herauszuführen. Manche Ärzte glauben, dass dafür eine komplette Medikamentenpause von meist acht Wochen nötig ist, in welcher der Patient keinerlei Schmerzmittel zu sich nehmen darf. Gerade für Menschen mit chronischen Beschwerden ist das oft schwierig.

Die Erfahrung anderer Ärzte zeigt, dass es mithilfe einer guten Prophylaxe gegen den Ausgangskopfschmerz auch gelingen kann, den Konsum an Schmerzmitteln langsam herunterzufahren, bis die Patienten unter der sicheren Grenze sind.

Fest steht jedenfalls: Schafft es ein Patient ein Jahr lang, einen neuen Übergebrauch zu vermeiden, hat er gute Chancen, auch längerfristig frei vom MÜK zu bleiben.

Vernichtende Anfälle

Die Qualen beim Clusterkopfschmerz können mitunter sogar depressiv machen

Diese Erkrankung zählt zu den quälendsten überhaupt. Der in Attacken auftretende Schmerz wird als unerträglich, bohrend, manchmal auch als brennend beschrieben.

In Deutschland sind etwa 80 000 bis 150 000 Menschen betroffen. Es ist der einzige Kopfschmerz, an dem Männer deutlich häufiger leiden als Frauen.

SYMPTOME

Die Erkrankung tritt in der Regel im jungen Erwachsenenalter zwischen 20 und 40 Jahren auf. Die Qualen sind – im Gegensatz zur Migräne – von einer typischen starken Unruhe begleitet: Betroffene können gewöhnlich nicht ruhig liegen oder sitzen. Viele laufen rastlos umher oder schlagen sogar mit dem Kopf gegen die Wand. Das Zentrum des Schmerzes sitzt stets einseitig im Bereich eines Auges oder der Schläfe.

Charakteristisch sind die typischen Begleitsymptome: Während der Attacken läuft etwa die Nase auf der betroffenen Seite oder ist verstopft; das entsprechende Auge rötet sich, tränt oder schwillt zu; das Lid auf der Schmerzseite ist geschwollen oder hängt schlaff herab, die Pupille ist verengt.

In der Regel halten die Attacken jeweils zwischen 15 Minuten und drei Stunden an. Seinen Namen trägt der Clusterkopfschmerz, weil sie gebündelt über einen bestimmten Zeitraum auftreten (*cluster,* englisch für „Gruppe, Anhäufung"). Oft kommt es für eine Spanne von einigen Wochen bis Monaten zu ein bis zwei Attacken pro Tag, typischerweise stets zu ähnlicher Uhrzeit – häufig nachts, in den ersten Stunden nach dem Einschlafen. Irgendwann endet dann die Cluster-Episode, und der Kopfschmerz verschwindet für Monate oder Jahre.

Allerdings gibt es auch Patienten – rund einer von fünf –, bei denen die Ruhepausen fehlen oder weniger als drei Monate dauern. Ist dies für mindestens ein ganzes Jahr der Fall, sprechen Ärzte von chronischem Clusterkopfschmerz.

Nicht wenige Menschen, die am Clusterkopfschmerz leiden, werden zudem depressiv oder entwickeln Angststörungen. Man bezeichnet ihn gar als „Suizid-Kopfschmerz", weil vielen Betroffenen während der Attacken der Gedanke kommt, lieber sterben zu wollen, als die Schmerzen weiter zu ertragen.

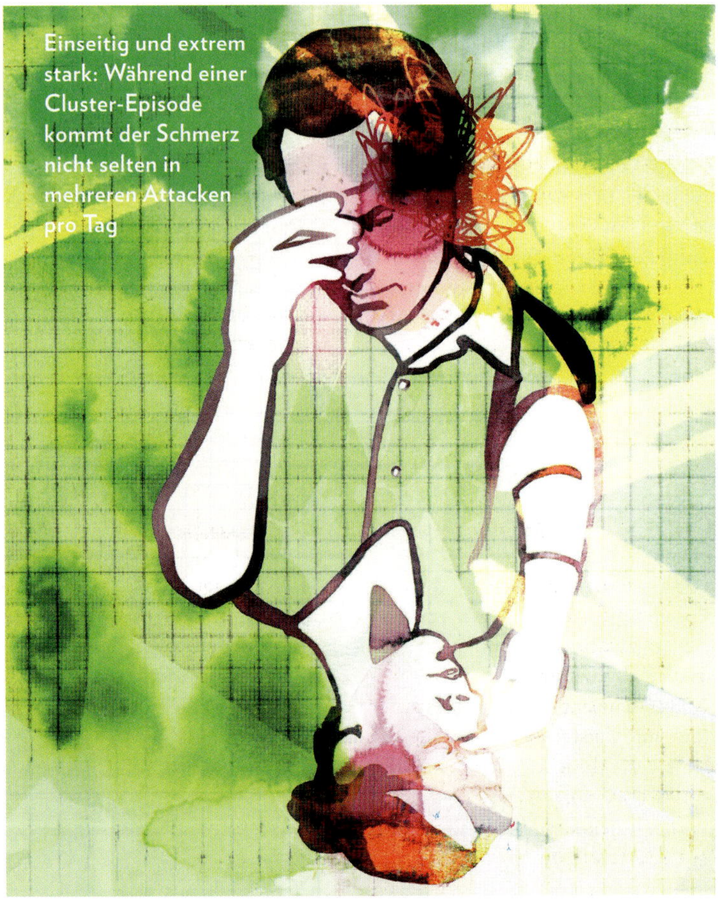
Einseitig und extrem stark: Während einer Cluster-Episode kommt der Schmerz nicht selten in mehreren Attacken pro Tag

URSACHEN

Es ist nicht geklärt, wie Clusterkopfschmerz entsteht. Doch es gibt Hinweise, dass ein bestimmtes Hirnareal, der Hypothalamus, beteiligt ist, der wichtige Körperfunktionen steuert. So sitzt dort unter anderem die „innere Uhr" des Menschen, die seinen Schlaf-wach-Rhythmus mitbestimmt.

Die Beteiligung des Hypothalamus könnte erklären, warum der Clusterkopfschmerz häufig zyklisch auftritt, im Tages- wie im Jahresverlauf: So beginnen Cluster-Episoden oft im Frühjahr oder Herbst. Es ist, als werde „ein Schalter im Gehirn umgelegt, von dem wir noch nicht wissen, wie wir ihn bedienen können", sagt Tim Jürgens, ärztlicher Leiter des Kopfschmerzzentrums Nord-Ost der Universitätsmedizin Rostock.

Das Umlegen des Schalters aktiviert die schmerzleitenden Bahnen des Trigeminusnervs, der Gefühlsempfindungen im Gesichtsbereich vermittelt und zudem Verbindungen zu den Hirnhäuten und den dort verlaufenden Blutgefäßen hat. Wird er erregt, kommt es zu einer Entzündung und Weitung der Adern, deren Gefäßwände anschwellen und wiederum die Nervenbahnen reizen – was vermutlich die Schmerzen auslöst.

DIAGNOSE

Heute erkennen Betroffene ihre Symptome meist bereits selber aus Beschreibungen im Internet und lassen sich ihren Verdacht von einem Arzt bestätigen. Die Heftigkeit und Regelmäßigkeit der Schmerzen, gepaart mit den Begleiterscheinungen wie der triefenden Nase oder der typischen Unruhe, machen die Diagnose meist eindeutig.

Bildgebende Verfahren wie die Computer- oder Kernspintomografie werden gleichwohl häufig eingesetzt, um andere Erkrankungen wie Tumoren oder Gefäßanomalien auszuschließen.

THERAPIE

Clusterkopfschmerz lässt sich bislang nicht heilen. Doch eine Behandlung kann Dauer und Stärke wie auch die Anzahl der Attacken meist erheblich reduzieren.

Schnelle Linderung bei akuten Anfällen verschafft reiner Sauerstoff, der möglichst von Beginn einer Attacke an über eine Maske eingeatmet wird. Bei rund zwei Dritteln der Patienten beendet das nach zehn bis 15 Minuten den Schmerzanfall.

Bewährt haben sich zudem Triptane, eine Gruppe von Wirkstoffen aus der Migränebehandlung. Damit sie schnell wirken, werden sie bei Clusterkopfschmerz-Anfällen gewöhnlich als Nasenspray eingesetzt oder vom Patienten selbst unter die Haut gespritzt.

Für Patienten, die eher kurze Cluster-Episoden mit relativ wenigen Anfällen erleiden, ist die Akutbehandlung meist ausreichend. Bei jenen, die stärker betroffen sind, ist zudem die Vorbeugung von Attacken wichtiger Teil der Therapie. Das Mittel der Wahl ist Verapamil, ein Wirkstoff, der bei verschiedenen Herz-Kreislauf-Erkrankungen eingesetzt wird. Um Herzrhythmusstörungen auszuschließen, bedarf es bei dauerhafter Einnahme regelmäßiger EKG-Kontrollen.

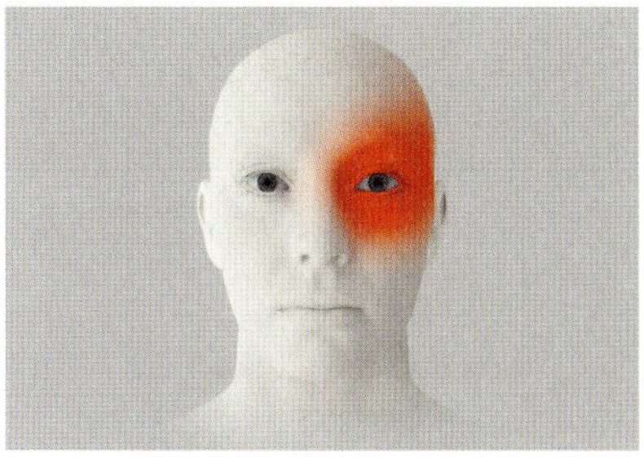

Um das Auge herum oder hinter der Schläfe treten heftige Schmerzen auf – stets nur auf einer Seite des Kopfes

Darüber hinaus kommen entzündungshemmende Kortikosteroide zum Einsatz, insbesondere als Überbrückung bis zum Wirkungseintritt von Verapamil. Bleibt dieser aus, können Arzt und Patient verschiedene weitere Mittel zur Cluster-Prophylaxe austesten, etwa das auch in der Psychiatrie eingesetzte Lithium oder das Epilepsie-Mittel Topiramat. In krisenhaften Situationen kann auch eine okzipitale Nervenblockade versucht werden: Der Arzt spritzt dabei ein lokales Betäubungsmittel sowie ein Kortikosteroid unter die Haut am Hinterkopf, um einen hier verlaufenden Nerv zu hemmen.

Zeigen alle Versuche einer medikamentösen Behandlung keine Wirkung, kann der behandelnde Arzt verschiedene Formen der Nervenstimulation erwägen. Dabei sollen elektrische Impulse über Elektroden im oder am Schädel Teile des zentralen Nervensystems beeinflussen. Nicht invasiv ist die transkutane Vagusstimulation: Eine Elektrode am Hals regt dabei von außen, durch die Haut, die hier verlaufenden Äste des Vagusnervs an.

Der Wirkmechanismus der Methoden ist weitgehend unklar, gesicherte Daten zu Nutzen und Risiken liegen bislang kaum vor. Vor allem die invasiveren Stimulationsformen sollten daher nur in Ausnahmefällen bei Patienten mit erwiesenem Therapieversagen und hohem Leidensdruck zum Einsatz kommen.

VORSORGE

Maßnahmen wie Entspannungsverfahren, Akupunktur, Biofeedback und Massagen, die bei anderen Kopfschmerzformen helfen können, bringen beim Clusterkopfschmerz oft nur wenig.

Dennoch haben Betroffene die Möglichkeit, durch ihr Verhalten das Leiden zu vermindern, indem sie auf Trigger achten, die einen Anfall auslösen können. „Ganz oben auf der Liste steht dabei Alkohol. In einer kopfschmerzaktiven Phase sollten Patienten ihn vermeiden", sagt der Experte Tim Jürgens. „Sind sie dann in einer Ruheperiode, können sie wieder Wein oder Bier genießen."

Wie für alle Kopfschmerzarten gilt zudem: Ein Kopfschmerztagebuch hilft, persönliche Trigger zu identifizieren.

FORSCHUNG

Mühsame Wirkstoffsuche

Die bisher verfügbaren Medikamente helfen vielen, aber nicht allen Clusterkopfschmerz-Patienten. Außerdem ist die Suche nach weiteren Behandlungsmethoden enorm langwierig. In den USA ist mittlerweile zwar der Wirkstoff Galcanezumab – einer der monoklonalen Antikörper, die seit einiger Zeit erfolgreich in der Migränebehandlung eingesetzt werden (siehe Seite 42) – ebenfalls für die Prophylaxe von Cluster-Attacken zugelassen. Doch er erwies sich dafür nicht als der erhoffte Durchbruch. In Studien konnte bislang keine Wirkung bei chronischem Clusterkopfschmerz nachgewiesen werden. Ob der Wirkstoff womöglich anderen Betroffenen helfen kann, bei denen die üblichen Mittel zur Vorbeugung nicht anschlagen, lässt sich derzeit noch nicht abschließend sagen.

Wissenschaftliche Beratung: Priv.-Doz. Dr. Tim Jürgens, Universitätsmedizin Rostock

Weitere Formen

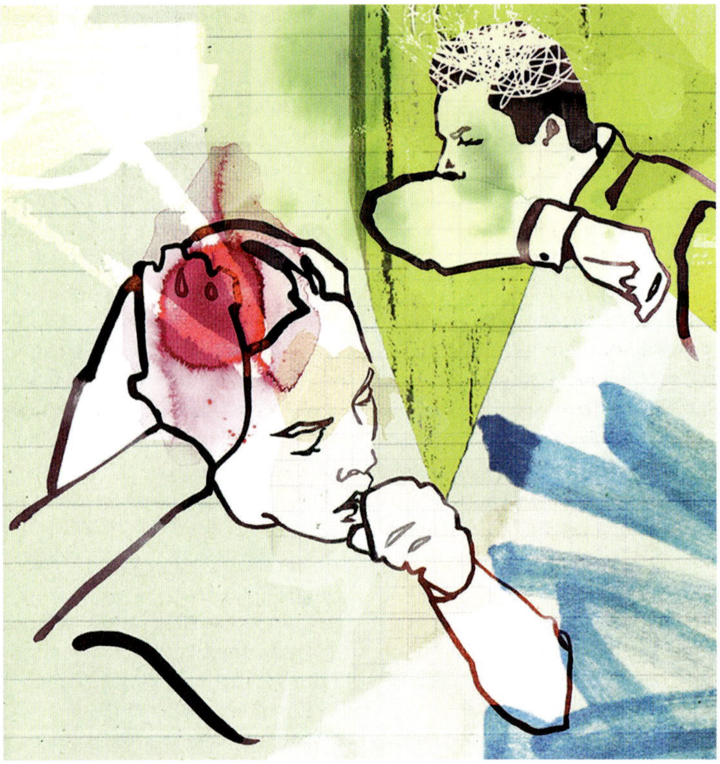

Nach großer körperlicher Anstrengung oder beim Husten kommt es mitunter zum Kopfschmerz

Vielfältige Ursachen

Seltenere Kopfschmerzarten – und wie sie sich äußern

1. Eispickelkopfschmerz

Dieser Kopfschmerz trägt seinen Namen aus gutem Grund. Für jene, die darunter leiden, fühlt es sich oft an, als dringe ihnen plötzlich eine Spitzhacke in den Schädel ein. Danach verschwindet der Schmerz in der Regel so schnell, wie er gekommen ist.

SYMPTOME

Die Anfälle sind extrem kurz, meist dauern sie nur drei Sekunden, andere Male bis zu zwei Minuten. Sie treten in unregelmäßigen Abständen gehäuft auf – in seltenen Fällen können es bis zu 200 Anfälle pro Tag sein. Der dumpfe oder stechende Schmerz hat bei etwa einem Drittel der Patienten eine feste Position und manifestiert sich im Bereich der Stirn oder Schläfe. Er kann aber auch innerhalb der Kopfhälfte und zwischen den Kopfhälften wechseln und unterschiedlich intensiv sein. Geschätzt wird, dass bis zu 35 Prozent der Menschen gelegentlich solche schmerzhaften Stiche verspüren, in der Mehrzahl Frauen.

URSACHE

Manche Betroffenen berichten, dass Eis oder kalte Getränke die charakteristischen Stiche auslösen. Häufig treten diese aber auch in Kombination mit Migräne oder Clusterkopfschmerz auf. Eispickelkopfschmerzen können zudem verschiedene andere Erkrankungen begleiten, etwa Hirnhautentzündungen oder Schlaganfälle.

THERAPIE

Weil die Schmerzen schnell kommen und gehen, ist es meist weder möglich noch nötig sie zu behandeln. Leidet man häufig darunter, sollte ein Arzt ausschließen, dass mehr als eine lästige Störung dahintersteckt, etwa eine Gehirnentzündung. Mit Medikamenten wie Indometacin lassen sich die Attacken bei der primären Form unterdrücken, allerdings helfen diese nicht bei jedem Patienten.

2. Druckkopfschmerz

Manchmal fühlen sich Kopfschmerzen an, als habe sich ein straffes Band um den Schädel gelegt. Beim Druckkopfschmerz ist das tatsächlich der Fall – er entsteht beispielsweise durch zu enge Helme oder Hüte.

SYMPTOME

Der Schmerz ist mittelstark und stetig, kann aber schlimmer werden, je länger man die Kopfbedeckung trägt. Sein Zentrum sitzt meist dort, wo der äußere Druck auf dem Kopf lastet. Bei empfindlichen Personen kann es sogar zu migräneähnlichen Anfällen kommen.

URSACHE

Klassische Verursacher sind Schutzhelme, Badekappen und Brillen (auch Schwimmbrillen). Rezeptoren auf der Kopfhaut registrieren die Kompression und leiten sie als schmerzhafte Empfindungen an Nervenbahnen im Kopf weiter. Bauarbeiter, Polizisten und Sportler sind besonders häufig betroffen. Eine Unterform – der Kopfschmerz durch äußeren Zug – entsteht durch straff gebundene Pferdeschwänze oder Zöpfe.

THERAPIE

Der Kopfschmerz lässt sich vermeiden, indem man auf enge Kopfbedeckungen und stramm gebundene Frisuren verzichtet. Ist das nicht möglich, sollte man den Helm oder die Brille regelmäßig absetzen und Pferdeschwänze zwischendurch lösen. Druckkopfschmerzen verschwinden gewöhnlich innerhalb einer Stunde, nachdem der verursachende Druck aufgehört hat.

3. Husten- und Anstrengungskopfschmerz

Kopfschmerzen durch Anstrengung sind speziell unter Sportlern weit verbreitet. Eher selten können sie auch beim oder nach dem Husten auftreten. Oft sind sie harmlos, doch mitunter deuten sie auf ein ernstes Gesundheitsproblem hin.

SYMPTOME

Der Schmerz tritt ausschließlich beim oder kurz nach dem Husten oder einer Anstrengung auf, insbesondere beim Joggen, Tennis, Rudern oder Schwimmen; aber auch wenn man sich an schwülen, heißen Tagen oder in großer Höhe in den Bergen verausgabt. Der Schmerz durch Anstrengung pocht in der Regel auf beiden Seiten des Schädels und hält in der primären Form meist einige Minuten bis 24 Stunden an. Bei Migränepatienten kann er migräneartige Dimensionen annehmen. Verschwindet der Schmerz nicht innerhalb eines Tages oder treten dabei Erbrechen, Doppeltsehen oder Bewußtseinsstörungen auf, sollte man dringend einen Arzt aufsuchen.

Schmerz, der allein beim Husten entsteht, legt sich oft schon nach wenigen Sekunden wieder, geht aber häufig mit Schwindel und Übelkeit einher.

Während der Anstrengungskopfschmerz vor allem jüngere Menschen belastet, tritt der Hustenkopfschmerz meist ab dem 40. Lebensjahr auf.

URSACHE

Vermutlich werden bei körperlicher Anstrengung die Adern im Kopf überdehnt oder ein Blutrückstau verursacht einen erhöhten Druck im Schädelinneren und somit das unangenehme Pochen.

In manchen Fällen ist die körperliche Anstrengung aber auch nur der Auslöser, der eine bereits vorhandene Gefäßerkrankung im Kopf schmerzen lässt, etwa ein Aneurysma oder eine Gehirnblutung. Auch Tumoren und Zysten können sich auf diese Weise bemerkbar machen.

Im Fall des Hustenkopfschmerzes kann eine angeborene Fehlbildung bestehen, die Chiari-Malformation, bei der Hirngewebe aufgrund von Platzmangel zu weit in den Wirbelkanal gedrückt wird.

THERAPIE

Beim Hustenkopfschmerz wird der Arzt gewöhnlich eine Untersuchung im Computer- oder Magnetresonanztomografen anordnen, um ernstere Erkrankungen auszuschließen. Auch bei einem lang anhaltenden Anstrengungskopfschmerz werden gewöhnlich bildgebende Verfahren eingesetzt und der Patient gegebenenfalls notfallmedizinisch behandelt.

Ist der Anstrengungskopfschmerz gutartig, kann man ihn weitgehend vermeiden, indem man sich nicht zu sehr verausgabt, vor allem Sport an heißen Tagen oder in großer Höhe meidet. Ein Aufwärmen vor anstrengenden Übungen vermag ihn ebenfalls zu verhindern. Häufig legt sich der Hang zu Anstrengungskopfschmerzen nach einigen Trainingsmonaten sogar von selbst.

Die Behandlung des primären Hustenkopfschmerzes beschränkt sich meist auf präventive Maßnahmen, etwa eine effektive Therapie respiratorischer Infekte. Als medikamentöse Prophylaxe wird üblicherweise Indometacin eingesetzt.

4. Kopfschmerz nach Schädelverletzung

Nach einer Kopfverletzung, etwa einer Gehirnerschütterung oder einem Schädeltrauma, kommt es in der Folgezeit fast unausweichlich zu Schmerzen.

SYMPTOME

Studien zeigen, dass bis zu 90 Prozent der Menschen nach einer Schädelverletzung Kopfschmerzen bekommen. Meist treten diese innerhalb von sieben Tagen nach dem Trauma auf. Die Schmerzen werden oft von Schwindel, Konzentrationsstörungen, Erschöpfung, Licht- und Geräuschempfindlichkeit, Depressionen und Nervosität begleitet.

URSACHE

Möglicherweise bringt die Verletzung den Stoffwechsel im Gehirn durcheinander. Oder es kommt zu Entzündungen oder leichten Schwellungen in den Nervenbahnen. Überraschenderweise gibt es Hinweise darauf, dass Kopfschmerzen

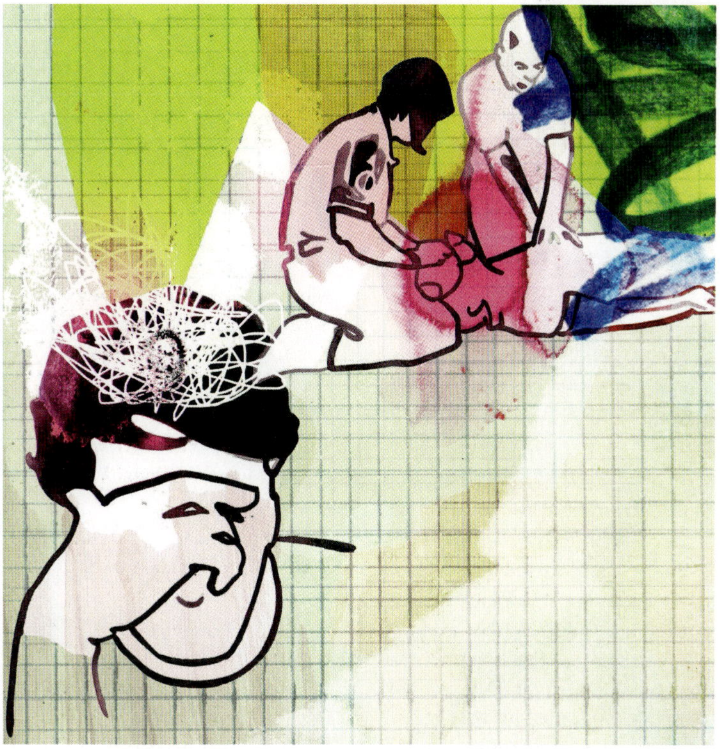

Nach einem schweren Schädeltrauma kann eine MRT sinnvoll sein, um eine Hirnblutung auszuschließen

Weitere Formen

häufiger nach milden als nach schweren Verletzungen auftreten.

THERAPIE

Pocht der Kopf infolge eines milden Schädeltraumas, ist es nicht immer nötig, eine Untersuchung im Magnetresonanz- oder Computertomografen zu machen. Nach einer schwereren Verletzung kann dies jedoch sinnvoll sein, um eine Blutung im Gehirn auszuschließen. Derartige Kopfschmerzen werden meist mit den gleichen Therapien behandelt, die auch bei Migräne und Spannungskopfschmerzen eingesetzt werden. In der Regel verschwinden sie spätestens nach ein paar Monaten von selber.

5. Kopfschmerz bei Blutgefäßstörungen im Gehirn

Plötzlich neu auftretende Kopfschmerzen sollten ernst genommen werden. Sie können ein Hinweis darauf sein, dass mit den Blutgefäßen im Schädel etwas nicht stimmt.

SYMPTOME

Das entscheidende Kennzeichen dieser Kopfschmerzen ist, dass sie neu auftreten, einen pochenden Charakter haben oder schlagartig und heftig erscheinen. Dabei müssen sie nicht von anderen Symptomen (wie Übelkeit) begleitet werden.

URSACHE

Es gibt mehrere Erkrankungen, die solche Kopfschmerzen auslösen können, darunter Schlaganfälle, Aneurysmen, Gefäßentzündungen und -verschlüsse sowie Blutungen im Gehirn.

THERAPIE

Bei unvermutet neu auftretenden und starken Kopfschmerzen sollte man schnell einen Arzt aufsuchen. Dieser wird bei Bedarf eine Untersuchung im Magnetresonanz- oder Computertomografen anordnen. Bei manchen schweren Leiden wie Gefäßentzündungen und bestimmten Hirnblutungen sind Kopfschmerzen das erste oder sogar das einzige Symptom. Oft ist dann schnelles Handeln überlebenswichtig.

6. Kopfschmerz durch erhöhten Hirndruck

Verändert sich der Druck im Inneren des Schädels, kann das Kopfschmerzen verursachen. In seltenen Fällen verbirgt sich hinter dem Druckanstieg ein Hirntumor.

SYMPTOME

Die Kopfschmerzen sind meist dumpf oder pochend und mittelstark. Sie werden im Lauf der Wochen oder sogar Jahre schlimmer. Charakteristisch ist, dass man morgens mit Kopfschmerzen erwacht, die aber nach dem Aufstehen schnell besser werden. Bückt man sich, hustet, oder strengt man sich an, verstärken sie sich oft wieder. Die Schmerzen werden häufig von Übelkeit und Erbrechen begleitet, sowie von Schwindel, Gefühlsstörungen, Muskelschwäche, Gedächtnis- und Konzentrationsproblemen.

Ein erhöhter Hirndruck – etwa durch einen Tumor – verursacht nicht direkt die Pein, da das Gehirn selber keine Schmerzrezeptoren hat. Doch je größer ein Geschwulst wächst, desto beengter wird der Platz im Schädel – und Druck auf die Blutgefäße und Nerven entsteht.

Kopfschmerzen sind ein häufiges Symptom von Hirntumoren, doch die Wucherungen sind selten und treten jährlich bei weniger als zehn von 100 000 Menschen auf. Bei ähnlich vielen Menschen hat ein Tumor anderswo im Körper eine Metastase im Gehirn verursacht. Allerdings ist nicht jeder Tumor bösartig.

THERAPIE

Im Verdachtsfall wird der Arzt zumeist eine Magnetresonanztomografie veranlassen. Die folgende Behandlung zielt darauf ab, den Tumor zu entfernen.

7. Kopfschmerz durch Substanzwirkungen

Manchmal werden Kopfschmerzen durch Medikamente, Lebensmittelzusätze oder Chemikalien hervorgerufen. Eine Vielzahl davon kann das Leiden auslösen.

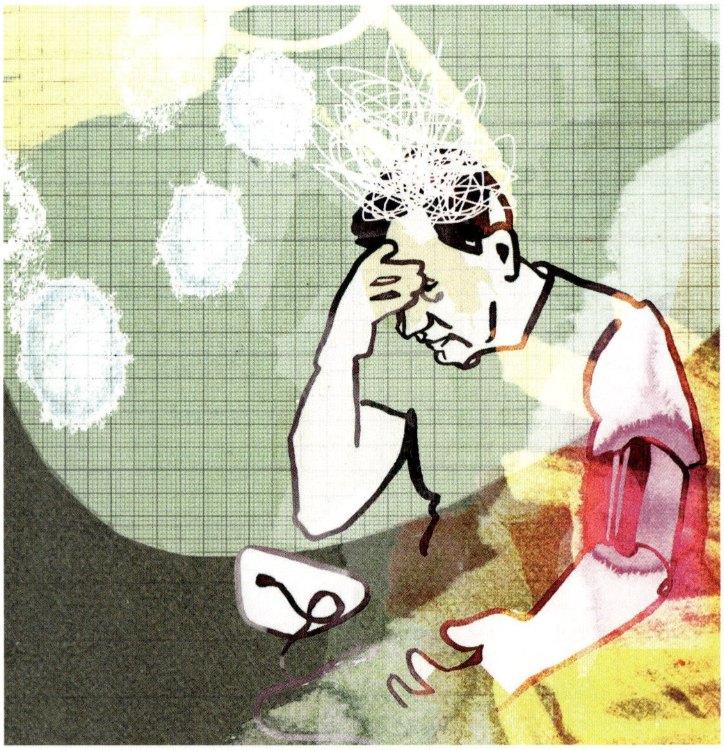

Bei Kopfschmerz infolge einer Blutgefäßstörung im Gehirn ist schnelles Handeln nötig

SYMPTOME

Die Schmerzen variieren, je nachdem, um welchen Stoff es sich handelt. Meist sind sie dumpf, stetig, keiner konkreten Stelle im Kopf zuzuordnen und mittelstark bis stark. Der Schmerz baut sich gewöhnlich innerhalb von Minuten nach der Einnahme der Substanz auf. Er kann bis zu drei Tage anhalten.

URSACHE

Zu den Stoffen, von denen bekannt ist, dass sie bei empfindlichen Menschen Kopfschmerzen auslösen, zählen bestimmte Lebensmittelzusätze, das Gas Kohlenmonoxid, Alkohol, Nikotin und manche Medikamente. Vor allem das Augenmedikament Atropin, das Herzmittel Digitalis, das Suchtbehandlungspräparat Disulfiram, das Antidepressivum Imipramin, die Blutdruckmittel Nifedipin und Hydralazin, der Kalziumkanalblocker Nimodipin und das Sexualstimulanz Sildenafil (bekannt als Viagra). Auch eine Hormontherapie kann Kopfschmerzen hervorrufen. Unter den Alltagschemikalien sind Quecksilber, Borat, Chlor, Jod und Blei häufige Auslöser. Der Entzug von Koffein kann ebenfalls Kopfschmerzen verursachen.

THERAPIE

Entscheidend für die Diagnose ist, ob die Kopfschmerzen regelmäßig nach der Einnahme des Stoffs auftreten. Medikamentenbedingte Kopfschmerzen werden zudem stärker, wenn man die Dosis erhöht. Der Kopfschmerz lässt sich nur heilen, indem man den Stoff vermeidet oder das Medikament absetzt. Allerdings: Hat sich durch die Dauereinnahme eines Präparats bereits ein chronischer Kopfschmerz entwickelt, bildet sich dieser nicht in jedem Fall wieder zurück.

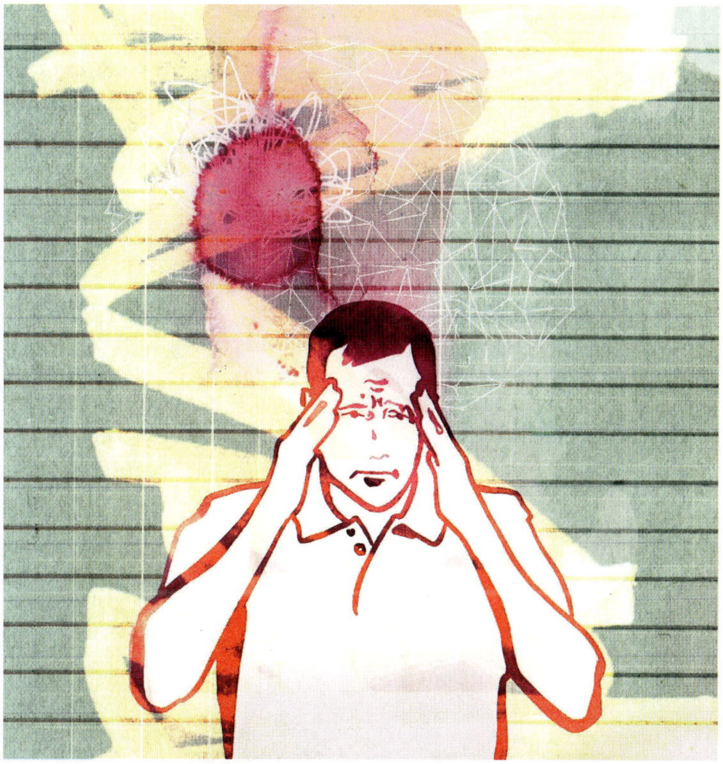

Verschiedenste Medikamente und Drogen können Auslöser sein – dann hilft nur, sie zu meiden

8. Kopfschmerz bei Stoffwechselstörungen

Versucht der Körper, seine lebenserhaltenden Systeme bei ungewöhnlichen äußeren Bedingungen aufrechtzuerhalten, kann auch das zu Kopfschmerzen führen. So können niedriger Umgebungsdruck, Sauerstoff- und Flüssigkeitsmangel, Kälte oder die Anreicherung von Kohlendioxid im Körper etwa bei Tauchgängen und Schlafapnoe, Bergtouren in großer Höhe oder Flugreisen Kopfschmerzen auslösen.

SYMPTOME

Der Schmerz variiert mit den Begleitumständen. Ein Höhenkopfschmerz tritt oft auf beiden Seiten des Schädels auf, ist schwach bis mäßig ausgeprägt und wird meist schlimmer, wenn man sich anstrengt oder bückt.

Auf Flugreisen tut der Kopf gewöhnlich nur auf einer Seite weh. Es sticht dann heftig, meist im Stirnbereich. Beim Schlafapnoe-Syndrom, bei dem nachts immer wieder kurzzeitig der Atem aussetzt, wacht man mit einem beidseitig schmerzenden Schädel auf, ein Schmerz, der sich bis zum Mittagessen legt.

Ein Tauchkopfschmerz nimmt noch einmal zu, wenn man am Ende des Tiefenausflugs zurück zur Oberfläche schwimmt.

URSACHE

Beim Fliegen können sich zum Beispiel Druckunterschiede zwischen der Luft in der Kabine und dem Inneren des Kopfs aufbauen, vor allem beim Landeanflug. Sehr viele Flugzeugkopfschmerzen bilden sich in dieser Phase.

Viele Taucher wiederum atmen unbewusst flach (weil sie den Sauerstoff in der mitgebrachten Flasche nicht zu schnell leeren wollen oder um ihre Tiefe zu halten), was dazu führen kann, dass sich in ihrem Blut Kohlendioxid ansammelt.

Zudem kann ein fehlender Druckausgleich zwischen Nebenhöhlen und Umgebung für Kopfschmerz sorgen. Ein Zuviel an Kohlendioxid oder ein Zuwenig an Sauerstoff könnte bei Schlafapnoe-Kopfschmerzen eine Rolle spielen.

THERAPIE

Gewöhnlich verschwinden die Kopfschmerzen von selbst, sobald der Betreffende das Flugzeug, den Berg, das Bett

Weitere Formen

oder das Wasser verlässt. Gegebenenfalls kann man auch vorbeugen, indem man etwa vor einer Klettertour im Hochgebirge Schmerztabletten einnimmt. Wacht man morgens immer wieder mit einem dröhnenden Schädel auf, wird das erst vergehen, wenn die zugrundeliegende Apnoe behandelt wird.

9. Kopfschmerz bei Erkrankungen von Gesichts- und Kopfstrukturen

Manchmal sitzt das Problem nicht im Gehirn selbst, sondern in den umliegenden Strukturen des Kopfs. Viele Erkrankungen des Halses, der Augen, der Nase, der Zähne und anderer Gesichtskomponenten können Kopfschmerzen verursachen.

SYMPTOME

Oft äußert sich der Schmerz auf der gleichen Seite des Kopfs wie das auslösende Problem – etwa das Auge, in dem sich ein akuter Glaukomanfall entwickelt. Wird das betroffene Organ beansprucht, nehmen auch die Kopfschmerzen zu. Also bei Sehfehlern, wenn man die Augen anstrengt; bei Zahnproblemen, wenn ein Druck auf den Zahn ausgeübt wird; und bei sogenannten zervikogenen Kopfschmerzen, die vom Nacken ausgehen, wenn man die Position des Kopfs verändert. Dieser spezielle Schmerz zieht vom Genick in die Stirn, wo er meist besonders stark erfahren wird.

URSACHE

Die Kopfschmerzen entstehen indirekt. Bei den zervikogenen Beschwerden sitzt die Ursache im Nacken oder oberen Teil des Rückens, etwa in Form von Verschleißerscheinungen, Verletzungen oder den einseitigen Belastungen einer Schreibtischtätigkeit. Beim akuten Glaukom baut sich plötzlich ein sehr hoher Augeninnendruck auf, der in den Kopf ausstrahlt. Bei einer nicht korrigierten Kurz- oder Weitsichtigkeit sind möglicherweise überbeanspruchte und ermüdete Augenmuskeln der Auslöser. Der Schmerzherd kann auch in entzündeten Nasennebenhöhlen oder in einem Abszess im Kiefer liegen.

THERAPIE

Um solche Kopfschmerzen zu diagnostizieren, wird der Arzt die Muskeln, Gelenke und Knochen rund um den Kopf abtasten und prüfen, ob sich die Schmerzen im Schädel etwa beim Drehen des Kopfs oder beim Schlucken verstärken. In anderen Fällen kann eine Computertomografie, eine Magnetresonanztomografie oder eine Röntgenaufnahme offenbaren, ob Veränderungen im Knochenaufbau und in der Beweglichkeit vorliegen.

Einige Ursachen lassen sich leicht beheben – etwa indem die Augen durch eine Brille oder Kontaktlinsen entlastet werden.

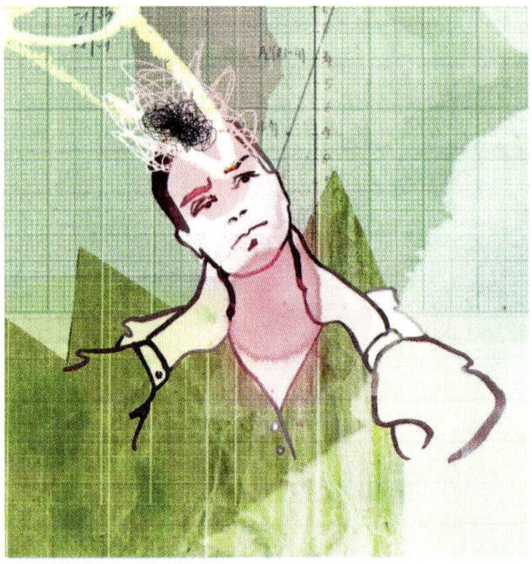

Wenn der Schmerz vom Nacken in die Stirn zieht, sprechen Experten vom zervikogenen Kopfschmerz

In anderen Fällen ist eine langfristige Symptombekämpfung erforderlich, sei es durch eine Schmerztherapie oder durch krankengymnastische Übungen, die sich beispielsweise bei zervikogenen Kopfschmerzen bewährt haben.

10. Kopf- und Gesichtsneuralgien

Fast jeder weiß von Zahnarztbesuchen, wie schmerzhaft es sein kann, wenn ein Nerv gereizt oder verletzt wird. Angegriffene Nerven sind auch für manche Gesichts- und Kopfschmerzen verantwortlich.

SYMPTOME

Bei der bekanntesten Unterart – der Trigeminusneuralgie – schießen stromstoßartige Attacken durch eine Gesichtshälfte und das oft täglich mehrfach. Diese heftigen Schmerzstöße halten manchmal nur wenige Sekunden an, andere Male ein paar Minuten. Schon leichte Bewegungen oder Berührungen der Wangen können sie auslösen, etwa beim Rasieren, Sprechen oder selbst wenn eine kühle Brise das Gesicht streift.

URSACHE

Neuralgien entstehen, wenn ein Nerv stark beschädigt oder eingeengt ist, wodurch dieser gereizt wird. Bei der Trigeminusneuralgie etwa drücken häufig Blutgefäße im Bereich des Hirnstamms auf den sogenannten Trigeminusnerv, der das Gesicht versorgt. Bedingt wird dies etwa durch Alterungsprozesse, Verletzungen oder durch Krankheiten. So kann eine Form der Gürtelrose Gesichtsschmerzen auslösen oder auch eine Operation den Trigeminusnerv reizen. Bei Patienten mit Multipler Sklerose entzündet sich oft der Sehnerv (Optikusneuritis), wobei neben Augenbewegungsschmerzen meist auch eine Sehverschlechterung folgt, welche sich jedoch oft wieder bessert.

THERAPIE

Nachdem die Ursache, oft mittels bildgebender Verfahren, festgestellt wurde, gilt es, den gereizten Nerv zu beruhigen. Bei der Trigeminusneuralgie gelingt dies häufig mit Medikamenten. In anderen Fällen ist das schwieriger, etwa bei sehr hartnäckigen Kopfschmerzen, die entstehen können, wenn bei Kieferhöhlenoperationen versehentlich Nervenbahnen durchtrennt wurden. Auch die von Varicella-zoster-Viren ausgelösten Gesichtsneuralgien bestehen teils noch Monate oder sogar Jahre weiter, nachdem die akute Nervenentzündung abgeklungen ist. Weil dies besonders bei älteren Patienten geschieht, empfiehlt die Ständige Impfkommission Menschen ab 60 Jahren, sich gegen das Gürtelrosen verursachende Varicella-zoster-Virus immunisieren zu lassen. Ab 50 sollte man sich impfen lassen, falls eine Grundkrankheit oder eine Immunschwäche besteht. ○

Den Ursachen auf der Spur

Das Aufzeichnen von Symptomen und Lebensumständen erleichtert die Kopfschmerzdiagnose

Wie findet man heraus, was den Kopfschmerz auslöst? Und wie kann man ihn verhindern? Um die Schmerzen besser zu verstehen, empfehlen Experten, ein Kopfschmerztagebuch oder einen Kopfschmerzkalender zu führen. Vorlagen gibt es im Internet zum Selberausdrucken. Noch praktischer sind entsprechende Smartphone-Apps – oft kostenlos und von Krankenkassen und Kliniken entwickelt.

Das Prinzip ist dabei immer das Gleiche: Jede Schmerzattacke wird in all ihren Details erfasst. Es gilt, die Symptome genau zu beobachten und zu beschreiben. Zieht es in der Stirn oder drückt es am Hinterkopf? Pocht der Schmerz einseitig hinter dem Auge oder umspannt er den ganzen Schädel? Gibt es Begleiterscheinungen wie Übelkeit, Sehstörungen oder Lichtempfindlichkeit?

Neben Art, Stärke und Dauer des Schmerzes sollten Medikamente sowie mögliche Auslöser, etwa Stress, Schlafverhalten, Sport, Menstruation, Rauchen, Kaffeekonsum oder die genaue Ernährung im Kopfschmerztagebuch festgehalten werden.

In den meisten Apps lassen sich zudem statistische Auswertungen und Grafiken zum Krankheitsverlauf erstellen. In der „Migräne-App“ der Schmerzklinik Kiel etwa können Nutzer herausfinden, wie hoch ihr Risiko für chronischen Kopfschmerz ist, unter welcher Art von Kopfschmerz sie leiden, und sie finden einen Schnelltest zur Bestimmung des optimalen Zeitpunktes für die Einnahme bestimmter Akutmedikamente.

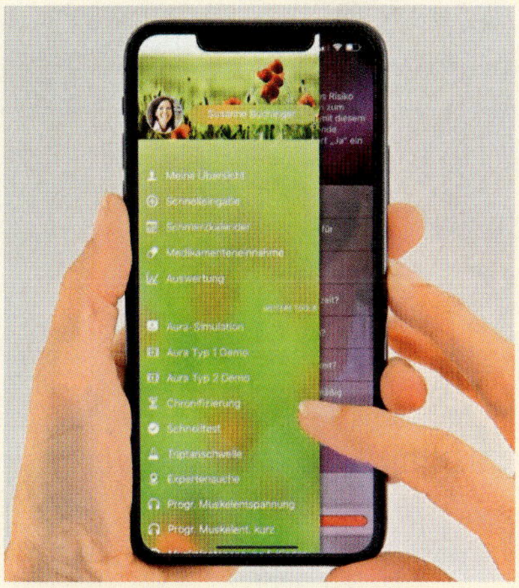

Mit Apps für das Smartphone lassen sich die Begleitumstände des Kopfschmerzes dokumentieren

Vor allem aber erleichtert die Dokumentation Ärzten die Diagnose. Denn je genauer und umfassender das Bild des Schmerzes ist, desto leichter kann ein Mediziner die passende Behandlung festlegen. Daher raten Experten, schon vor dem ersten Arztbesuch mit den Aufzeichnungen zu beginnen.

Darüber hinaus wird empfohlen, in den Tagebüchern auch Schönes festzuhalten – zum Beispiel, wenn man etwas gemacht hat, das wegen der Schmerzen lange nicht möglich war. So beschäftigt man sich nicht nur mit der Pein.

Inzwischen haben mehrere Studien die Wirksamkeit von Kopfschmerztagebüchern nachgewiesen. Sie zeigen eine Reduktion der Kopfschmerztage und eine verminderte Einnahme von Medikamenten. Apps schneiden dabei sogar um einiges besser ab als Papierkalender.

So hatten App-Nutzer in Studien aus Kiel und den USA schon nach einigen Wochen bis zu neun Tage weniger Kopfschmerzen pro Monat als zuvor. Studienteilnehmer berichteten, dass die App ihnen helfe, den vom Arzt erstellten Behandlungsplan und die Maßnahmen zur Kopfschmerztherapie einzuhalten. Ärzte wiederum können anhand des Tagebuchs überprüfen, ob eine Behandlung wirkt.

Auch wer das Tagebuch nur für sich selbst führt, kann daraus lernen: Betroffene erhalten einen besseren Überblick über ihre Schmerzen und oft auch Hilfe zur Selbsthilfe.

Einige Tagebuch-Apps bieten Zusatzfunktionen wie Entspannungsverfahren, Erinnerungen an Pausen, Sportübungen oder regelmäßige Schlafenszeiten an; sowie Wissen rund um Kopfschmerzen und Kontakt zu Selbsthilfegruppen oder Livechats. Speziell die in manchen Apps enthaltenen Programme zur Progressiven Muskelrelaxation können bei regelmäßiger Anwendung nachweislich die Kopfschmerztage reduzieren.

Ein Manko haben einige Tagebuch-Apps jedoch: Die sensiblen Gesundheitsdaten sind nicht immer gut geschützt. Manche Anbieter geben sie an Dritte weiter oder werten sie aus, um ihren Service zu verbessern.

Idealerweise sollten persönliche Informationen aber nur lokal auf dem Smartphone gespeichert oder zumindest ausschließlich in anonymisierter, verschlüsselter Form übermittelt werden. Wer sichergehen will, sollte sich die Datenschutzrichtlinien der jeweiligen App durchlesen. Die „Migräne-App“ der Schmerzklinik Kiel und die App „Headache Hurts“ garantieren, keine Daten an Dritte weiterzugeben.

Ob digital oder doch lieber analog: Für Menschen, die unter wiederkehrenden Kopfschmerzen leiden, kann es sich auf jeden Fall lohnen, ein Tagebuch einmal auszuprobieren – und den eigenen Schmerzen nachzuspüren. *Sabrina Winter*

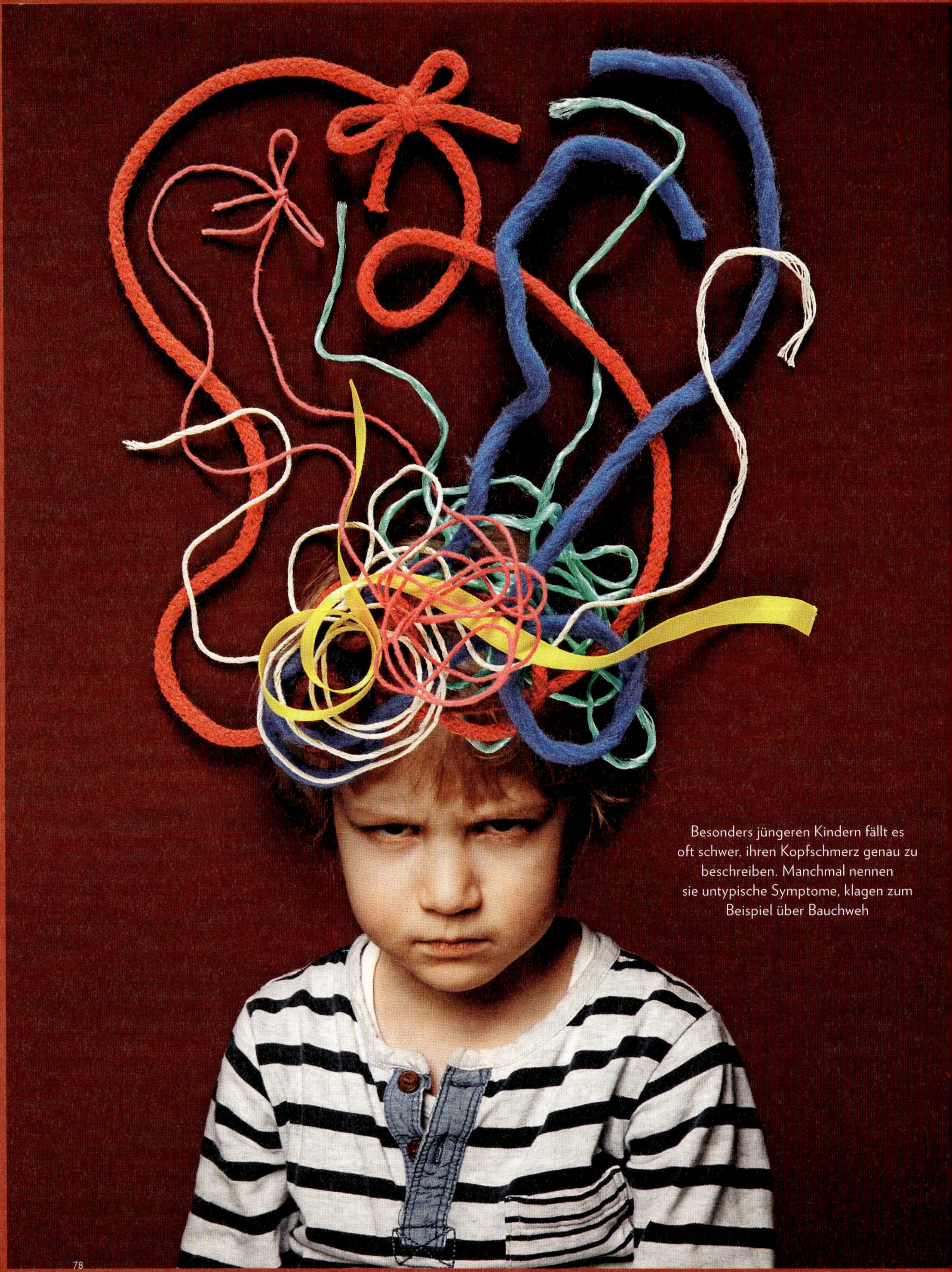

Besonders jüngeren Kindern fällt es oft schwer, ihren Kopfschmerz genau zu beschreiben. Manchmal nennen sie untypische Symptome, klagen zum Beispiel über Bauchweh

Der Schmerz der Kinder

INTERVIEW: REGINA FRANKE UND MARIA KIRADY
FOTOS: JAN VON HOLLEBEN

Bereits Heranwachsende leiden immer häufiger unter wiederkehrenden Kopfschmerzen, einige fehlen regelmäßig in der Schule. **Dr. Julia Wager vom Deutschen Kinderschmerzzentrum** erklärt, was die Betroffenen selbst und deren Eltern tun können

GEO WISSEN: Frau Dr. Wager, leiden schon Kinder und Jugendliche so stark unter Kopfschmerzen wie Erwachsene?

DR. JULIA WAGER: Ja davon muss man leider ausgehen. In einem Forschungsprojekt befragten wir mehr als 2000 Schüler zwischen zehn und 17 Jahren an fünf weiterführenden Schulen. Etwa 40 Prozent leiden demnach hin und wieder unter Kopfschmerzen. Bei 21 Prozent aller Schüler ist das Leiden sogar chronisch, das heißt, sie haben wöchentlich Kopfweh, und das über einen Zeitraum von mindestens drei Monaten hinweg. Die meisten Schüler haben Spannungskopfschmerzen, aber einige auch Migräne oder gar beide Kopfschmerzarten zugleich. Die Zahlen sind somit vergleichbar hoch wie bei Erwachsenen und daher äußerst besorgniserregend.

Sind bestimmte Altersgruppen besonders stark betroffen?

Vor allem bei Mädchen sieht man einen deutlichen Anstieg im Jugendalter, mit Einsetzen der Pubertät. Doch kommen in dieser Zeit neben den hormonellen Veränderungen natürlich auch noch andere Faktoren ins Spiel, die sowohl Migräne-Attacken als auch Spannungskopfschmerzen auslösen können, etwa Stress.

Was verursacht diesen Stress?

Die Kinder wechseln in diesem Alter von der Grundschule zur weiterführenden Schule, viele neue Anforderungen kommen auf sie zu: Sie müssen sich in der neuen Klasse behaupten, haben mehr schulische Verpflichtungen, häufig reduziert sich die Freizeit. Die Anspannung nimmt zu, aktive Entspannung durch Spielen, das in der Grundschulzeit noch für den wichtigen Ausgleich sorgte, dagegen ab – schon entsteht ein Ungleichgewicht. Das kann der Auslöser von Kopfschmerzen sein.

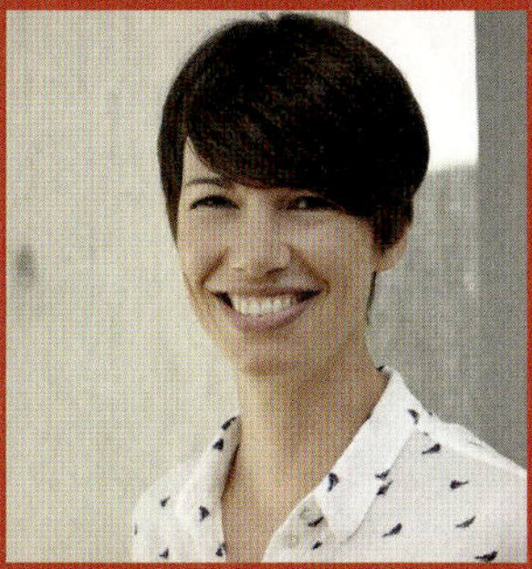

Dr. Julia Wager ist Leiterin der Forschungsabteilung im Deutschen Kinderschmerzzentrum an der Vestischen Kinder- und Jugendklinik Datteln, Universität Witten/Herdecke

Warum reagieren einige Kinder mit Kopfschmerzen, andere nicht?

Die Veranlagung spielt eine große Rolle, manche Kinder sind einfach anfälliger für Spannungskopfschmerzen oder Migräne; manchmal auch ganz unabhängig von familiärer Vorbelastung.

Leiden auch jüngere Kinder bereits unter Kopfschmerzen?

Auch Grundschüler und Kindergartenkinder können unter Migräne leiden, sogar Einjährige, wenn auch relativ selten. Spannungskopfschmerzen diagnostizieren wir dagegen in der Regel erst etwa ab dem sechsten Lebensjahr.

Ist eine Diagnose bei Kleinkindern nicht enorm schwierig? Sie können sich ja oft noch nicht gut verbal mitteilen.

Spannungskopfschmerzen lassen sich in dem Alter kaum feststellen. Es gibt aber durchaus Anhaltspunkte für Migräne. Das Problem ist, dass es selbst

Kindern, die sich schon gut verbal äußern können, oft schwerfällt, ihre Empfindungen zu beschreiben. Auch nennen sie manchmal untypische Symptome, klagen etwa über Bauchweh. Deshalb sind wir auf Beobachtungen der Eltern angewiesen. Die schildern oft Verhaltensänderungen: So werden Kinder während einer Migräne-Attacke ruhiger, ziehen sich zurück, wirken müder oder weinerlich, meiden Licht, wollen beispielsweise nicht Fernsehen oder andere Dinge tun, die sie sonst gern machen.

Gibt es auch körperliche Anzeichen?

Manche Eltern bemerken eine auffallende Blässe im Gesicht ihrer Kinder oder starke Ringe unter den Augen. Erbrechen ohne akuten Infekt kann ebenfalls ein Hinweis auf eine Migräne sein. Entscheidend ist, dass man das Beschriebene wiederkehrend beobachtet, denn ganz typisch für eine Migräne ist der zyklische Verlauf. Sie tritt im Kindesalter regelmäßig einmal im Monat oder auch alle drei Monate einmal auf, in genau dem gleichen Muster. Vorher und nachher ist alles normal. Zudem dauern die Attacken bei jüngeren Kindern oft nur 30 Minuten, da würde man bei einem Erwachsenen noch nicht von Migräne sprechen.

Was raten Sie Eltern, die unsicher sind, ob sie mit ihrem Kind einen Arzt aufsuchen sollen?

Sie sollten sich nicht gleich sorgen, wenn ihr Kind mal Kopfschmerzen hat. Oft ist das ein vorübergehendes Problem, etwa bedingt durch eine Virusinfektion. Treten die Schmerzen allerdings erstmals plötzlich und heftig auf, sollte das abgeklärt werden. Ein Arzt ist auch gefragt, wenn das Problem länger anhält und das Kind stark beeinträchtigt. Etwa wenn es wegen der Kopfschmerzen nicht in die Schule gehen kann. Zudem weisen Sehstörungen wie schwarze Ränder, Zacken oder Punkte im Sichtfeld – die typischen Zeichen einer Aura – auf eine Migräne-Attacke hin. Solche Symptome müssen unbedingt ärztlich abgeklärt werden. Wenn der Arzt eine Migränediagnose gestellt hat, sollten die Migräne-Attacken frühzeitig und adäquat behandelt werden. Studien haben gezeigt, dass Kinder ohne Therapie ihrer wiederkehrenden Kopfschmerzen zu chronisch schmerzkranken Erwachsenen werden können.

Wer wäre die richtige erste Anlaufstelle?

Auf jeden Fall der Kinder- und Jugendarzt. Er kennt die Familie und das Kind und kann so ein wichtiger Weichensteller sein. In der Regel wird er dazu raten, mit dem Kind zum Augenarzt zu gehen, um eine eventuelle Fehlsichtigkeit überprüfen zu lassen – auch die könnte eine mögliche Ursache für Kopfschmerzen sein.

Bei Verdacht auf Migräne ist der Blick auf die Familiengeschichte wichtig: Leidet ein Elternteil – vor allem die Mutter – darunter, ist eine kindliche Migräne deutlich wahrscheinlicher. Im Idealfall ist der Kinderarzt bereits in der Lage, eine Diagnose zu stellen, manchmal überweist er auch an ein Kinderschmerzzentrum. Denn häufig braucht es einen längeren Beobachtungszeitraum, um herauszufinden: Handelt es sich um eine Migräne oder um Spannungskopfschmerzen?

Kommt es vor, dass Kinder oder Jugendliche bloß vorgeben, Kopfschmerzen zu haben, etwa bei Schulproblemen?

Wenn Kinder über Kopfschmerzen klagen, sollte man das immer ernst nehmen! Der Hinweis auf Schmerz, ob er nun tatsächlich vorhanden ist oder nicht, ist häufig Ausdruck von Sorgen und Problemen. Eltern sollten darum stets überlegen: Wie kann ich mein Kind bestmöglich unterstützen? Bei welchen Themen, etwa Ärger in der Schule oder dem Umgang mit Freunden, sollte ich genauer nachfragen? Wodurch können wir den Alltag mit seinen Anforderungen besser gestalten? Inwieweit lässt sich Stress kompensieren durch Zeiten der Entspannung?

»Die Veranlagung spielt eine große Rolle, manche Kinder sind einfach anfälliger«

Vielen Eltern fehlt dafür die Zeit. Sie geben dem Kind vielleicht einfach eine Tablette, wenn es über Kopfschmerzen klagt. Eine gute Idee?

Bei Migräne-Attacken ist die frühzeitige Einnahme von Schmerztabletten genau richtig. Bei sporadisch auftretenden Spannungskopfschmerzen sind Schmerzmedikamente definitiv nicht erforderlich, Kinder sind extrem erfolgreich mit anderen Methoden der Schmerzbehandlung. Spannungskopfschmerzen lassen etwa sehr schnell nach, wenn Kinder an die frische Luft gehen, Sport treiben, sich aktiv ablenken. Dazu können die Eltern ermuntern. Auch wenn vielleicht im ersten Moment durch das Herumrennen die Schmerzen kurzzeitig zunehmen, merkt das Kind: Nach einiger Zeit geht es mir viel besser. Das stärkt auch die Selbstwirksamkeit enorm.

Lässt sich auf diese Weise auch Kopfschmerzen vorbeugen?

Mehr Bewegung im Alltag, Sport machen, aber auch nicht zu viel Programm einplanen, täglich Raum für Ruhephasen lassen – all das wirkt vorbeugend. Bei Migräne ist darüber hinaus eine vorgegebene tägliche Struktur, ein regelmäßiger Rhythmus mit festen Schlaf- und Essenszeiten wichtig.

Stimmt es, dass hoher Medienkonsum bei Kindern häufig Kopfschmerzen auslöst?

Tatsächlich zeigen die Ergebnisse unserer Studie, dass Jugendliche, die mehr als andere digitale Medien nutzen, Filme schauen, am Computer spielen oder in sozialen Medien unterwegs sind, häufiger Kopfschmerzen haben. Aber wir wissen nicht sicher, ob die Kopfschmerzen tatsächlich die Folge des Medienkonsums sind, ob Kinder mit Kopfschmerzen mehr Medien konsumieren oder ob es eine gemeinsame Ursache für beides gibt.

Allerdings ist bei jüngeren Kindern im Alter von zehn bis zwölf Jahren der Zusammenhang zwischen der Zeit mit Computerspielen und der Häufigkeit von Kopfschmerzen so stark, dass ich davon ausgehe, dass die Schmerzen eine Folgeerscheinung sind.

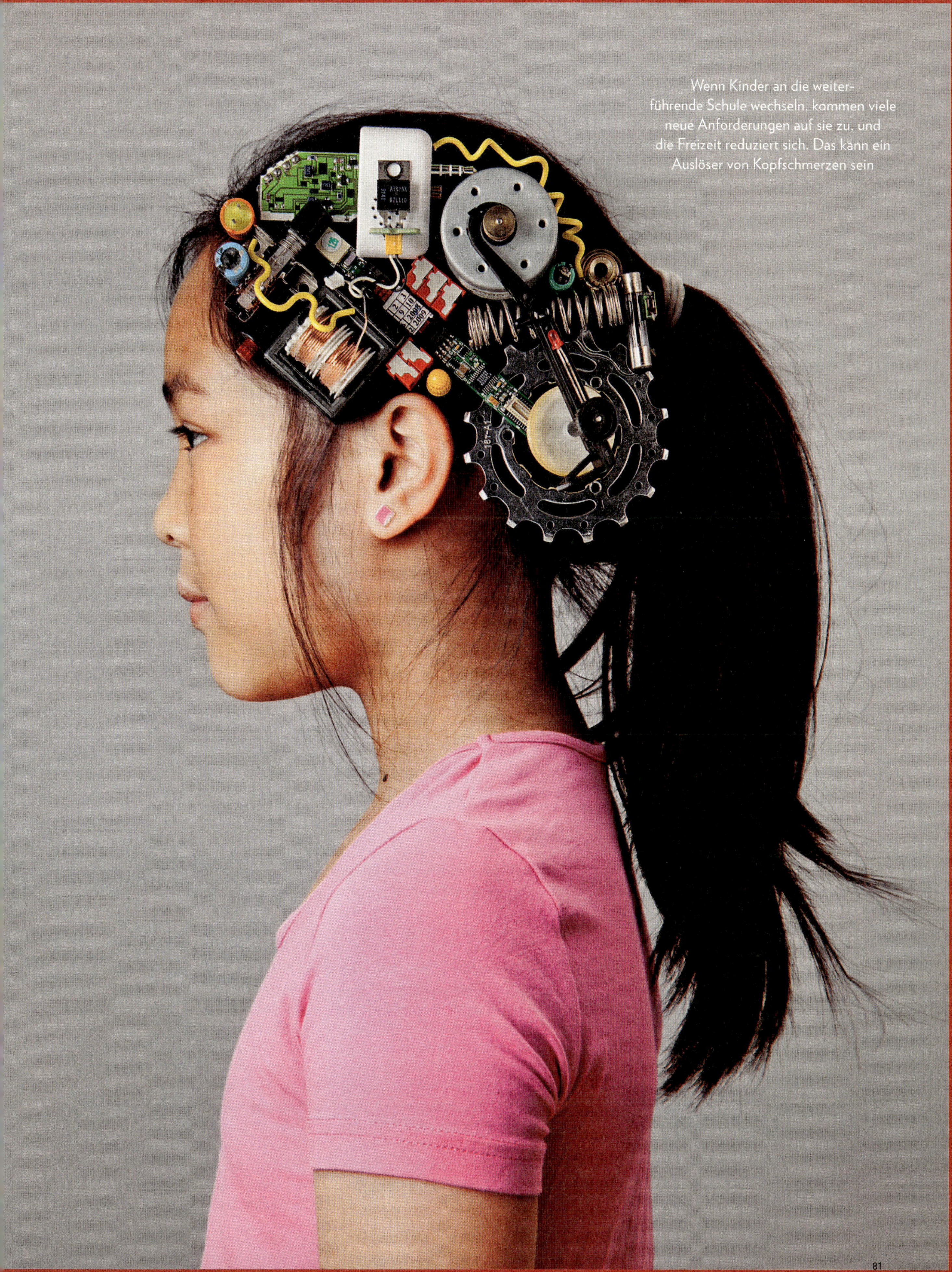

Wenn Kinder an die weiterführende Schule wechseln, kommen viele neue Anforderungen auf sie zu, und die Freizeit reduziert sich. Das kann ein Auslöser von Kopfschmerzen sein

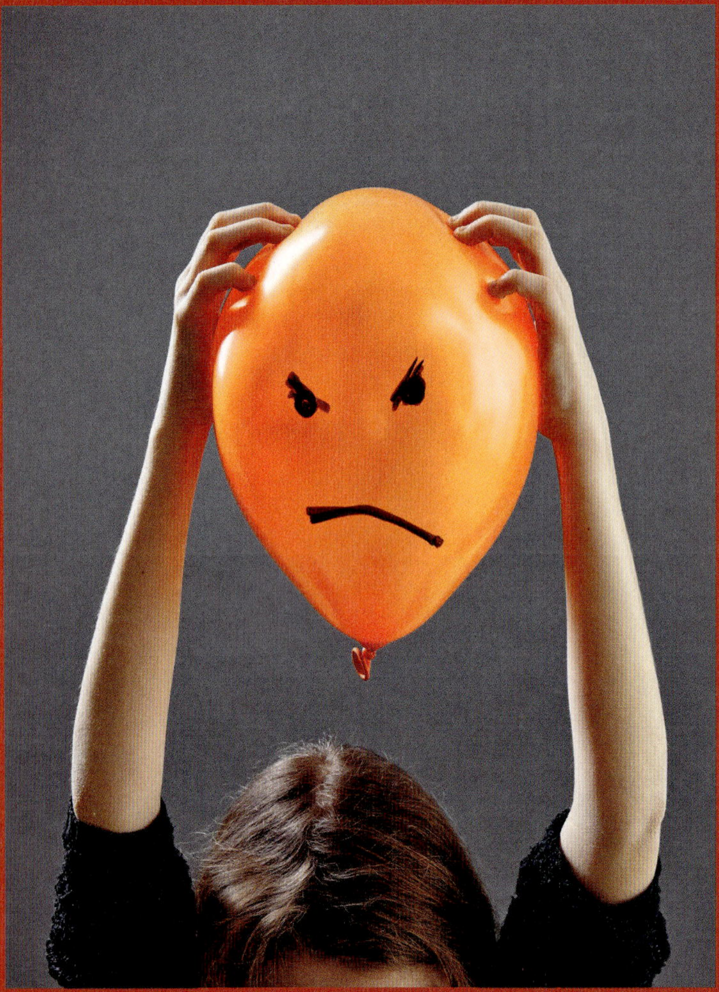

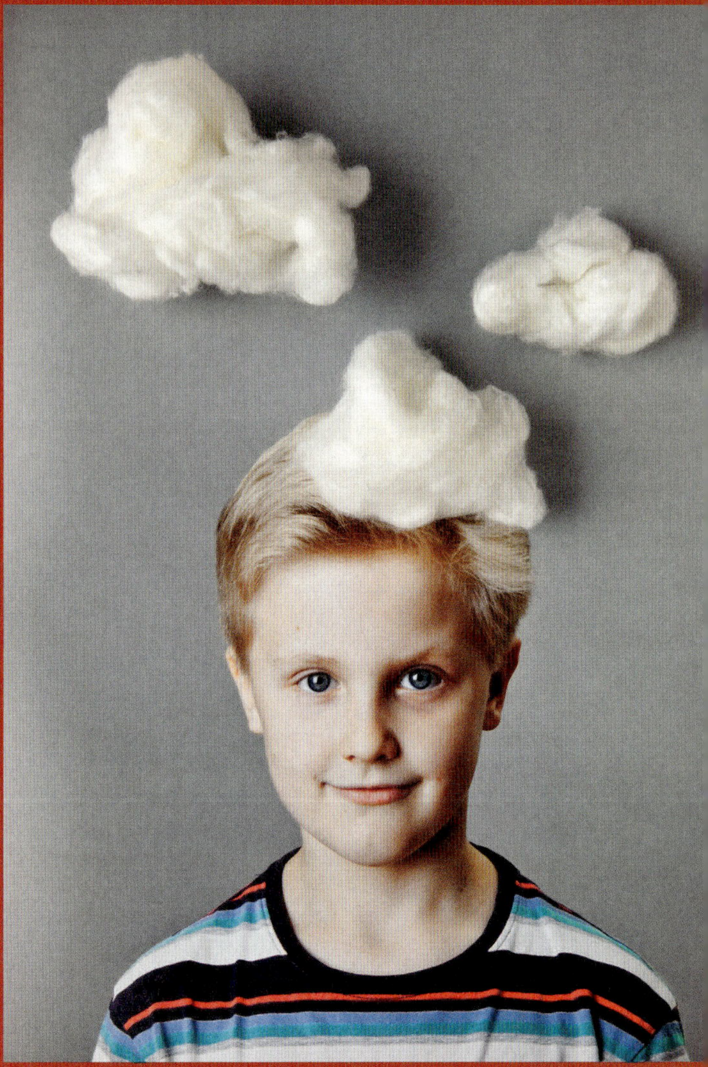

Chronische Kopfschmerzen werden mitunter in stationärer Therapie behandelt. Fast zwei Drittel der Kinder haben danach keine Schmerzen mehr, die übrigen können zumindest besser mit ihnen umgehen

Sollte man als Eltern den Medienkonsum beschränken, sobald Kopfschmerzen auftreten?

Ein vernünftiger Umgang mit Medien sollte Kindern von ihren Eltern völlig unabhängig von Schmerzen beigebracht werden. Schmerzbedingte Einschränkungen sind immer etwas Negatives und bewirken bei Kindern häufig Stress. Sagen Sie Ihrem Kind beispielsweise, dass es einen Film nicht anschauen darf, weil es Kopfweh hat, dann bestrafen Sie es noch dafür, dass es Schmerzen leidet. Ich rate zu einer anderen Strategie: Wissensvermittlung! Wenn das Kind versteht, warum es Kopfschmerzen hat, und wie es durch sein Verhalten die Schwere und Anzahl der Attacken beeinflussen kann, ist es auch an ihm zu entscheiden, ob es den Film noch schaut.

Können Kinder das wirklich selbst einschätzen?

Eltern sind natürlich ein wichtiger Richtungsgeber. Aber auch ein Kind sollte ein Gefühl dafür entwickeln können, wie es am besten mit Medien umgeht. Sich dann vielleicht zu sagen, okay, ich versuche, ein bisschen weniger mit dem Handy zu spielen, weil ich weiß, dass ich dann wahrscheinlich in den nächsten Monaten etwas seltener Kopfschmerzen haben werde. Eine gemeinschaftliche, wissensbasierte Entscheidung ist viel aussichtsreicher, als etwas zu verbieten. Kinder möchten schließlich nicht unter Kopfschmerzen leiden, sondern gute Entscheidungen für sich selbst treffen.

Was halten Sie von Entspannungsverfahren?

Progressive Muskelrelaxation, Yoga und andere Entspannungsverfahren können dazu beitragen, dass die Schwere sowohl von Spannungskopfschmerzen als auch von Migräne-Attacken abnimmt. Kinder finden Entspannung allerdings oft langweilig. Wir am Kinderschmerzzentrum koppeln daher die Progressive Muskelrelaxation gern mit einem Biofeedback-Training: Dabei wird mithilfe von Sensoren, die am Körper befestigt werden, die Anspannung gemessen und auf einem Bildschirm dargestellt, etwa als Flugzeug.

Entspannt sich das Kind, steuert das Flugzeug nach oben. Die Kinder und Jugendlichen können so das Zusammenspiel von Psyche und körperlichen Reaktionen auf dem Bildschirm nachverfolgen und trainieren – eine ganz spannende, motivierende Erfahrung. Plötzlich leuchtet ihnen das, was die Ärzte ihnen erzählen, unmittelbar ein. Leider aber zählt Biofeedback nicht zum Standard-Equipment von Kinderarztpraxen oder Kinder- und Jugendlichenpsychotherapeuten.

Auf welche Weise ließen sich Kindern Entspannungsverfahren noch schmackhaft machen?

Bei der Progressiven Muskelrelaxation gibt es sehr interessante, auf Kinder zugeschnittene Varianten. Statt einfach nur eine Faust zu ballen, kann das Kind sich etwa vorstellen, eine Zitrone auszupressen. Statt die Bauchmuskeln anzuspannen, kann es an einen Elefanten denken, der auf seinen Bauch tritt, und es muss kräftig gegenhalten. Für kleinere Kinder eine prima Methode. Im Bereich Autogenes Training hat man bei Sieben- bis Achtjährigen zudem gute Erfahrungen mit Fantasiereisen gemacht, etwa Unterwassergeschichten mit Kapitän Nemo zum Vorlesen.

Aber Entspannung lässt sich nicht forcieren. Wenn ein Jugendlicher damit absolut nichts anfangen kann, ist vielleicht ein Waldspaziergang oder Sport die bessere Wahl.

Stimmt es, dass sich Kopfschmerzattacken durch eine spezielle Diät verhindern lassen?

Nein, es bringt nichts, einzelne Lebensmittel, etwa Schokolade, zu verbannen, weil die vermeintlich Migräne-Attacken auslösen. Nur extrem selten gibt es tatsächlich einen direkten Zusammenhang. Außerdem erzeugen strikte Verbote großen Frust und das ist bei Kopfschmerzen kontraproduktiv. Worauf Eltern aber achten sollten, ist eine ausgewogene Ernährung, mit nur gelegentlichen Naschereien und wenig stark verarbeiteten Lebensmitteln sowie wenig Fast Food.

Eine Migräne ist für Kinder besonders belastend. Wie können Eltern ihre Kinder im Umgang damit stärken?

Es klingt vielleicht seltsam, aber sie könnten ihnen eine positive Seite der Migräne aufzeigen: Von erwachsenen Menschen mit Migräne weiß man, dass sie viel hartnäckiger beim Problemlösen sind. Vielleicht lässt sich dem Kind vermitteln, okay, du hast immer wieder mal die blöden Schmerzattacken. Dafür arbeitet dein Gehirn aber ausdauernder und du bist besonders gut bei schwierigen Schulaufgaben. Und beruhigend für Eltern wie Kinder ist zu wissen, dass das Gehirn durch Migräne-Attacken nicht dauerhaft in Mitleidenschaft gezogen wird.

Gibt es jenseits von Schmerzmitteln Methoden, um Migräne zu behandeln?

Leider nicht. Eine akute Migräne-Attacke muss immer medikamentös behandelt werden. Wichtig ist dabei, genau den Empfehlungen des Kinderarztes zu folgen, das Medikament rechtzeitig und in der vorgeschriebenen Dosierung zu geben. Eltern, die selbst unter Migräne leiden, sollten ihren Kindern allerdings nicht die eigenen Tabletten verabreichen, weil die zu hoch dosiert wären. Auch eine Prophylaxe mit täglich eingenommenen Medikamenten, wie sie bei Erwachsenen mit schweren Migräne-Attacken oft erfolgt, ist bei Kindern nicht ratsam.

»Es mag seltsam klingen, aber Eltern können auch positive Seiten der Migräne aufzeigen«

Ist der durch übermäßige Einnahme von Schmerzmitteln ausgelöste Medikamentenübergebrauchskopfschmerz auch schon bei Kindern und Jugendlichen ein Problem?

Zum Glück nur selten. Dennoch gibt es vereinzelt Kinder, die anfällig für hohen Medikamentengebrauch sind, etwa weil sie neben der Migräne zudem einen chronischen Spannungskopfschmerz entwickelt haben. Beides lässt sich in der Frühphase einer Kopfschmerzattacke nur schwer voneinander unterscheiden. Dann besteht die Gefahr, dass die Betroffenen fälschlich ihr vom Arzt verordnetes Migränemittel einnehmen, wenn es sich tatsächlich um Spannungskopfschmerz handelt, bei dem das ausdrücklich nicht empfohlen wird. Werden solche Mittel aber zu oft eingenommen, kann es zum Dauerkopfschmerz kommen. Das erfordert dann einen aufwendigen Schmerzmittelentzug.

Was dürfen sich Kinder, die chronisch unter Migräne oder Spannungskopfschmerzen leiden, von einer spezialisierten Kopfschmerzbehandlung erhoffen?

Selbst bei einer starken Beeinträchtigung ist die Prognose bei Kindern durchweg gut! Den allermeisten geht es anschließend besser.

Häufig sind Kinder, die in unsere Ambulanz kommen, schon einige Zeit nicht mehr zur Schule gegangen und durch die Kopfschmerzen auch extrem in ihrer Freizeit eingeschränkt. Solche Kinder bekommen bei uns eine dreiwöchige stationäre Therapie, bei der sie gegebenenfalls den richtigen Einsatz von Medikamenten erlernen und wie sie Attacken vorbeugen können.

Wenn wir dann ein paar Monate später nachfragen, zeigt sich, dass 60 Prozent kein Schmerzproblem mehr haben. Die verbleibenden 40 Prozent leiden zwar noch unter Kopfweh, doch die allermeisten wissen nun, wie sie damit umgehen müssen.

Inwiefern verändert sich der Umgang mit der Krankheit?

Die Kinder sind nach der Therapie in der Lage, ihr Leiden aktiv unter Kontrolle zu bringen, anders als bei passiven Strategien mit Medikamenten, Globuli oder Massagen. Denn da erlebt das Kind keinerlei Selbstwirksamkeit. Doch genau die gilt es zu stärken.

Ebenso wichtig ist, dass die Schmerzen nicht mehr das ganze Leben bestimmen. Die Attacken werden seltener und die Kinder können viel besser mit ihnen umgehen. Sie haben gelernt, sich zu sagen: Mich stören die Schmerzen nur, wenn sie da sind. Aber an allen anderen Tagen geht es mir gut.

Das ist unglaublich ermutigend. ○

So lässt sich der Pein Einhalt gebieten

Den hektischen Alltag hinter sich lassen, sanfte Bewegung genießen, Entspannung finden: Mit unterschiedlichsten Selbsthilfemethoden lässt sich dem Kopfschmerz nicht nur effektiv vorbeugen – oftmals gelingt es auch, ihm seinen Schrecken zu nehmen

TEXT: **MARIA KIRADY**

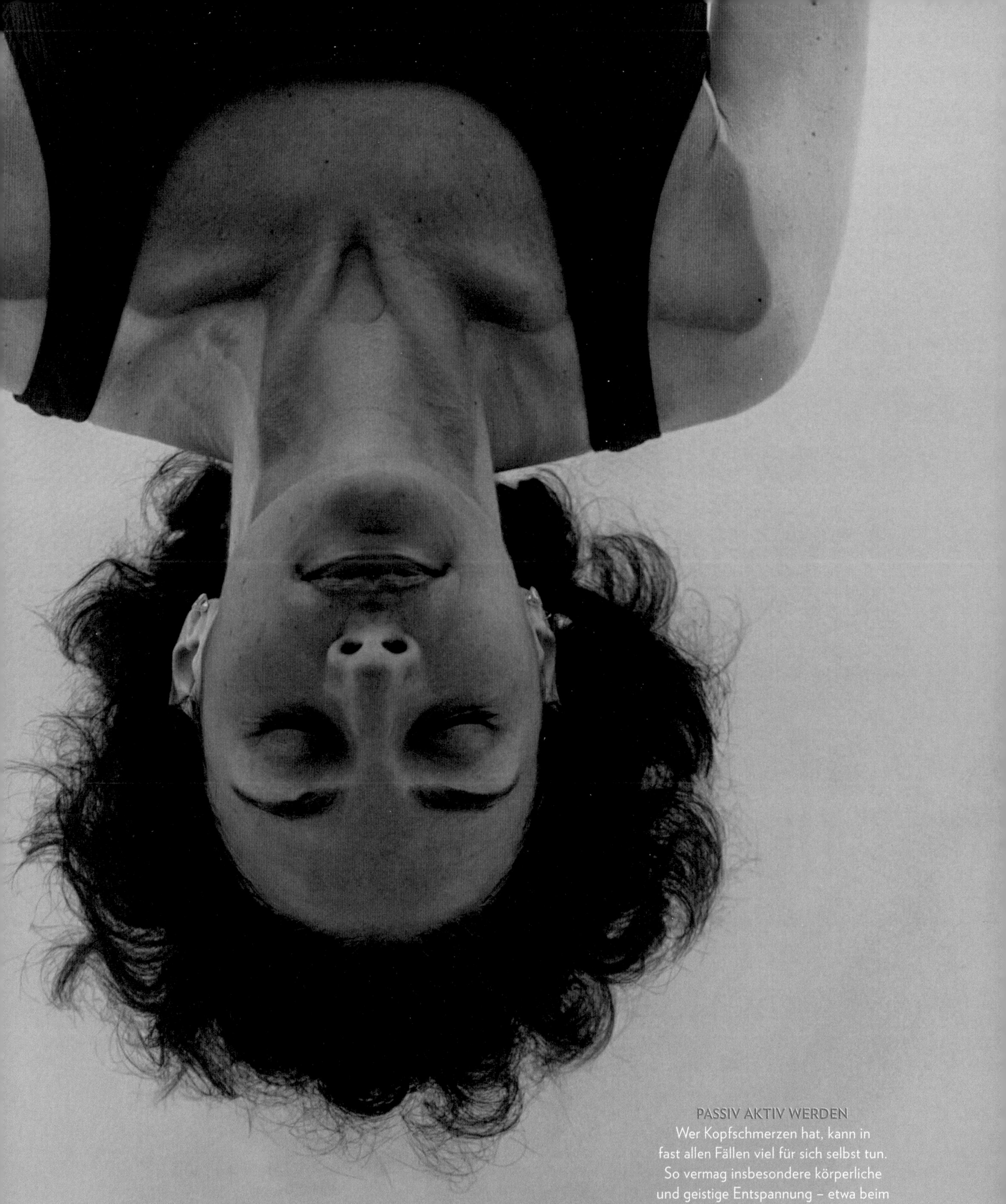

PASSIV AKTIV WERDEN

Wer Kopfschmerzen hat, kann in fast allen Fällen viel für sich selbst tun. So vermag insbesondere körperliche und geistige Entspannung – etwa beim Floating im Wassertank – die Verbindung zwischen Schmerz, Stress und Anspannung aufzuheben

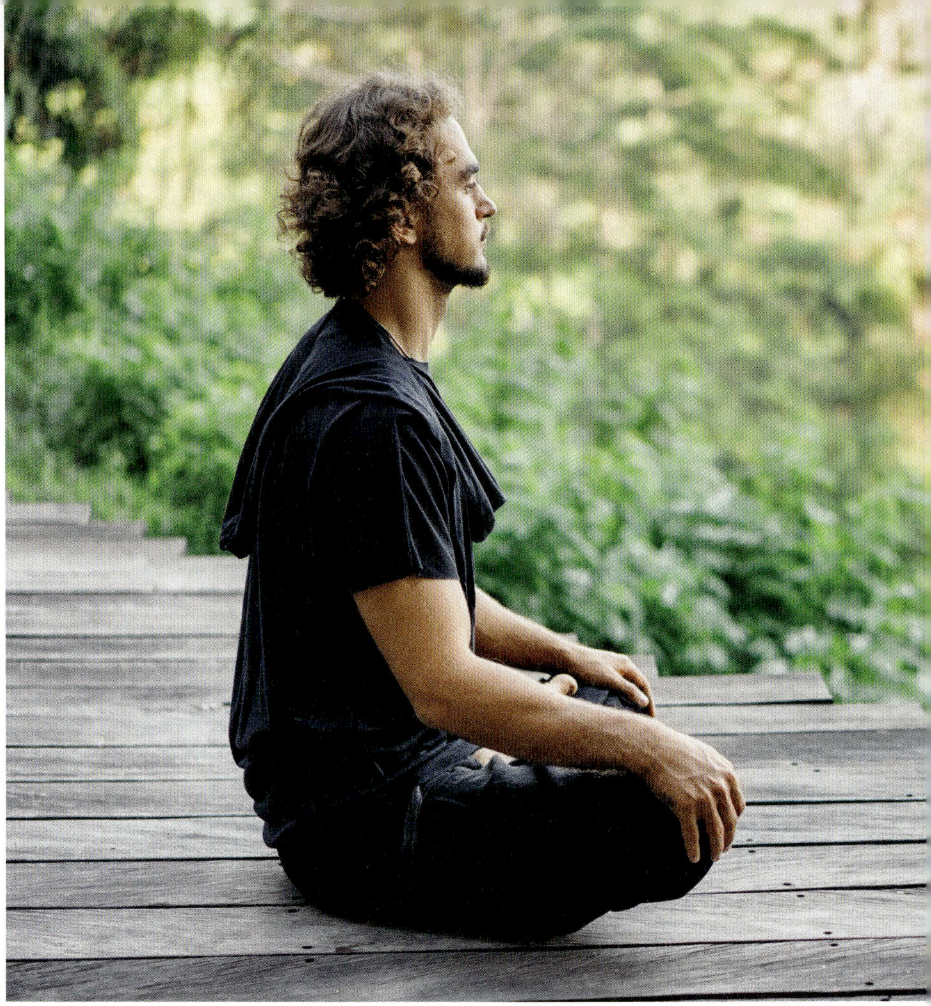

TIEFE KONZENTRATION
Regelmäßige Meditation verändert langfristig Bereiche im Gehirn, die das Gefühlsleben und auch körperliche Empfindungen regulieren. Auf diese Weise können Meditierende ihre Schmerzschwelle erhöhen, sie verspüren weniger Pein

Autogenes Training

Mittels formelartiger Vorsätze wie „Mein Arm ist ganz schwer" lernt der Betreffende, sich selber (autogen) in eine Art Trance zu versetzen, Schwere- und Wärmeempfindungen im Körper zu erzeugen, dabei ruhiger zu atmen und sich zu entspannen.

Nach einiger Übung ist es möglich, mit dem ganzheitlichen Vorsatz „Ich bin ganz ruhig" eine Entspannung herbeizuführen und das Verfahren auch bei Kopfschmerzen einzusetzen. Autogenes Training geht sogar über eine reine Entspannungstechnik hinaus, indem Anwender in einer Art Selbsthypnose lernen können, weitergehende Ziele zu erreichen, etwa „Ich werde am Morgen frisch erwachen". Dazu aber sind nach Expertenmeinung mindestens einige Monate Training und viel Übung notwendig.

Insgesamt ist das Erlernen des Verfahrens recht aufwendig, dafür aber hilft es nicht nur bei Kopfschmerzen, sondern es kann auch Stress und Ängste reduzieren.

Gut zu wissen
Empfehlenswert ist es, einen Kurs zu besuchen, da man sich sehr auf sich konzentrieren muss und nicht etwa durch die Bedienung einer CD abgelenkt sein sollte.

Biofeedback

Das Entspannungsverfahren eignet sich besonders für technikaffine Menschen. Beim Biofeedback werden mittels auf die Haut geklebter Elektroden körperliche Reaktionen gemessen. Ein Computer macht diese auf einem Bildschirm sichtbar oder über Töne hörbar. Der Anwender erhält auf diese Weise eine unmittelbare Rückmeldung (Feedback) – und kann so üben, seinen Zustand selbst zu beeinflussen, etwa Muskelanspannung, Herz- und Atemfrequenz oder Blutdruck zu senken. Das ermöglicht recht schnelle Lernerfolge, die sich oft positiv auf die Kopfschmerzen auswirken.

Konkret signalisiert der Computer beispielsweise die Kontraktion der Schläfen- oder Kiefermuskeln. Sind sie angespannt, hört der Patient einen hohen Ton. Schafft er es, sie willentlich zu lockern, wird der Ton tiefer. Durch diese Rückkopplung kann er die Entspannung präzise trainieren.

Ziel ist es, nach einiger Übung den Zustand der Entspannung auch ohne technische Hilfsmittel zu erreichen. Oft sind Anwender überrascht, wie stark sie bereits nach relativ kurzer Zeit Atmung und Puls beeinflussen können.

Gut zu wissen
Wegen der notwendigen Geräte findet das Biofeedback-Training in einer Arztpraxis oder Klinik statt. Da die Plätze rar sind, wurden auch Apparate für daheim entwickelt, deren Nutzen ist jedoch umstritten.

Mittels Biofeedback lassen sich Atmung und Puls beeinflussen

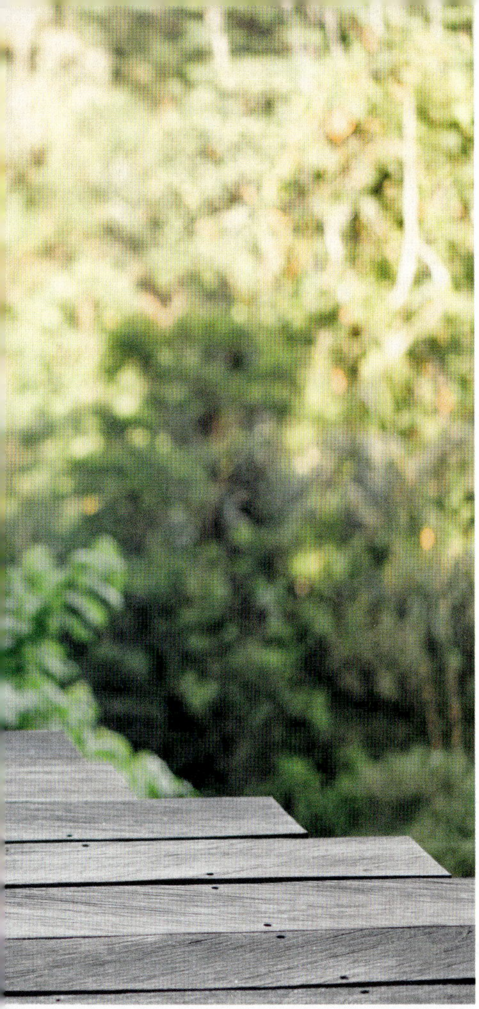

MBSR

Kopfschmerzen und Stress verstärken sich oft gegenseitig. Mit gezielter Entspannung lässt sich dieser Teufelskreis durchbrechen. Die in den USA entwickelte Achtsamkeitsbasierte Stressreduktion (Mindfulness-Based Stress Reduction, MBSR) hat sich in Studien bei der Behandlung von Schmerzleiden bewährt. Dabei werden unter Anleitung speziell ausgebildeter Lehrer Achtsamkeitstechniken gelehrt.

Beim „Body Scan" etwa richtet der sitzende oder liegende Patient seine Aufmerksamkeit auf jeden Bereich des Körpers, möglichst ohne seine Situation als Problem zu empfinden. Mit dieser Übung lassen sich Körperwahrnehmung und Konzentrationsfähigkeit stärken. Da Stress einer der Auslöser für Kopfschmerzen sein kann, sind Programme zur Stressbewältigung hilfreich. Studien belegen, dass MBSR dabei helfen kann, gelassener mit Schmerzen umzugehen. Jene, die regelmäßig MBSR betrieben, fühlten sich wohler, konnten ihr Leiden besser bewältigen und bewegten sich mehr. Sie hatten gelernt, den Schmerz anzunehmen, ohne ihn negativ zu bewerten. Diese Akzeptanz führt letztlich zu einer geringeren Schmerzwahrnehmung.

Gut zu wissen

Einige Krankenkassen bieten eigens Kurse zur Stressbewältigung durch Achtsamkeit an oder übernehmen unter bestimmten Bedingungen einen Teil der Kosten solcher Kurse anderer Anbieter.

Meditation

Meditation ist die Kunst, sich gleichzeitig zu entspannen und zu konzentrieren – seit Jahrtausenden üben sich Menschen aus allen Kulturen und Religionen darin, in Indien ist sie Teil des Yoga, in Japan Teil des Zen. Heute existieren viele Formen, die losgelöst sind von religiösen Kontexten.

Immer jedoch geht es darum, alles, was wir denken und tun, bewusster wahrzunehmen, intensiver zu erleben und im Moment zu sein und nicht Zukunft oder Vergangenheit zu bewerten. Das kann helfen, negative Gedankenschleifen zu durchbrechen, neue Perspektiven zu gewinnen und auf diese Weise kopfschmerzfördernden Stress besser zu bewältigen.

Der meditative Zustand, der sich durch regelmäßige Praxis erreichen lässt, ist neurologisch als Veränderung der Hirnwellen messbar, der Herzschlag wird verlangsamt, die Atmung vertieft, Muskelspannungen reduziert. Meditation kann, muss aber nicht in einem Kurs erlernt werden.

MEHR GELASSENHEIT
Stressbewältigungstrainings wie MBSR beugen einer übermäßigen Nervenerregung vor, reduzieren den Energieverbrauch in den Nervenzellen – und helfen dabei, zu innerer Ruhe zu kommen

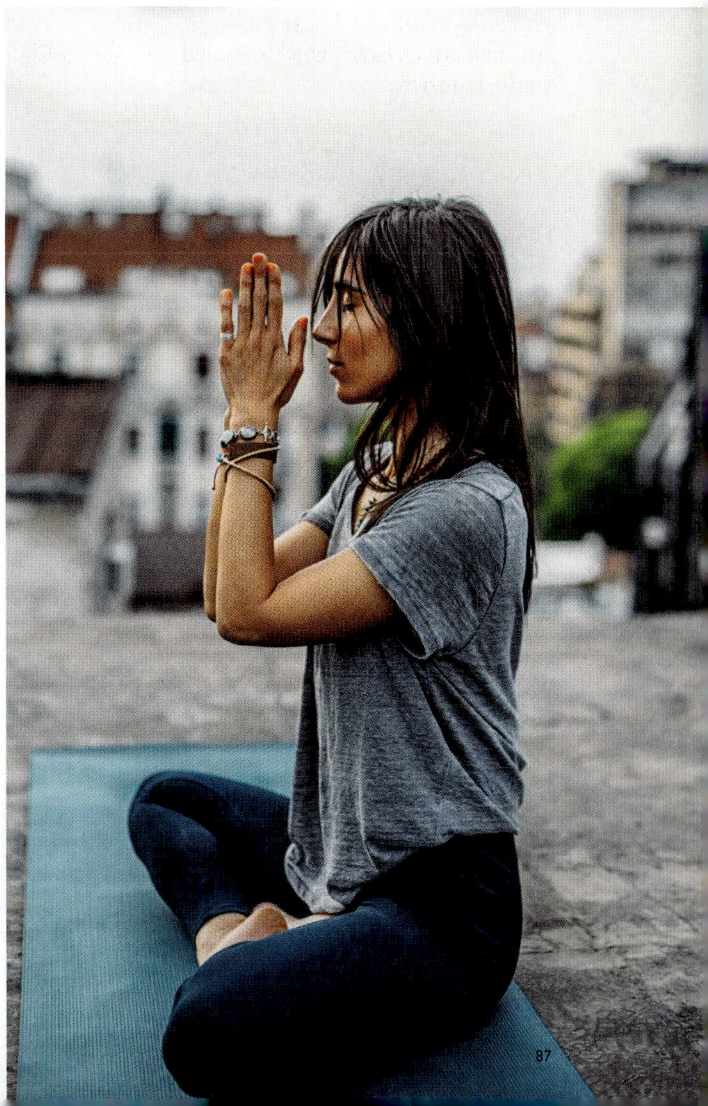

Hirnforscher haben nachgewiesen: Regelmäßige Meditation kann dazu führen, dass sich langfristig die Aktivität in jenen Partien des Gehirns verändert, die Emotionen und körperliche Empfindungen regulieren. Das Ziel jeder Meditation ist Selbsterkenntnis und innere Harmonie, die dann oftmals auch dazu führt, dass der Betreffende weniger Stress und weniger Schmerzen empfindet.

Gut zu wissen

Eine einfache Alternative ist eine Fantasiereise: In einer ruhigen Umgebung versetzt man sich für zehn Minuten bis eine halbe Stunde gedanklich an einen schönen Ort, stellt sich die Geräusche, Gerüche und Farben vor und gleitet in einen Zustand innerer Versenkung.

Pilates

Bei dem von Joseph Hubertus Pilates entwickelten Ganzkörpertraining steht weniger die Meditation im Vordergrund als die Fitness.

Mit einer Kombination aus Stretching, Yoga, Muskelübungen und Tanz werden Sehnen und Muskeln auf sanfte Weise gedehnt und Verspannungen, die oft im Zusammenhang mit Kopfschmerzen auftreten, gelöst. Gerade wer viel am Schreibtisch sitzt, kann auf diese Weise Rückenschmerzen und Muskelversteifungen im Nacken beheben.

Die Dauer der Unterrichtsstunden beträgt gewöhnlich 45 bis 60 Minuten, Trainer empfehlen, das Programm zwei- bis dreimal wöchentlich zu wiederholen.

Pilates umfasst Hunderte verschiedene Übungen, die unter Anleitung meist auf einer Gymnastikmatte oder speziellen Fitnessgeräten, etwa dem „Reformer", ausgeführt werden. Sie bestehen aus fließenden Bewegungen für Kraft, Koordination und Dehnung, die zum Teil mit Hilfsmitteln wie Ball, Pilates-Rolle oder Latexband unterstützt werden.

Die Übenden atmen dabei in einem speziellen Rhythmus. Die Mischung aus Konzentration und Atmung wirkt zudem entspannend und beruhigend.

Gut zu wissen

Kurse werden in zahlreichen Fitness-Studios und in Sportvereinen angeboten. Unter pilates-verband.de hat der Dachverband eine Liste lizenzierter Trainer zusammengestellt.

SANFTE BEWEGUNG

Geistige Versenkung und leichte körperliche Aktivität: Qigong und Tai-Chi verbinden beides auf eine Art und Weise, dass Praktizierende ein Gefühl der Kontrolle erleben – und Stress sowie Schmerzen nicht mehr hilflos ausgeliefert sind

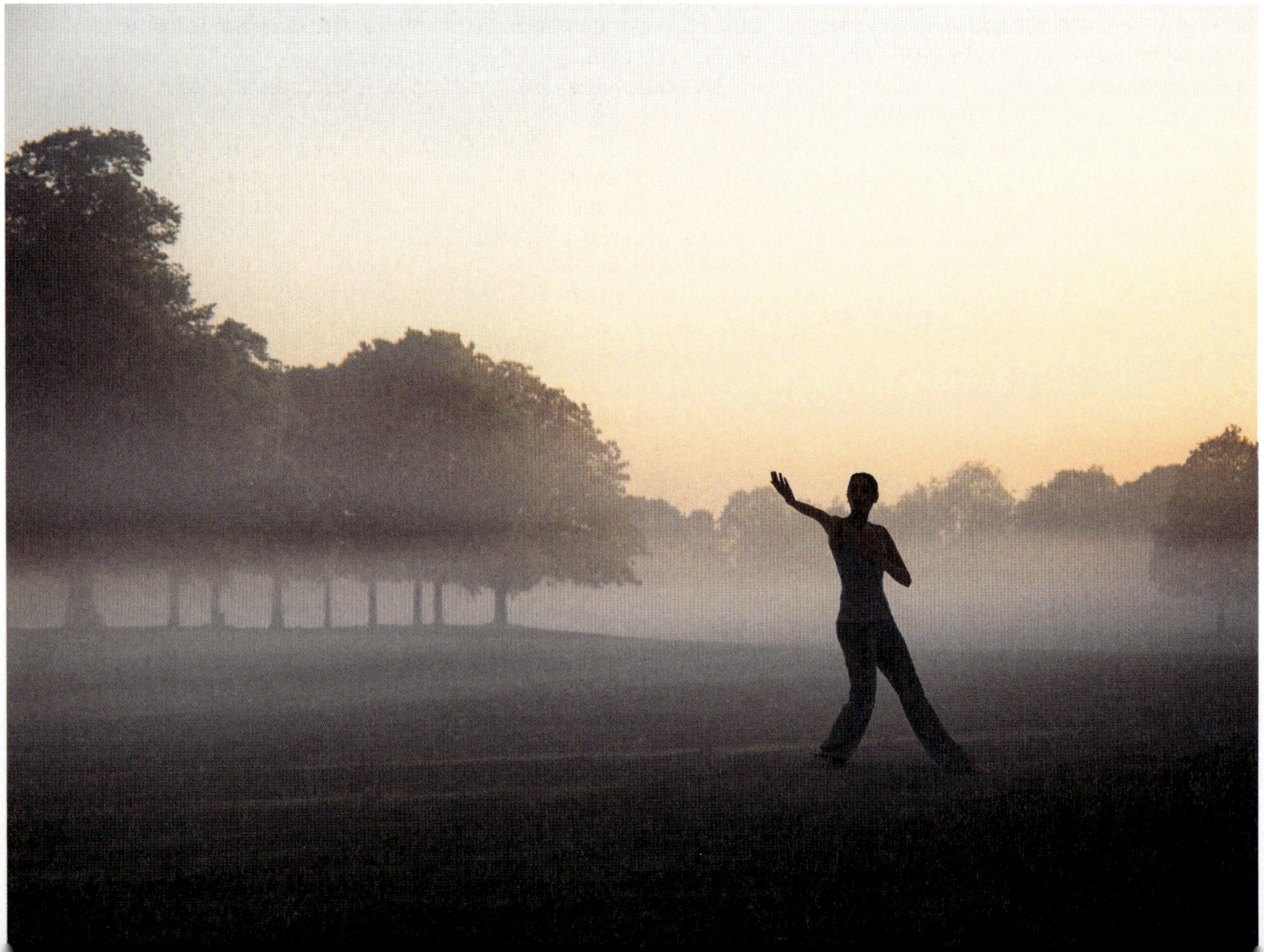

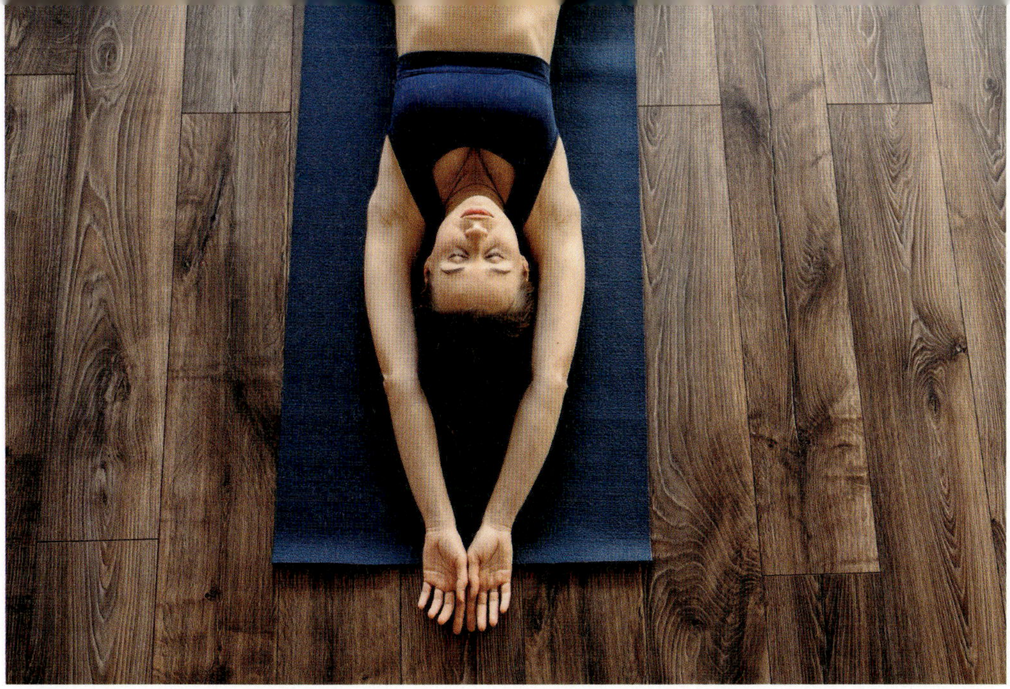

GUTE HALTUNG
Viele Yoga-Übungen verstärken die Produktion eines Gehirnbotenstoffs, der Schmerzzustände und Nervosität mildert. Es bedarf allerdings einer fachlichen Anleitung, um die Asanas korrekt auszuführen

Qigong und Tai-Chi

Beide Praktiken – man könnte sie als eine Art Bewegungsmeditation bezeichnen – stammen aus China. Qigong-Übungen sind Körperhaltungen und ruhige Bewegungen, ähnlich einem langsamen Tanz, kombiniert mit Konzentrationsübungen, Atemtechniken und autosuggestiven Vorstellungen. Der Kopfschmerzexperte Hartmut Göbel empfiehlt Qigong zur intensiven Ganzkörperentspannung.

Abgeleitet davon sind die Übungen des Tai-Chi, die optisch ähnlich aussehen, bei denen es aber weniger auf das Atmen ankommt und die verstärkt den ganzen Menschen miteinbeziehen. Beide verbinden geistige Versenkung und Bewegung und helfen dabei, ein Gefühl der Kontrolle zu erleben. Sie machen uns bewusst, dass wir alltäglichen Belastungen und Schmerzen nicht hilflos ausgeliefert sind.

Es gilt, den eigenen Körper – auch Schmerz – zu empfinden, Gedanken zu beobachten, Gefühle zu erspüren. Und zugleich darauf zu achten, in welchem Wechselspiel die Umwelt und das Innere stehen.

Sowohl bei Qigong als auch Tai-Chi geht es weniger darum, körperliche Spannungen direkt abzubauen – wohl aber führen die tänzerischen Dehnübungen dazu, körperlich und geistig zur Ruhe zu kommen.

Es gilt, das Wechselspiel zwischen Umwelt und Innerem zu spüren

Gut zu wissen
Von den meisten Krankenkassen werden Qigong- und Tai-Chi-Kurse bezahlt oder mindestens bezuschusst.

Yoga

Vor etwa 3500 Jahren in Indien entwickelt, sollte Yoga als Weg zu spiritueller Erleuchtung dienen. Doch die Kombination aus Körperhaltungen, Atemübungen und Meditation wird heute zu ganz unterschiedlichen Zwecken eingesetzt, vor allem auch zur Stressreduktion. Das heute oft praktizierte Hatha-Yoga vereint Elemente des ursprünglichen Yogas mit indischer Kampfkunst, moderner Physiotherapie und Atemlehre. Viele der Übungen kurbeln die Produktion eines Neurotransmitters an, der Schmerzgefühle und Nervosität dämpft. Zugleich sinkt der Spiegel des Stresshormons Kortisol. Beides kann dazu dienen, Kopfschmerzen vorzubeugen.

Über Haltungen, die Körperbeherrschung vermitteln *(asana)*, hinaus geht es auch um spezielle Atemtechniken *(pranayama)*. Das Konzentrieren auf den Atem soll nicht nur körperlich wohltun, sondern auch dabei helfen, in seinen Gedanken innezuhalten. Allerdings ist Yoga keine schnelle Methode zur Entspannung. Es bedarf der Anleitung eines erfahrenen Lehrers und der ständigen Übung, um die Bewegungen korrekt auszuführen und etwaige Verspannungen nicht womöglich noch zu verschlimmern. Dann sind sie ein gutes Mittel, um ausgeglichener und schmerzärmer durchs Leben zu gehen.

Gut zu wissen
Die Variante Yin-Yoga zählt zu den besonders sanften Verfahren. Geübt wird mit viel Zeit und Hingabe, wodurch diese Yoga-Form einem stressreduzierenden Achtsamkeitstraining gleichkommt. ○

Tut mir

Bestimmte Speisen und Getränke können bei manchen Kopfschmerzen und Migräne begünstigen, andere wiederum helfen offenbar, die Pein zu lindern. Doch wie findet man heraus, was individuell den Schmerz auslöst? Der Neurologe Christian Wöber weiß Rat

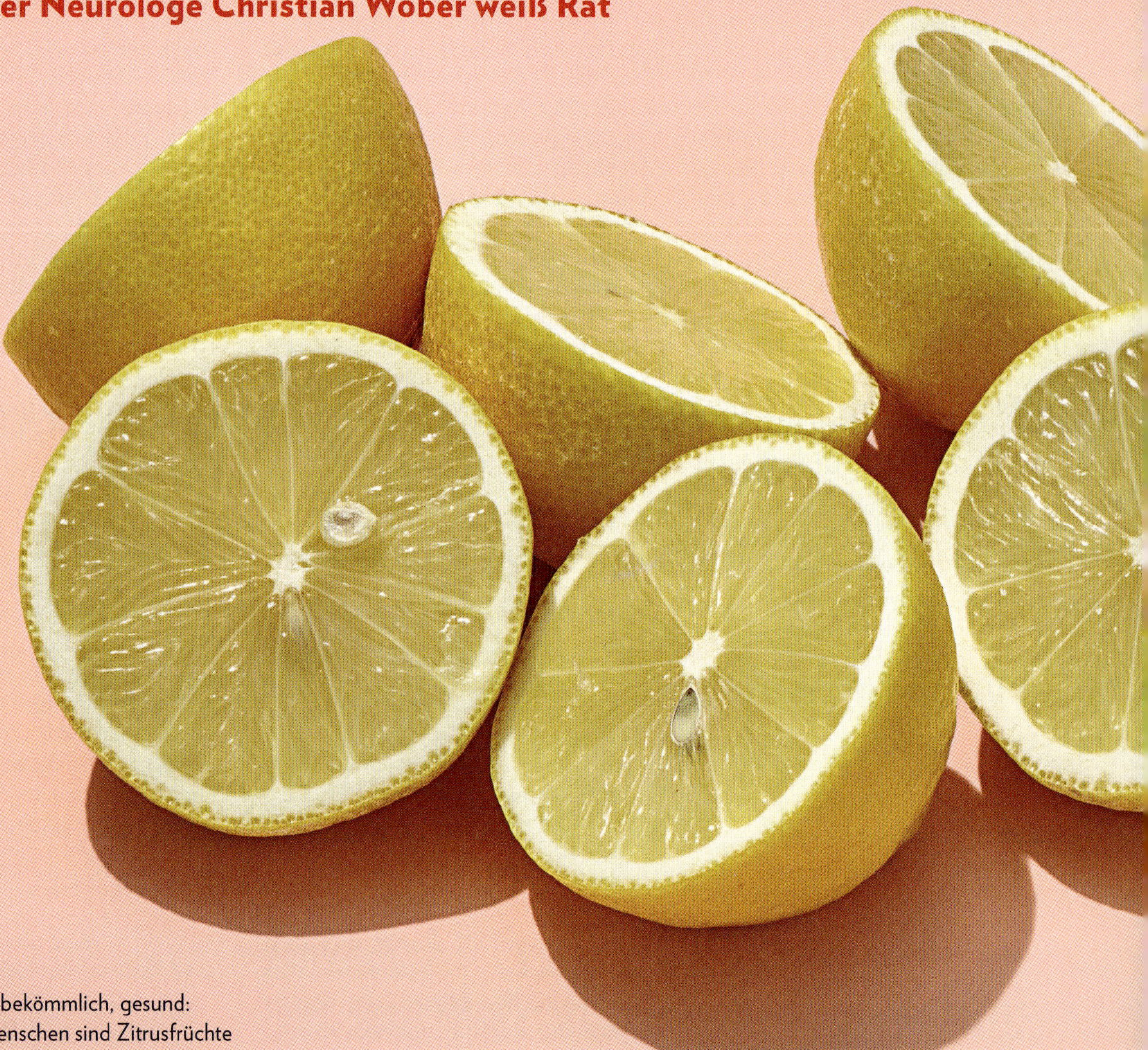

Vitaminreich, bekömmlich, gesund: Für die meisten Menschen sind Zitrusfrüchte uneingeschränkt zu empfehlen. Doch bei manchen lösen sie Kopfweh aus. Ein Verzicht kann dann sinnvoll sein

das gut?

Interview: Jörn Auf dem Kampe
und Maria Kirady

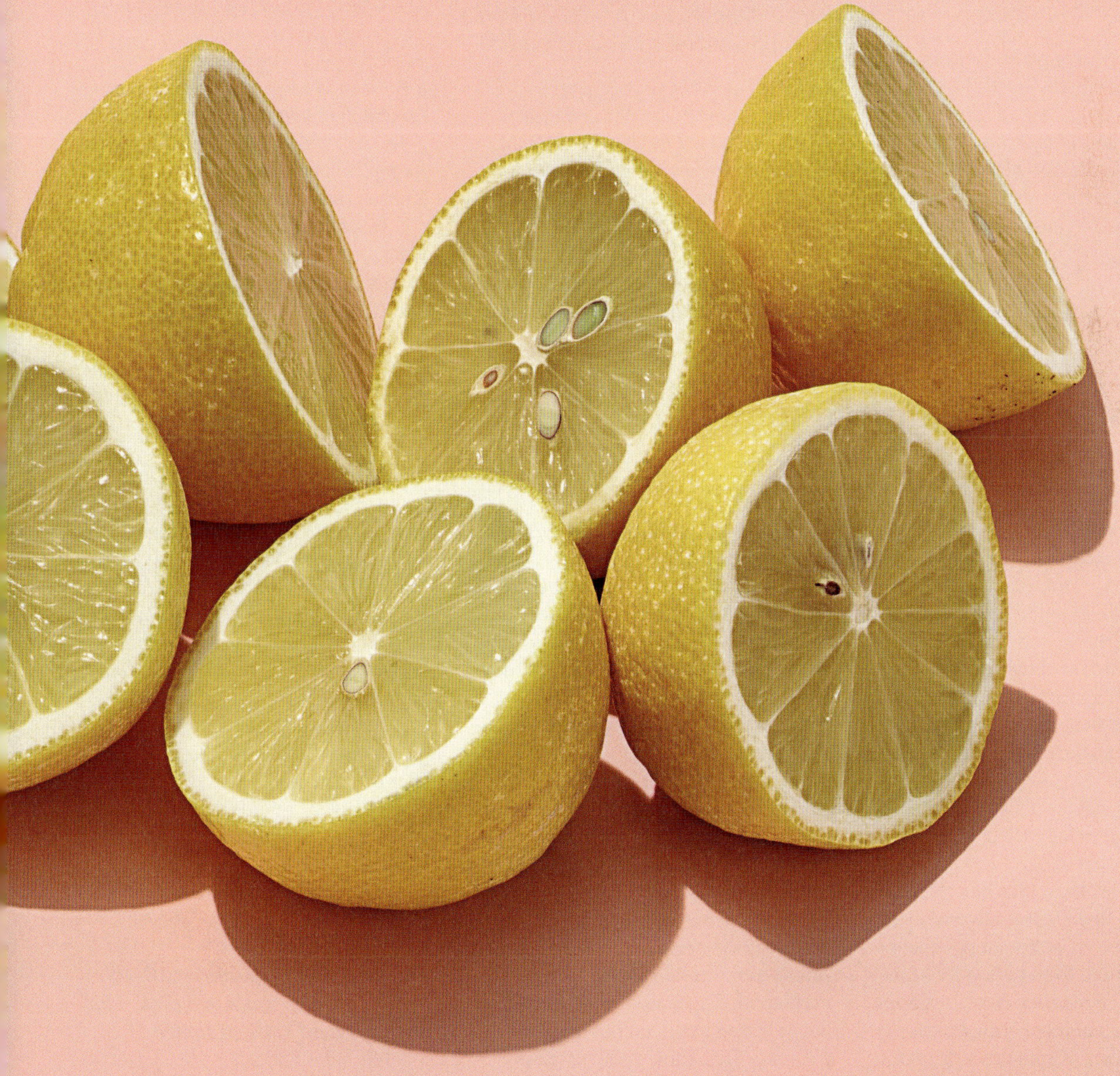

GEO WISSEN: Herr Professor Wöber, über den Zusammenhang zwischen Ernährung und Kopfschmerzen kursieren allerlei Vermutungen. Was ist etwa von Phänomenen wie dem China-Restaurant-Syndrom oder dem Hotdog-Kopfschmerz zu halten?

PROFESSOR CHRISTIAN WÖBER: Das sind Kopfschmerzen, die mit der Aufnahme bestimmter Zusatzstoffe in Zusammenhang gebracht wurden. Tatsächlich gibt es Berichte, wonach Menschen nach einem glutamathaltigen chinesischen Essen oder dem Verzehr von gepökelten nitrithaltigen Wurstwaren der Kopf gebrummt hat.

Allerdings ließen sich diese Phänomene in Studien bislang nicht eindeutig reproduzieren. Die Probanden mussten jeweils so große Mengen dieser Stoffe verzehren, um Kopfschmerzen zu bekommen, dass das im Alltag praktisch keine Relevanz hat. Was aber nicht ausschließt, dass besonders empfindliche Menschen vielleicht schon auf eine kleinere Dosis reagieren.

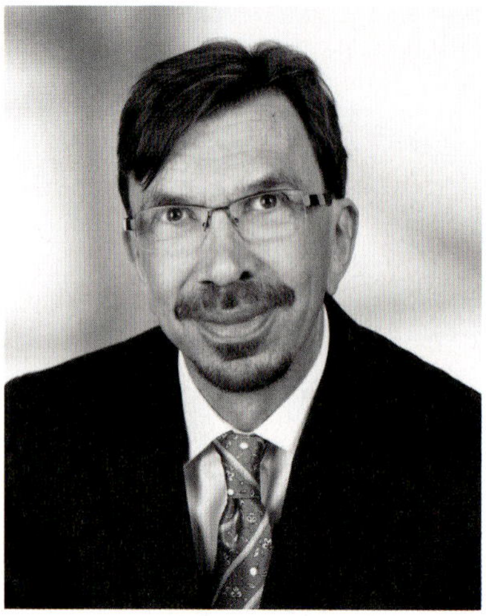

Dr. Christian Wöber ist Facharzt für Neurologie und Psychiatrie und Professor an der Medizinischen Universität Wien. Er erforscht unter anderem, welchen Einfluss der Lebensstil auf Migräne und andere Kopfschmerzformen hat

»Aus Einzelfällen sollte man keine allgemeinen Empfehlungen ableiten«

Dann sollte man solche Beobachtungen grundsätzlich ernst nehmen?

Ja, denn Kopfschmerzauslöser können hochindividuell sein. Wenn jemand den dringenden Verdacht hat, dass ein Lebensmittel bei ihm Migräne oder andere Kopfschmerzen verursacht, dann lohnt es sich, das mit einem Arzt zu besprechen. Der wiederum sollte den Patienten ernst nehmen und dem nachgehen – und das nicht etwa abtun, weil die Studienlage dem scheinbar widerspricht.

Umgekehrt kann man aus solchen Einzelfällen aber keine allgemeinen Empfehlungen zu bestimmten Lebensmitteln ableiten. Wenn ein paar Menschen von gepökelter Wurst Kopfschmerzen bekommen, bedeutet das ja nicht, dass allen Kopfschmerzgeplagten davon abzuraten ist.

Wie finde ich als Betroffener heraus, ob ich etwas nicht vertrage?

Indem Sie sich selbst beobachten: Treten die Kopfschmerzen wiederholt binnen Stunden oder spätestens am nächsten Tag nach dem Verzehr des entsprechenden Lebensmittels auf? Dann ist ein Zusammenhang wahrscheinlich.

Allerdings kann man sich hierbei auf die eigene Wahrnehmung nicht immer verlassen. Denn wir neigen dazu, uns bevorzugt an negative Ereignisse zu erinnern. So bleiben uns etwa Tage, an denen wir nach dem Verzehr von beispielsweise Tomaten Kopfschmerzen verspürten, eher in Erinnerung, als Tage, an denen wir Tomaten gegessen haben und es uns danach gut ging. Das kann zu Fehlschlüssen führen.

Wie kann man so etwas ausschließen?

Die verlässlichste Möglichkeit ist es, ein elektronisches Tagebuch zu führen, etwa mit einer speziellen Kopfschmerz-App. Darin werden unter anderem Nahrungs- und Genussmittel, Getränke und Trinkmenge, Stressbelastung, Schlafqualität und körperliche Aktivität dokumentiert sowie das Auftreten von Kopfschmerzen eingetragen. Das ermöglicht statistische Auswertungen, mit denen sich Kopfschmerztrigger verlässlich identifizieren lassen.

Haben Sie bereits ein bestimmtes Lebensmittel im Verdacht, sollten Sie die Gegenprobe machen: das heißt, drei Monate lang auf dieses verzichten und dokumentieren, ob die Beschwerden nachlassen.

Sie haben in einer Studie Kopfschmerztagebücher von 300 Probanden ausgewertet. Wie viele der Teilnehmer haben überhaupt empfindlich auf Speisen oder Getränke reagiert?

Bei zehn Prozent traten nach dem Konsum einzelner Lebensmittel eine Migräne oder andere Kopfschmerzen auf. Als Auslöser wurden neben Glutamat und Nitrit noch Nüsse, Käse, Zitrusfrüchte und Süßstoff identifiziert. Mit Abstand weit vorn lag aber: Alkohol.

Dass überrascht nicht.

Gemeint ist nicht der Kater am nächsten Morgen. Sondern ein Kopfschmerz, der unmittelbar nach dem Genuss kleiner Mengen auftritt. Allerdings gibt es hier Unterschiede von Mensch zu Mensch, von Alkoholsorte zu Alkoholsorte. In unserer Studie fielen Schaumweine wie Sekt oder Champagner am häufigsten negativ auf.

Was uns dagegen verblüfft hat: Es gibt vereinzelt Menschen, bei denen Bier offenbar positiv wirkt. Sobald sie die Vorboten einer Migräne-Attacke verspüren, trinken sie ein Glas und können so die Kopfschmerzen abwenden. Eine Erklärung für dieses Phänomen habe ich allerdings nicht.

Angenommen, jemand ist Weinliebhaber, wäre es dann möglich, eine verträglichere Sorte zu finden?

Ich habe Patienten, die genau so verfahren. Die bevorzugen einen ganz

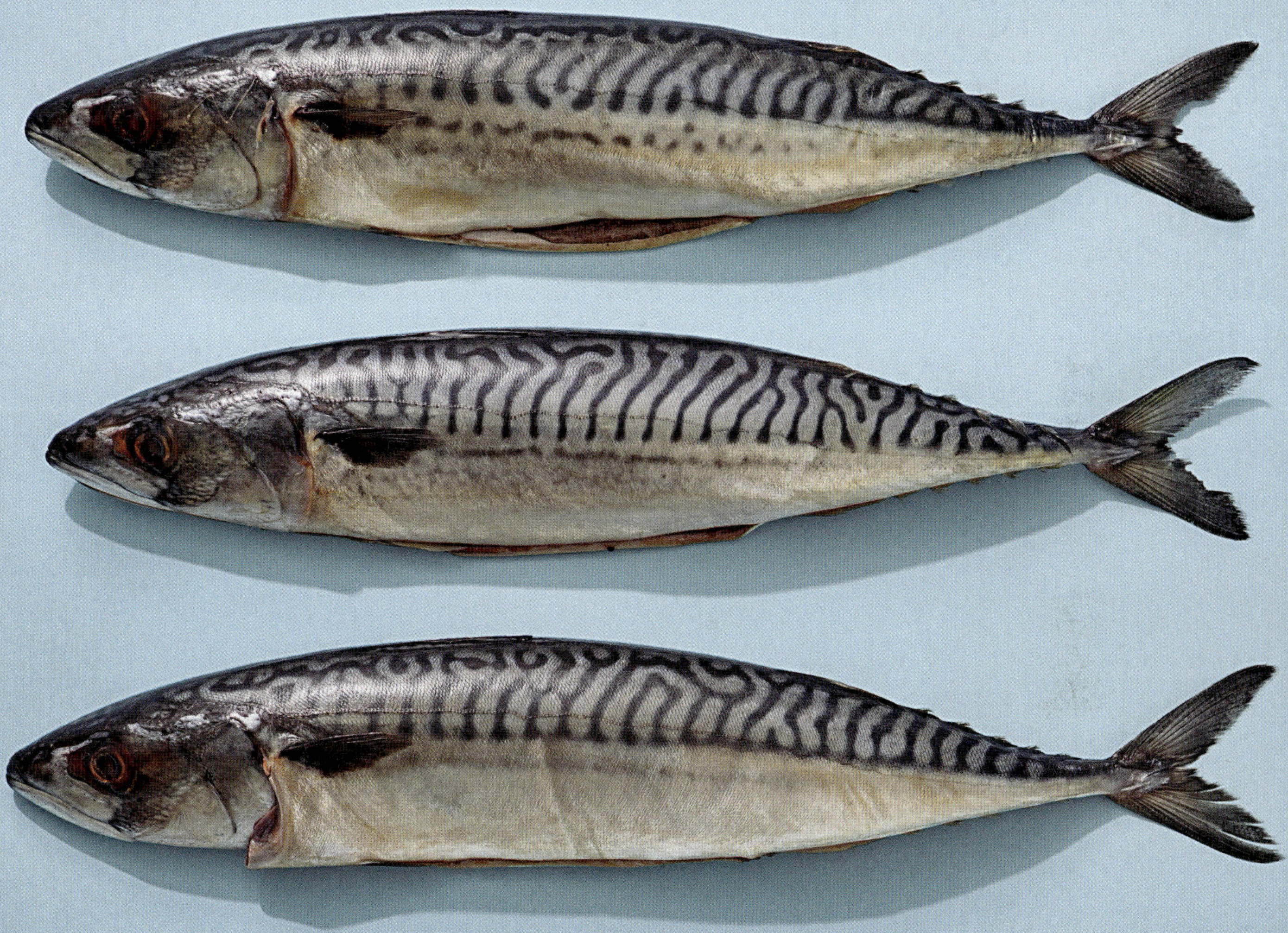

Der Naturstoff Histamin (zum Beispiel
enthalten in Fischprodukten) führt
bei einigen zu mannigfachen Beschwerden,
darunter auch Atemnot oder Migräne

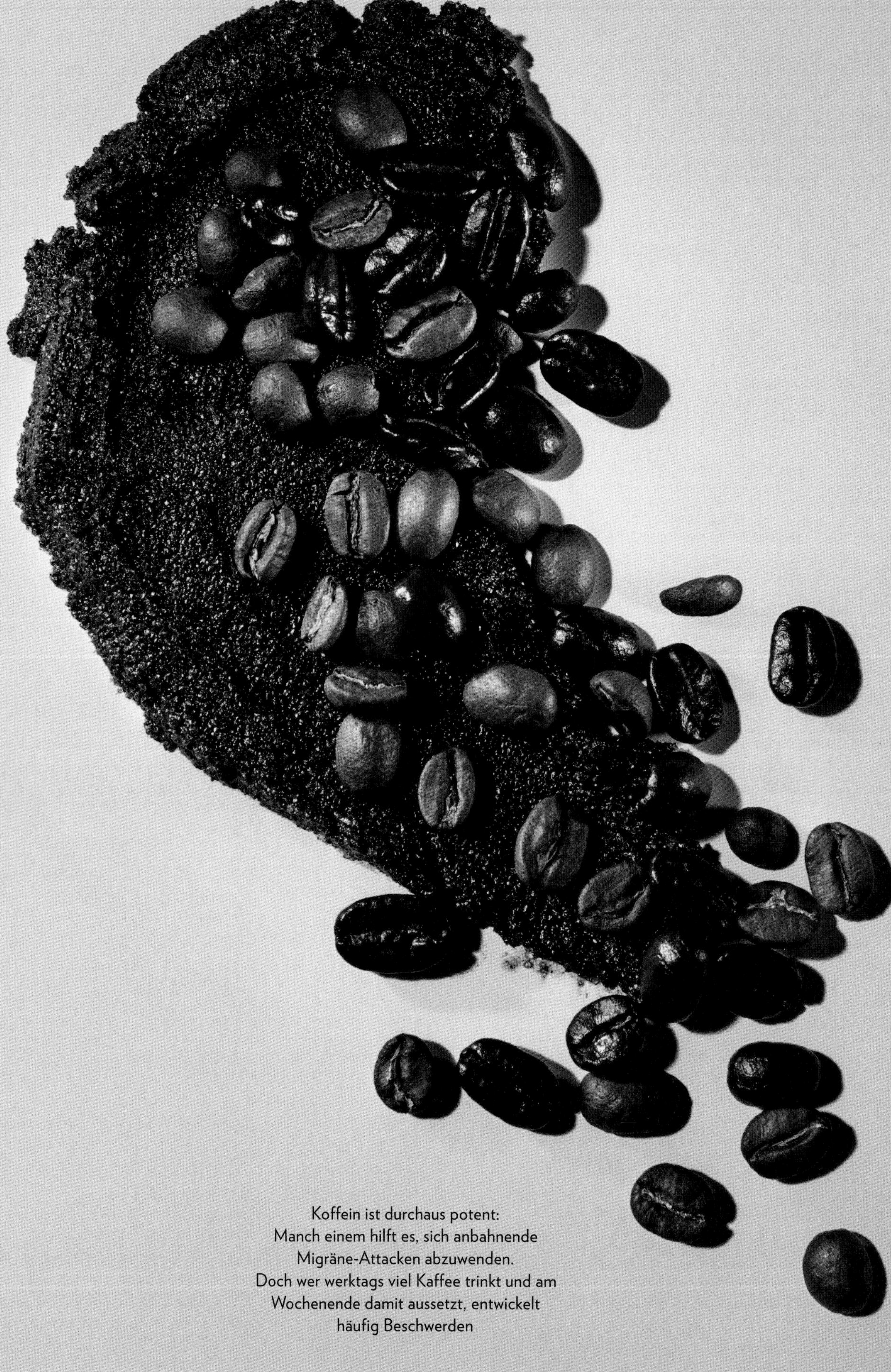

Koffein ist durchaus potent:
Manch einem hilft es, sich anbahnende
Migräne-Attacken abzuwenden.
Doch wer werktags viel Kaffee trinkt und am
Wochenende damit aussetzt, entwickelt
häufig Beschwerden

bestimmten Wein, von dem sie wissen, da passiert nichts. Andere dagegen verzichten komplett auf Alkohol, weil es ihnen das Risiko nicht wert ist. Da muss jeder seinen eigenen Weg finden.

Ein Sonderfall ist Clusterkopfschmerz. Bei dieser Kopfschmerzform treten Attacken über mehrere Tage oder Wochen gehäuft auf. Dazwischen liegen lange Zeiträume, manchmal Jahre ohne Anfälle. Während einer Schmerzperiode kann Alkohol bei diesen Patienten die Attacken erwiesenermaßen verstärken. In den kopfschmerzfreien Pausen aber beeinflusst Alkohol die Krankheit nicht.

Haben die Unterschiede zwischen den Getränken etwas mit dem Alkoholgehalt zu tun?

Nein, kurioserweise ist der Alkohol selbst in aller Regel nicht der Trigger. Das hat man festgestellt, als man bei den Betreffenden die Reaktion auf reinen Alkohol mit anderen Getränken verglich. Es muss daher an Begleitstoffen liegen, etwa an bestimmten Flavonoiden, Histamin, Sulfiten oder Tannin.

Neben Rotwein enthält auch Käse Histamin, der in Ihrer Studie als möglicher Auslöser genannt wird. Spielt Histamin bei Kopfschmerzen eine wichtige Rolle?

Wenn jemand unter einer Histamin-Unverträglichkeit leidet, können Lebensmittel, die Histamin oder die Aminosäure Tyramin enthalten, durchaus Kopfschmerzen auslösen. Dazu zählen etwa geräuchertes Fleisch, Fischprodukte, Schokolade, Tomaten und Erdbeeren. Bei einer solchen Attacke treten aber noch weitere Symptome wie Atemnot oder Hautausschlag auf. Eine histaminarme Ernährung kann die Beschwerden wirkungsvoll reduzieren. Dass jemand von Histamin nur Kopfschmerzen bekommt und nichts anderes, ist dagegen sehr unwahrscheinlich.

Mancher bekämpft Kopfschmerzen mit Kaffee. Ist das sinnvoll?

Ja, Koffein wird auch in manchen Schmerzmitteln als Wirkverstärker eingesetzt. Viele Migräniker sagen, sie könnten eine sich anbahnende Attacke abwenden, indem sie schnell noch einen Espresso trinken. Möglicherweise liegt das daran, dass Koffein die Schmerzweiterleitung beeinflusst. Ungünstig ist es dagegen, wenn man regelmäßig viel Kaffee trinkt und am Wochenende plötzlich aussetzt. Dann kommt es zum Entzug, der häufig Kopfschmerzen verursacht. Das Gleiche gilt für Energydrinks, grünen Tee und andere koffeinhaltige Getränke.

Ist Trinken grundsätzlich wichtig bei Kopfschmerzen?

Studien zeigen, dass eine leichte Dehydrierung Attacken triggern kann. Auch viele meiner Patienten vergessen, regelmäßig zu trinken, obwohl sie extra eine Flasche Wasser auf ihrem Schreibtisch stehen haben. Mitunter bekommen sie dann Kopfschmerzen. Damit das nicht passiert, sollte man pro Kilogramm Körpergewicht 30 Milliliter zu sich nehmen oder mindestens eineinhalb bis zwei Liter am Tag. Manchmal gelingt es dadurch sogar, bereits bestehende Kopfschmerzen zum Abklingen zu bringen. Deutlich mehr als drei Liter sollten es in körperlicher Ruhe und bei normaler Umgebungstemperatur aber nicht sein, weil dann der Mineralstoffhaushalt des Körpers aus dem Gleichgewicht geraten kann, was wiederum gefährlich ist.

»Bei manchen Menschen wendet Bier eine Migräne-Attacke ab«

Häufig entwickeln Migränekranke vor einem Anfall regelrechten Heißhunger auf Süßigkeiten. Ist das Zuckerzeug ein Auslöser?

Nein, die Heißhungerattacke ist meistens ein Vorbote der Migräne. Der Hunger auf Süßigkeiten ist somit nur ein Symptom. Demzufolge kann der Verzehr von Gummibärchen, Schokolade und Co. in dem Moment auch nicht schaden. Die Attacke hat ja bereits begonnen. Generell sind zu viele Süßigkeiten bei Migräne aber nicht förderlich. Kopfschmerzpatienten sollten vielmehr auf eine ausgewogene Ernährung achten.

Weshalb ist das so wichtig?

Eine ungesunde Ernährung belastet den Stoffwechsel und begünstigt alle möglichen Krankheiten, darunter auch verschiedene Kopfschmerzformen. Migränepatienten sollten außerdem auf regelmäßige Mahlzeiten achten. Viele Betroffene berichten, dass sie Attacken erleiden, sobald sie längere Zeit nichts gegessen und ein ausgeprägtes Hungergefühl entwickelt haben. Auch klagen etwa viele Muslime während es Fastenmonats Ramadan, bei dem erst nach Einbruch der Dunkelheit gegessen werden darf, vermehrt über Kopfschmerzen.

Wie viele Mahlzeiten sind ideal?

Es sollten mindestens drei sein, die gleichmäßig über den Tag verteilt sind. Ob man noch kleinere Zwischenmahlzeiten einlegt, muss jeder selbst ausprobieren. Wichtig ist nur, dass die Pausen zwischen den Mahlzeiten nicht allzu groß werden. Wer früh am Morgen nichts runterbekommt, kann das Frühstück auch nachholen, wenn der Magen aufnahmebereit ist, sollte es aber auf keinen Fall ganz ausfallen lassen. Nachdem er die ganze Nacht gefastet hat, braucht der Körper morgens Energie.

Demnach müssten die meisten Diäten für Migräniker ungeeignet sein.

Das kommt darauf an. Ich habe zwei Patientinnen, die hin und wieder eine ketogene Diät machen. Das heißt, sie verzichten weitgehend auf Kohlenhydrate und essen dafür umso mehr Fett. Das ist nicht gerade ausgewogen, deshalb will ich nicht dazu raten. Aber die beiden können damit ihre Kopfschmerzen reduzieren. Auch gibt es

Berichte, dass eine kalorienreduzierte Diät Kopfschmerzen vorbeugen kann. Sie hilft zudem, Übergewicht loszuwerden, das ein Risikofaktor für chronische Migräne ist.

Allerdings sollte man auch hier darauf achten, dass kein allzu großes Hungergefühl entsteht, weil das wiederum ein möglicher Triggerfaktor sein kann. Mit reichlich kalorienarmem Gemüse lässt sich das verhindern.

Was ist von Kochbüchern zu halten, die mit der ultimativen Anti-Kopfschmerz-Diät werben?

Ich halte das für Etikettenschwindel. Da wird mit der Hoffnung auf ein Allheilmittel gespielt, das man angeblich auch noch selbst anwenden kann. Es gibt jenseits allgemeiner Ratschläge für eine ausgewogene, regelmäßige Ernährung mit ausreichend Flüssigkeit aber nicht die „Anti-Kopfschmerz-Diät“, die für jeden passt. Zudem kann eine gesunde Ernährung die Zahl und Stärke der Attacken zwar reduzieren, aber Kopfschmerzen in aller Regel nicht ganz zum Verschwinden bringen oder gar eine Migräne „heilen“.

Manche schwören auf die vorbeugende Wirkung von Nahrungsergänzungsmitteln wie dem Coenzym Q10. Eigentlich wird von solchen Präparaten abgeraten, wenn kein nachgewiesener Mangel besteht. Wie ist das bei Migräne?

In placebokontrollierten Studien hat sich gezeigt, dass täglich 600 Milligramm Magnesium, 400 Milligramm Vitamin B_2 und 360 Milligramm Coenzym Q10 vorbeugend wirken können.

Man sollte das aber mit seinem Arzt besprechen, weil es in diesen hohen Dosierungen zu Nebenwirkungen und Wechselwirkungen mit anderen Medikamenten und insbesondere bei Magnesium zu Durchfall kommen kann. Stellt man nach acht Wochen fest, dass sich die Beschwerden nicht messbar verbessern, sollte man die Mittel wieder absetzen. Sie wirken nicht bei jedem. Mit Lebensmitteln lassen sich diese hohen Dosen übrigens nicht erreichen.

Auch Prä- und Probiotika, die eine gesunde Darmflora fördern sollen, gelten als vorbeugend.

Kleinere Studien weisen tatsächlich darauf hin, dass solche Präparate Migräne und andere Kopfschmerzen verbessern können, aber hier besteht noch viel Forschungsbedarf. Dennoch werden Sie bereits eingesetzt. Es könnte sich also durchaus lohnen, das einmal auszuprobieren.

Wie kommt es, dass Migränemittel, wenn man sie zu spät einnimmt, nicht mehr richtig wirken?

Das liegt zum einen daran, dass die Betroffenen häufig mit Übelkeit und Erbrechen kämpfen, also die Medikamente nicht bei sich behalten können. Zum anderen verlangsamt sich mit Fortschreiten der Attacke die Magen-Darm-Tätigkeit. Schmerzmittel werden dann langsamer in die Blutbahn aufgenommen. Die Wirksamkeit hängt also stark vom Zeitpunkt der Einnahme ab. Deshalb sollte man damit nicht zu lange warten.

»Eine Anti-Kopfschmerz-Diät, die für jeden passt, gibt es nicht«

Kann man durch irgendwelche Maßnahmen die Aufnahme verbessern?

Einige wenige Mittel gibt es auch als Nasenspray, manche als Zäpfchen, wobei Letztere wegen der Verabreichungsart geringen Zuspruch finden. Ist vor allem Übelkeit das Problem, etwa am Morgen, wenn man bereits mit einer Attacke erwacht, kann man zusätzlich ein Präparat gegen Übelkeit und Erbrechen einnehmen. Das lindert die Symptome und verstärkt zudem die Wirkung des Schmerzmittels.

Das Nervengeflecht in unserer Körpermitte, das die Verdauung steuert, wird oft als Bauchhirn bezeichnet. Kann auch das Migräne bekommen?

Ja, es gibt die sogenannte abdominelle Migräne. Sie tritt vor allem im Kindesalter auf, noch bevor sich daraus später eine typische Migräne entwickelt, wie wir sie von Erwachsenen kennen. Hauptsymptom sind wiederkehrende Bauchschmerzen, gepaart mit Übelkeit oder Erbrechen, für die es keine plausible Erklärung gibt. Sie wird wie Migräne behandelt.

Gibt es generell einen Zusammenhang zwischen Darmgesundheit und Kopfschmerzen?

Davon gehe ich aus. Über die sogenannte Darm-Hirn-Achse stehen Verdauungssystem und Gehirn in regem Austausch. Spezielle Mikroben in unserem Darm etwa können Entzündungsstoffe, Hormone und Neurotransmitter produzieren, die neurologische Erkrankungen wie Migräne, aber auch Alzheimer oder Parkinson beeinflussen.

Eine ausgewogene, ballaststoffreiche Ernährung fördert höchstwahrscheinlich jene Mikroorganismen, die unseren Körper unterstützen, und dämmt gleichzeitig jene ein, die schädlich wirken. Über den sogenannten Vagus-Nerv sendet der Bauch ständig Botschaften an das Gehirn, deren Bedeutung wir aber noch nicht ganz verstehen. Umgekehrt übermittelt auch das Denkorgan Signale an den Darm, die das Mikrobiom beeinflussen. Zudem haben Migränebetroffene ein höheres Risiko für entzündliche Darmerkrankungen.

Das klingt nach viel Forschungspotenzial.

Ich hoffe, dass es dazu in den nächsten Jahren noch spannende Erkenntnisse geben wird. Möglicherweise stoßen wir hier sogar auf gänzlich neue Therapieansätze, welche die bisherigen Methoden wirkungsvoll ergänzen – und vielen Kopfschmerzpatienten die ersehnte Linderung verschaffen könnten. ○

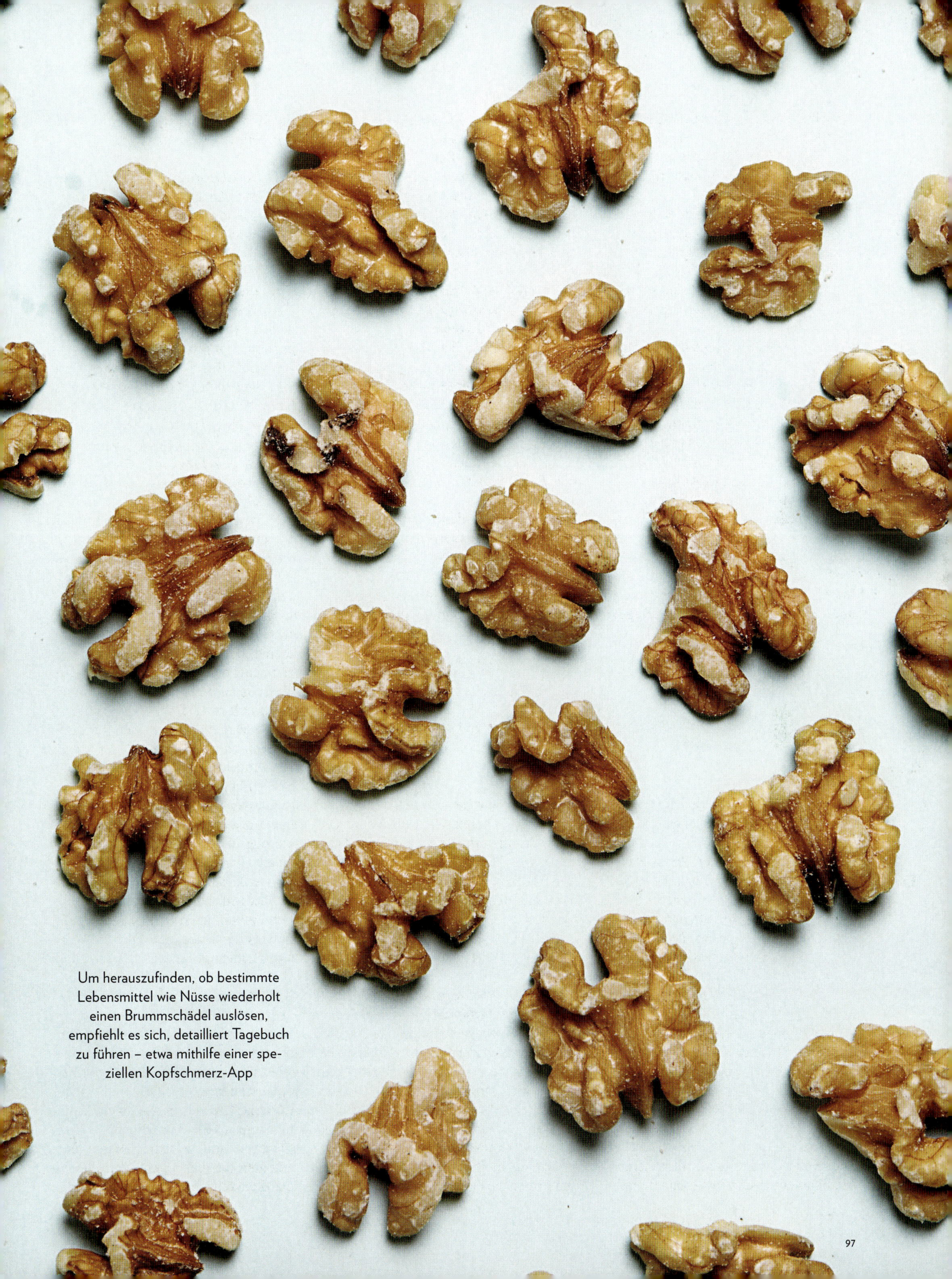

Um herauszufinden, ob bestimmte Lebensmittel wie Nüsse wiederholt einen Brummschädel auslösen, empfiehlt es sich, detailliert Tagebuch zu führen – etwa mithilfe einer speziellen Kopfschmerz-App

Von Wahrheiten und Halbwahrheiten

Schokolade, Kaffee, Sex – all das soll Kopfschmerzen auslösen. Oder doch nicht? Es ranken sich viele Gerüchte um die Gründe für den Schmerz und die Mittel dagegen. Einige Annahmen, die früher als nahezu gesichert galten, sind längst überholt. Zehn weit verbreitete Überzeugungen zu Kopfschmerzen und Migräne – und was wirklich dran ist

TEXT: SABRINA WINTER

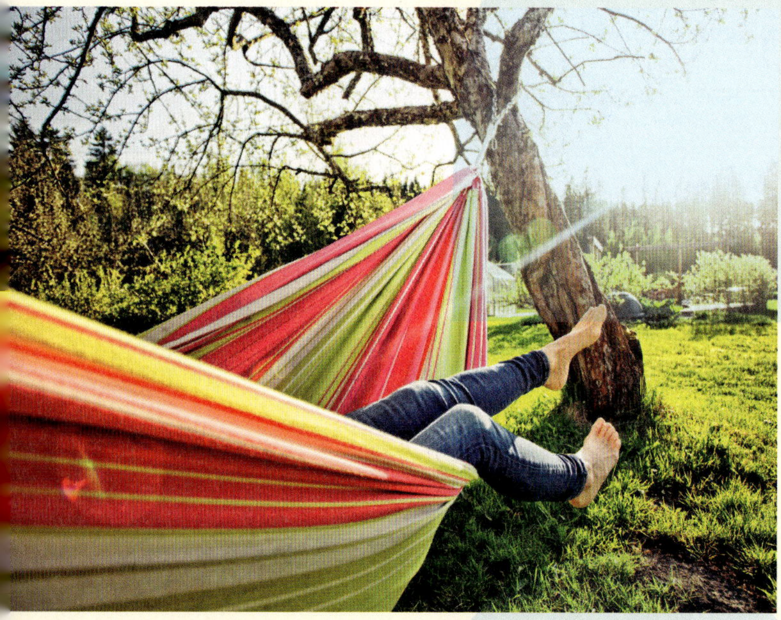

Es klingt paradox: Gerade an freien Tagen, wenn der Stress nachlässt, plagen viele Menschen vermehrt Kopfschmerzen. Ein Grund: ein verminderter Koffeinspiegel im Blut

1.

Am Wochenende schmerzt der Kopf häufiger als während der Woche

Tatsächlich treten Beschwerden oft vermehrt an den freien Tagen auf. Ein Grund kann der Koffein-Entzug am Wochenende sein. Wer an Arbeitstagen im Büro mehrere Tassen Kaffee am Tag trinkt, am Wochenende aber nur eine am Morgen, dessen Koffeinspiegel im Blut sinkt. Studien haben gezeigt, dass dies zu heftigen Kopfschmerzen führen kann. Deshalb wird nur eine langsame Reduzierung des Kaffeekonsums empfohlen.

Insbesondere Migräne-Attacken häufen sich am Wochenende. Ein wichtiger Grund scheint dabei ein veränderter Schlaf-wach-Rhythmus zu sein. Wer etwa am Freitag später als gewöhnlich zu Bett geht und samstags länger ausschläft, kann Migräne triggern. Die Gründe dafür sind nicht eindeutig auszumachen, klar ist aber, dass sowohl Schlafmangel als auch zu viel Schlaf bekannte Auslöser sind.

Zudem gibt es erste Hinweise darauf, dass bei Störung der von intensiven Träumen geprägten REM-Schlafphase verstärkt bestimmte Proteine gebildet werden. Diese Eiweißstoffe haben eine wichtige Bedeutung bei der Auslösung und Aufrechterhaltung chronischer Schmerzen und sind womöglich mitverantwortlich dafür, dass bereits im Schlaf Migräne-Attacken angebahnt werden. Darüber hinaus kann auch ein schwankendes Stressniveau Migräne-Anfälle auslösen. Wer etwa während der Woche stark eingespannt ist und am Wochenende zur Ruhe kommt, kann häufiger mal unter einer Migräne-Attacke leiden als jemand, dessen Leben durchgehend hektisch oder durchgehend ruhig ist. Gleiches gilt, wenn Stress plötzlich auftritt. Der Grund ist in beiden Fällen der abrupte Abfall beziehungsweise Anstieg des Stresslevels.

Ärzte raten daher zu einem möglichst geregelten Tagesrhythmus – auch am Wochenende.

2.

Schokolade ist ein Migräne-Trigger

Oft wird vermutet, Schokolade könne einen Migräne-Anfall hervorrufen. Für diese Annahme gibt es aber keine eindeutigen wissenschaftlichen Beweise. Heute ist man sich weitgehend einig: Heißhunger auf Schokolade ist kein Auslöser, sondern Vorbote für einen Schmerzanfall – vergleichbar einer Zündschnur, die glimmt, bevor es brennt.

Im Gehirn von Migränepatienten sind vermutlich bestimmte Nervenbahnen übermäßig aktiv, und Energiemangel kann schnell einen Anfall auslösen: Das Gehirn signalisiert, wenn es einen Nachschub an Nahrung braucht. Die Lust auf Süßes steigt. Wahrscheinlich spüren Betroffene vor Migräne-Anfällen darum häufig ein intensives Verlangen nach Schokolade.

Als Medizin taugt das Naschwerk aber nicht: Wenn der Heißhunger auftritt, ist es bereits zu spät; ob man dem Verlangen nachgibt, hat in der Regel keinen Einfluss mehr auf den Schmerz. Besser geeignet als ein schneller Zuckerschub durch Schokolade sind regelmäßige, ausgewogene Mahlzeiten mit Vollkornprodukten, Kartoffeln, Obst und Gemüse.

Entwarnung für alle Schokoladen-Liebhaber: Das süße Naschwerk ist kein Auslöser von Migräne

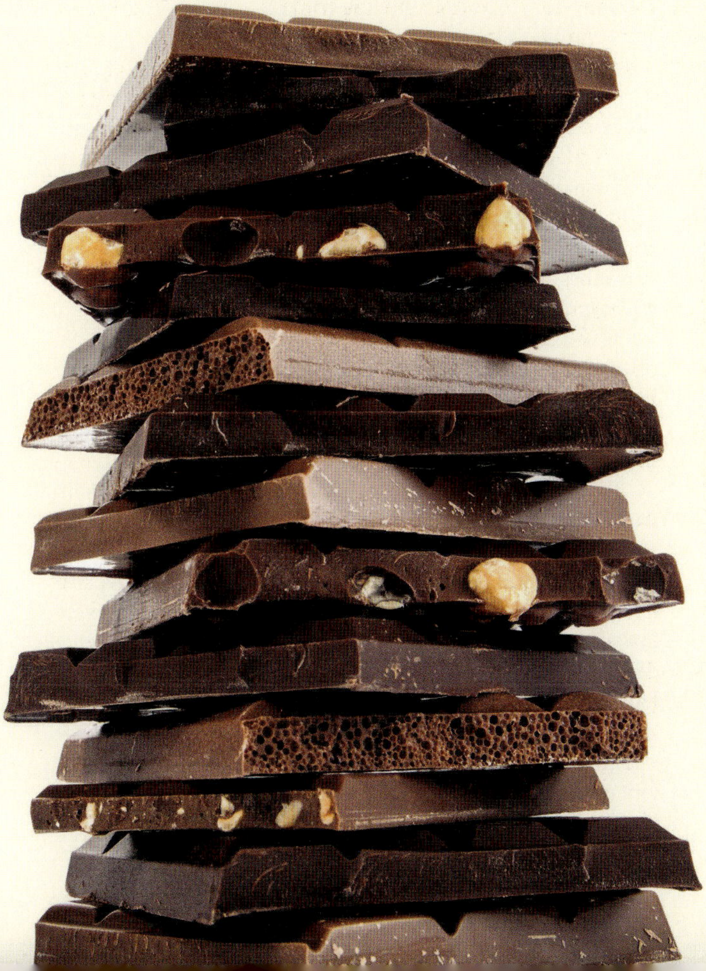

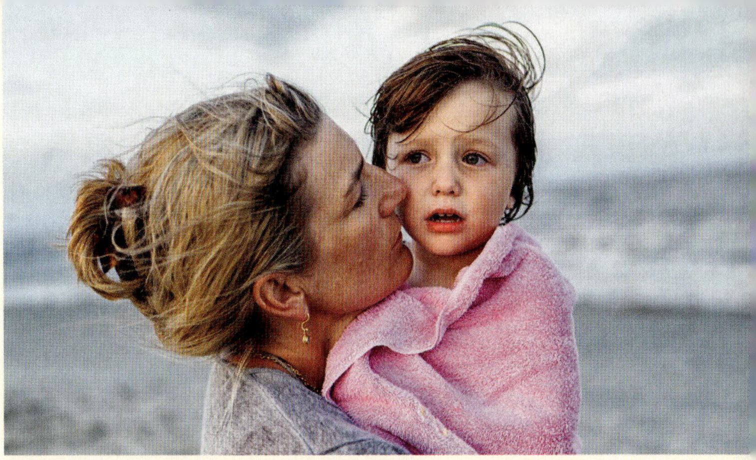

Über den Kopf verlieren wir im Winter besonders viel Wärme – das kann bei nassem Haar zu Beschwerden führen

3.

Man sollte nicht mit nassen Haaren in die Kälte gehen

Empfindlichen Menschen kann ein feuchter Schopf im Winter Probleme bereiten. Denn nasse Haare und frostiges Wetter kühlen das Blut in der Kopfhaut ab. Dadurch verkrampft die Muskulatur am Kopf, und es kann ein allgemeiner Kopfschmerz auftreten. Zusätzlich strömt kalte Luft in die Nase und senkt die Bluttemperatur in den Nasennebenhöhlen und Schleimhäuten.

Wissenschaftler gehen davon aus, dass unser Körper nun automatisch gewisse Abwehrmechanismen ergreift, um die Kühlungsaktivität des Gehirns zu reduzieren. Dies kann vermutlich zu sogenannten Sinusitis-Kopfschmerzen und Schmerzen im Bereich der hinteren Augenpartie führen.

Es wird deshalb dazu geraten, die Haare immer gründlich zu trocknen und bei eisigen Temperaturen eine winddichte Mütze zu tragen.

4.

Ein heißes Bad lindert Kopfschmerzen

Wärme wirkt bei vielen Arten von Schmerzen wohltuend, Kopfschmerzgeplagte sollten damit jedoch vorsichtig sein. Denn in manchen Fällen lindert sie die Pein nicht, sondern verschlimmert sie sogar.

Gegen Spannungskopfschmerzen etwa kann ein heißes Bad durchaus helfen. Es fördert die Durchblutung und entspannt die durch eine erhöhte Schmerzempfindlichkeit verkrampften Muskeln im Kopf- und Nackenbereich.

Wer unter niedrigem Blutdruck leidet, bei dem kann das warme Badewasser den Blutdruck weiter senken und die Kopfschmerzen verstärken. Auch bei Migränikern kann ein allzu heißes Bad eine Attacke auslösen oder verschlimmern. Alternativ kann man auch ein warmes Kirschkernkissen auf die schmerzende Stelle legen. Das birgt nicht die Gefahr der Überhitzung des ganzen Körpers. Ähnlich bei Kälte: Eine sehr niedrige Temperatur kann Kopfschmerzen triggern. Aber ein kühles Gelkissen auf der Stirn hilft in manchen Fällen. Für alle Verfahren gilt: am besten ausprobieren was guttut.

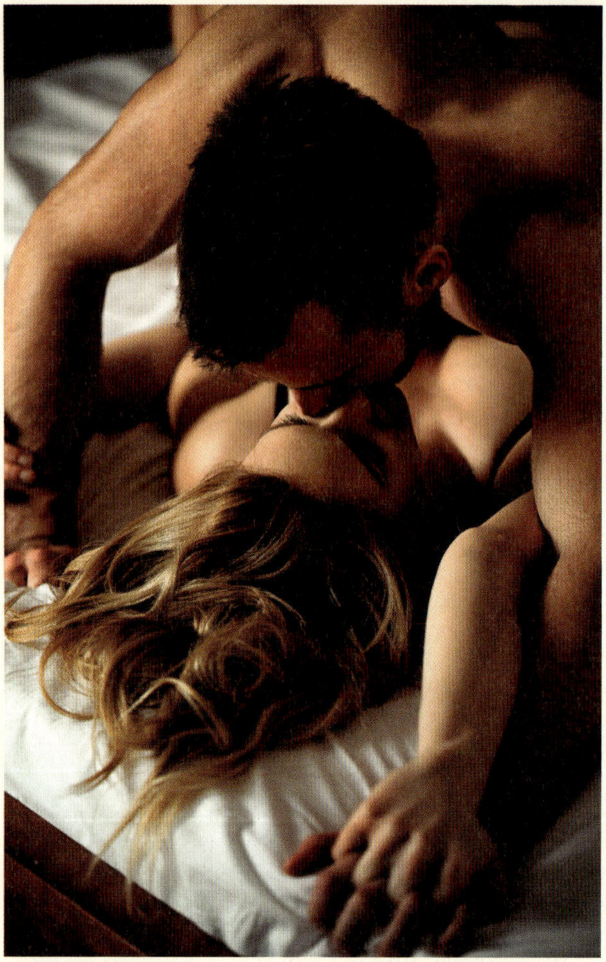

Ekstase mit Folgen: Etwa jeder Hundertste erlebt beim Koitus neben dem Hochgefühl auch eine Explosion im Kopf

5.

Sex löst Kopfschmerzen aus

Einer Studie zufolge dröhnt rund einem Prozent der Menschen beim Sex oder Masturbieren der Schädel. Die Dunkelziffer könnte noch höher liegen, denn mit dem Schmerz kommt oft auch die Scham. Das Phänomen betrifft mehr Männer als Frauen. Betroffene berichten von einem explosionsartigen Schmerz, der mit dem Höhepunkt eintritt.

Die genaue Ursache für den Kopfschmerz bei sexueller Aktivität ist noch ungeklärt. Forscher vermuten jedoch, dass zunehmende Muskelanspannung während des Akts, erhöhte Schmerzempfindlichkeit und eine Blutdrucksteigerung während des Orgasmus den Schmerz auslösen.

Was lässt sich dagegen tun? Betroffene sollten den Arzt aufsuchen, um andere Ursachen auszuschließen. Mit Medikamenten lässt sich dem Schmerz zuvorkommen und vorbeugen. Oftmals verschwinden die Attacken nach einiger Zeit wieder. Mediziner raten Betroffenen bis dahin, beim Sex eine eher passive Rolle einzunehmen.

6.

Ein Wetterwechsel sorgt für Gewitter im Kopf

Bei einer Umfrage des Umweltbundesamtes gab jeder Zweite an, dass das Wetter sein Empfinden beeinträchtige. Dabei handelt es sich allerdings um eine reine Selbsteinschätzung. Betroffene glauben etwa, ein aufziehendes Tiefdruckgebiet sei der Auslöser für ihre Migräne oder Spannungskopfschmerzen.

Unter Wissenschaftlern ist jedoch umstritten, ob ein Wetterumschwung tatsächlich Kopfschmerzen verursachen kann. Bislang ist es nicht gelungen, einen kausalen Zusammenhang zweifelsfrei zu belegen. Das hat auch methodische Gründe: Die Auswirkungen von etwas so Unbeständigem wie dem Wetter lassen sich kaum unter kontrollierten Laborbedingungen untersuchen.

Daher gibt es nur Beobachtungsstudien, etwa jene in einem Citizen-Science-Projekt, die bei lediglich vier Prozent der Teilnehmer einen statistisch signifikanten Zusammenhang zwischen starken Luftdruck- und Temperaturschwankungen und dem Auftreten von Migräne-Anfällen nachweisen konnte.

Offenbar sind die Kopfschmerzen vieler Menschen nicht wetterbedingt, sodass der vermutete Zusammenhang in den meisten Fällen wohl schlicht Zufall ist. Womöglich liegt es auch an negativen Erwartungen, wenn mit den Gewitterwolken zugleich auch Kopfschmerzen heraufziehen.

7.

Wer oft Kopfschmerzen hat, sollte mehr trinken

Trinken hilft, heißt es im Volksmund. Doch sind die Studienergebnisse zu der Frage, ob es wirklich einen Zusammenhang zwischen Flüssigkeitsmangel und vermehrt durch den Kopf schießenden Schmerzen gibt, widersprüchlich.

Zwar wird durch Dehydrierung das Blut dicker. Doch ob dadurch nicht mehr genug Nährstoffe und Sauerstoff in die feinen Hirngefäße gelangen – was häufig als der Auslöser der Kopfschmerzen angegeben wird – ist noch nicht belegt.

Forscher konnten bislang auch nicht zweifelsfrei nachweisen, dass sich Kopfschmerzattacken auflösen, wenn die Betreffenden mehr trinken.

Zu dem Rat, Kopfschmerzen durch mehr trinken vorzubeugen, gibt es unterschiedliche Ergebnisse. So berichteten etwa Probanden einer niederländischen Studie, die während des dreimonatigen Untersuchungszeitraums täglich anderthalb Liter Wasser mehr zu sich nahmen als gewöhnlich, dass zumindest die Stärke ihrer Kopfschmerzen abnahm.

Selbst wenn Wissenschaftler noch streiten, in der Praxis gibt es viele positive Beispiele. So sollte jeder selbst ausprobieren, ob mehr zu trinken hilft oder nicht.

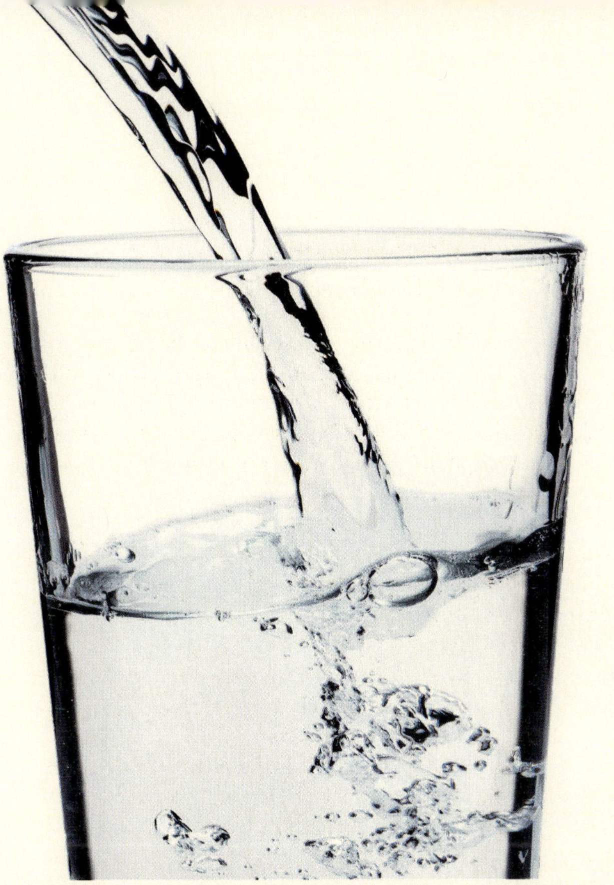

Keine Frage: Trinken ist unerlässlich. Doch dass zu wenig Flüssigkeit Kopfbeschwerden auslöst oder ein Mehr an Wasser Attacken vorbeugt, lässt sich nicht erhärten

8.

Handystrahlung verursacht Schädelbrummen

Der Glaube daran ist weit verbreitet, doch lassen sich solche Behauptungen bislang nicht eindeutig belegen. Für eine norwegische Studie wurde jeder Proband mehrfach und in wechselnder Reihenfolge im Labor entweder für zwei Stunden erhöhter Mobilfunkstrahlung ausgesetzt, oder einer Scheinexposition, die als Kontrolle diente.

Die Probanden wussten nicht, welcher Versuch gerade durchgeführt wurde. Im Anschluss an das jeweilige Experiment füllten sie einen Fragebogen zu Kopfschmerzen und anderen Symptomen aus.

In der Kontrollgruppe, in der niemand einer elektromagnetischen Strahlung ausgesetzt war, berichteten die Probanden vergleichbar häufig von Kopfschmerzen wie im Bestrahlungsversuch.

Die Forscher erklären sich den Befund damit, dass nicht die Strahlung selbst, sondern vielmehr eine negative Erwartung mancher Teilnehmer die Schmerzen ausgelöst hat.

Schon länger ist bekannt, dass allein die Sorge vor körperlichen Symptomen diese hervorzurufen vermag. Wann immer wir überzeugt sind, dass uns ein äußerer Einfluss, etwa Elektrosmog, schade, erhöht sich demnach unsere Schmerzempfindlichkeit.

So entpuppt sich manch vermeintlicher Auslöser für Kopfschmerzen am Ende als selbsterfüllende Prophezeiung.

9.

Magnesium hilft gegen Migräne

Manche Ärzte haben zumindest bei leichteren Migräneformen gute Erfahrungen mit dem Mineralstoff gemacht und setzen hochdosiertes Magnesium zur Prophylaxe ein. Auch die Deutsche Migräne- und Kopfschmerzgesellschaft geht davon aus, dass Magnesium bei leichten Formen der Migräne wahrscheinlich vorbeugend wirken kann.

Der Gedanke dahinter: Wenn dem Körper Magnesium fehlt, steigt die elektrische Erregbarkeit der Zellen. Der Organismus wird schmerzempfindlicher. Magnesiumzufuhr hilft, den Mangel auszugleichen. Magnesium ist frei verkäuflich in Apotheken erhältlich. Wer Präparate jedoch auf eigene Faust nimmt, muss mit Nebenwirkungen rechnen: In zu großen Mengen löst der Mineralstoff Magen-Darm-Beschwerden und Durchfall aus, bei exzessiver Überdosierung sogar Muskelschwäche und Blutdruckabfall.

10.

Im Alter nehmen die Kopfschmerzbeschwerden zu

Eher das Gegenteil ist richtig: Die häufigen Spannungskopfschmerzen und der intensive Clusterkopfschmerz tauchen im Alter seltener auf. Dafür aber treten Kopfschmerzen häufiger infolge anderer Krankheiten auf. Denn mit den Jahren nehmen meist grundsätzlich verschiedene Beschwerden und auch Erkrankungen zu, wie etwa Gefäßentzündungen, Tumorleiden oder auch Augenprobleme, zu deren Begleiterscheinungen Kopfschmerzen zählen.

Hinzu kommt: Alte Menschen nehmen öfter mehrere unterschiedliche Medikamente ein. Auch dadurch können Kopfschmerzen entstehen – entweder durch die Substanzen selbst oder durch den Entzug eines Stoffes beim Absetzen der Arzneimittel.

Früher glaubte man auch, Migräne würde im höheren Lebensalter gleichsam „ausbrennen“. Neuere Forschungen zeigen jedoch, dass – statistisch gesehen – die Häufigkeit der Attacken im Alter weder zu- noch abnimmt. ○

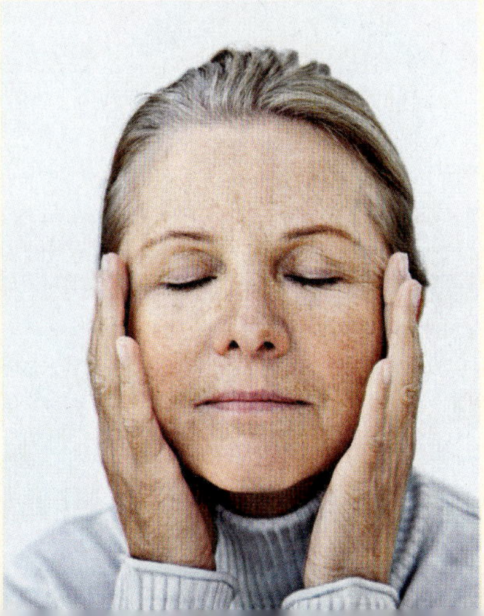

Auch wenn die Zahl der Leiden mit den Jahren zunimmt: Kopfschmerzen sind unter Älteren keineswegs häufiger verbreitet

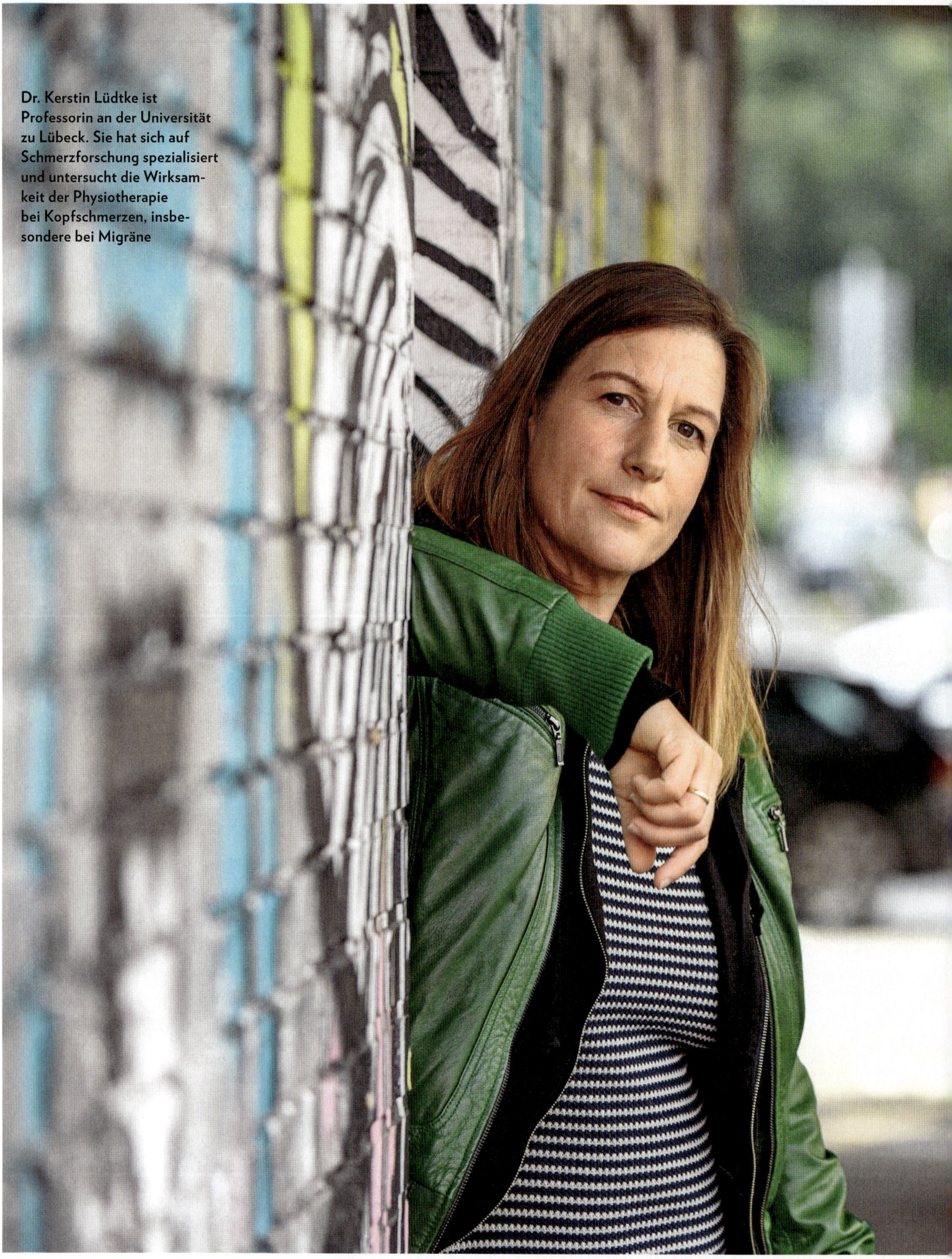

Dr. Kerstin Lüdtke ist Professorin an der Universität zu Lübeck. Sie hat sich auf Schmerzforschung spezialisiert und untersucht die Wirksamkeit der Physiotherapie bei Kopfschmerzen, insbesondere bei Migräne

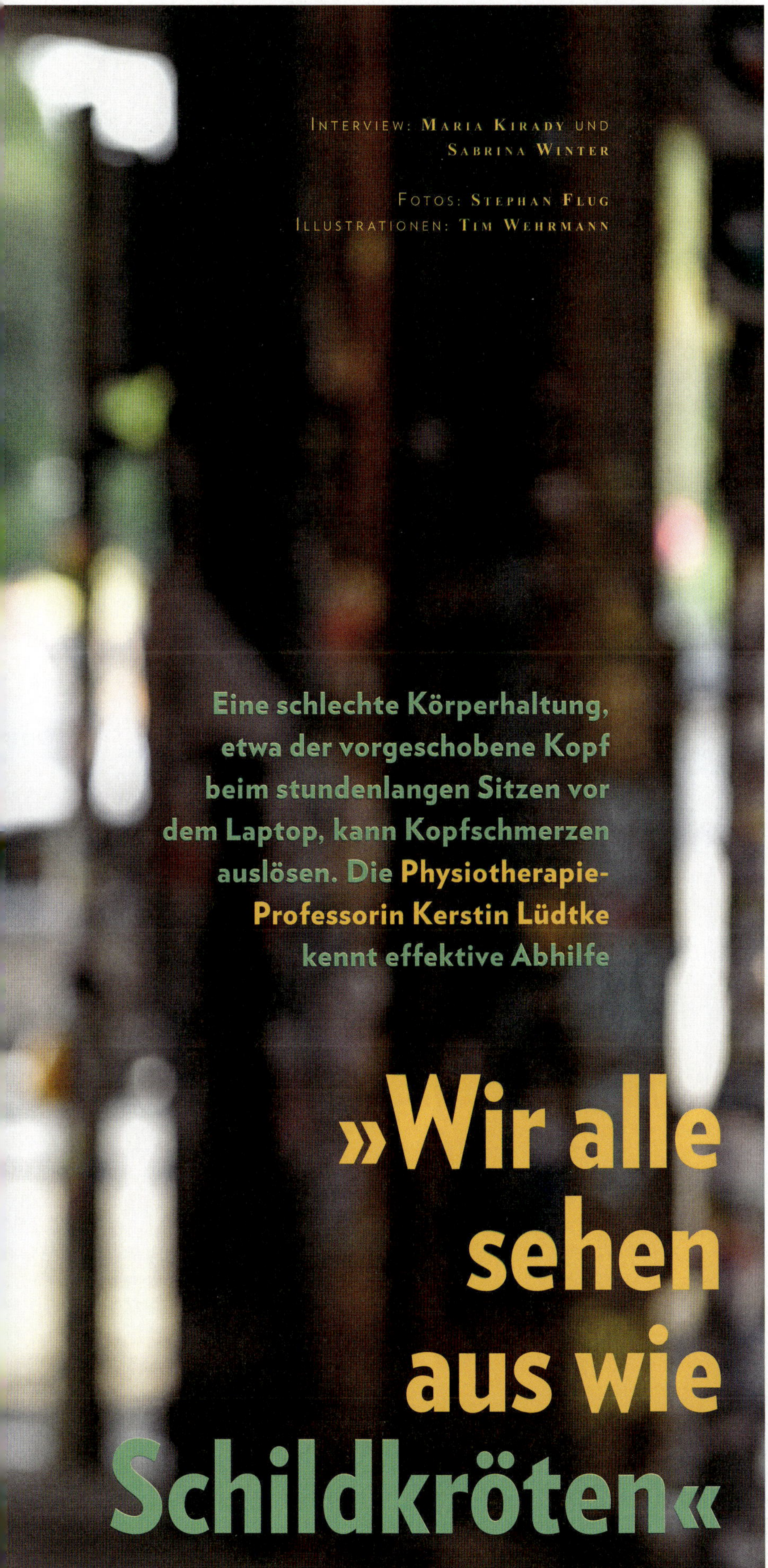

INTERVIEW: MARIA KIRADY UND SABRINA WINTER

FOTOS: STEPHAN FLUG
ILLUSTRATIONEN: TIM WEHRMANN

Eine schlechte Körperhaltung, etwa der vorgeschobene Kopf beim stundenlangen Sitzen vor dem Laptop, kann Kopfschmerzen auslösen. Die Physiotherapie-Professorin Kerstin Lüdtke kennt effektive Abhilfe

»Wir alle sehen aus wie Schildkröten«

GEO WISSEN: Frau Professorin Lüdtke, viele Menschen verbringen ihre Arbeitstage am Schreibtisch, auf einen Bildschirm blickend. Abends schmerzen dann Nacken und Kopf. Ist der Bürojob schuld daran?

PROF. DR. KERSTIN LÜDTKE: Eine schlechte Haltung kann auf jeden Fall Kopfschmerzen auslösen. Besonders wenn man lange in einer bestimmten Position verharrt. Wir sprechen dann von zervikogenem Kopfschmerz. Das bedeutet, der Schmerz kommt von der Halswirbelsäule und den Nacken- und Halsmuskeln. Allerdings wird die Rolle der Nackenmuskulatur und Gelenke bei der Entstehung von Kopfschmerzen meist überschätzt.

Inwiefern?

Tatsächlich ist der zervikogene Kopfschmerz nicht so verbreitet, wie mancher glaubt. Etwa ein bis vier Prozent der Bevölkerung sind davon betroffen. Zum Vergleich: Unter Spannungskopfschmerz leiden bis zu 80 Prozent. Dass trotzdem so viele Menschen davon überzeugt sind, ihre Kopfschmerzen kämen ursächlich aus dem Nacken, hat einen einfachen Grund: Nackenverspannungen treten häufig als Begleitsymptom von Kopfschmerzen auf. Die Betreffenden halten dann das Symptom, also die Nackenverspannung, für die Ursache, weil ihnen das plausibel erscheint. Dabei ist es genau andersherum.

Beim Spannungskopfschmerz steckt die „Verspannung" ja auch schon im Namen.

Spannungskopfschmerz heißt so, weil er besonders häufig Nackenverspannungen provoziert. Oft strahlt der Schmerz in verschiedene Richtungen aus, zum Beispiel zu Schläfen, Stirn – oder eben in Richtung Hals und Nacken. Die Muskulatur in dieser Region wird bei einer Attacke schmerzempfindlicher und verkrampft sich.

Dann ist ein durch zu viel Sitzen verspannter Nacken also unschuldig am Spannungskopfschmerz?

Nicht ganz. Wenn ständig Schmerzsignale aus den Nackenmuskeln ans Gehirn gesendet werden, ist nicht auszuschließen, dass dies neben vielen anderen Faktoren – allen voran Stress – eine Kopfschmerzattacke triggern kann, aber es ist eben niemals die alleinige Ursache. Spannungskopfschmerz entsteht vielmehr, weil vermutlich das körpereigene Schmerzabwehrsystem gestört ist.

Auch viele Migränekranke erleben, dass sich vor oder während einer Attacke die Nackenmuskulatur versteift. Sie selbst haben diesen Zusammenhang in einer Studie untersucht. Was war das Ergebnis?

Wir wollten wissen, ob es bei Migränepatienten häufiger Dysfunktionen im Nacken gibt, also Funktionsstörungen der Muskeln oder Gelenke. Tatsächlich stellten wir fest, dass die Muskeln der Migränekranken auch oft unter erhöhter Spannung standen, selbst wenn sie keine akute Schmerzattacke hatten. Die Patienten reagierten empfindlicher auf Druck, und ihre Gelenke waren nicht so beweglich. Bei Menschen ohne Migräne kamen diese Symptome sehr viel seltener vor. Das heißt: Wir haben zwischen beiden Gruppen Unterschiede gefunden, die mit sehr hoher Wahrscheinlichkeit nicht zufällig zustande kommen.

»Als Sofortmaßnahme bei Spannungskopfschmerz empfehle ich: Bewegung«

Ist Migräne demnach die Ursache für die Dysfunktion?

Das kann durchaus sein. Betroffene haben Schmerzen, spannen die Muskeln im Nacken öfter an und könnten auf diese Weise eine Dysfunktion entwickeln. Es ist aber auch denkbar, dass die Nackenprobleme zuerst da waren und als Trigger wirken, der diese Personen etwas anfälliger für Migräne-Attacken macht. Doch auch hier gilt: Die Migräne ist eine Erkrankung des Zentralnervensystems, die sich nicht allein auf Nackenbeschwerden zurückführen lässt. Sie kann nur ausbrechen, wenn man eine Veranlagung dazu hat.

Lassen sich umgekehrt Migräne-Anfälle reduzieren, wenn man den Nacken behandelt?

Tatsächlich deutet manches darauf hin, dass wir über den Nacken Einfluss auf den Kopfschmerz nehmen können. Wir haben dazu in einer Studie die physiotherapeutische Nackenbehandlung mit Ausdauertraining verglichen, das unter anderem die Deutsche Migräne- und Kopfschmerzgesellschaft zur Vorbeugung empfiehlt.

Mit beiden Methoden hatten Patienten im Durchschnitt zwei Kopfschmerztage weniger pro Monat. Es sieht so aus, als sei beides gleich effektiv. Aber das sollte noch eingehender untersucht werden.

Kann man auch Spannungskopfschmerzen durch Behandlung des Nackens lindern?

Wissenschaftler haben Druckpunkte im Nacken gefunden, deren Aktivierung nicht nur den Nacken-, sondern auch den Kopfschmerz verbessern soll. Das ist aber von Mensch zu Mensch unterschiedlich und noch nicht abschließend erforscht. Als Sofortmaßnahme bei einer Attacke empfehle ich daher: Bewegung. Bei Spannungskopfschmerzen kann ein Spaziergang an der frischen Luft Wunder wirken.

Ist Sport generell gut gegen Kopfschmerzen?

Ja, Sport steigert die allgemeine Gesundheit und hilft, kopfschmerzfördernden Stress abzubauen. Bei Migräne muss man allerdings aufpassen, weil zu viel Anstrengung manchmal eine Attacke triggern kann. Da gilt es, das individuelle Maß zu finden. Bahnt sich eine Attacke an, ist Sport eher kontraproduktiv, weil Bewegung, anders als bei Spannungskopfschmerzen, die Schmerzen während eines Anfalls verschlimmert.

Eine Migräne ist meist eindeutig. Aber wie kann ich unterscheiden, ob ich an Spannungskopfschmerz mit Nackenverspannung oder an zervikogenem Kopfschmerz leide?

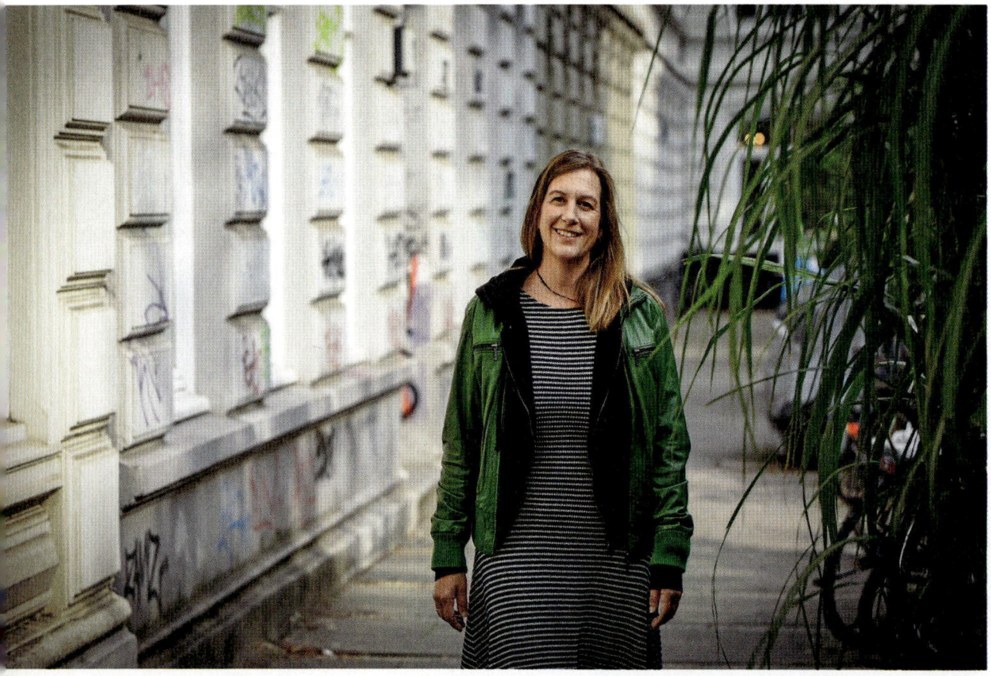

Eine der Studien von Kerstin Lüdtke zeigt, dass die Muskulatur von Migränepatienten oft selbst dann unter Spannung steht, wenn diese keine akuten Schmerzen haben

Der zervikogene Kopfschmerz lässt sich situationsabhängig provozieren: Wenn ich zum Beispiel in einem Meeting die ganze Zeit meinen Kopf zur Seite drehe, um den Sprecher zu sehen, danach aufstehe, mir den Nacken rubble und der Kopf pocht. Dann ist es wahrscheinlich, dass die Halswirbelsäule den Schmerz auslöst. Auch durch eine bestimmte Haltung oder Druck auf ein Gelenk kann man den Schmerz leicht wieder hervorrufen.

Spannungskopfschmerzen lassen sich hingegen nicht gezielt auslösen. Der Spannungskopfschmerz tritt zudem eher beidseitig, der zervikogene Kopfschmerz fast immer einseitig auf. Denn es ist unwahrscheinlich, dass man auf beiden Seiten der Halswirbelsäule gleichzeitig eine Gelenkstörung hat.

Und schließlich lässt sich der zervikogene Kopfschmerz, egal ob er auf einer Gelenkstörung oder Muskelverhärtung beruht, physiotherapeutisch sehr gut behandeln – und meist sogar ganz zum Verschwinden bringen.

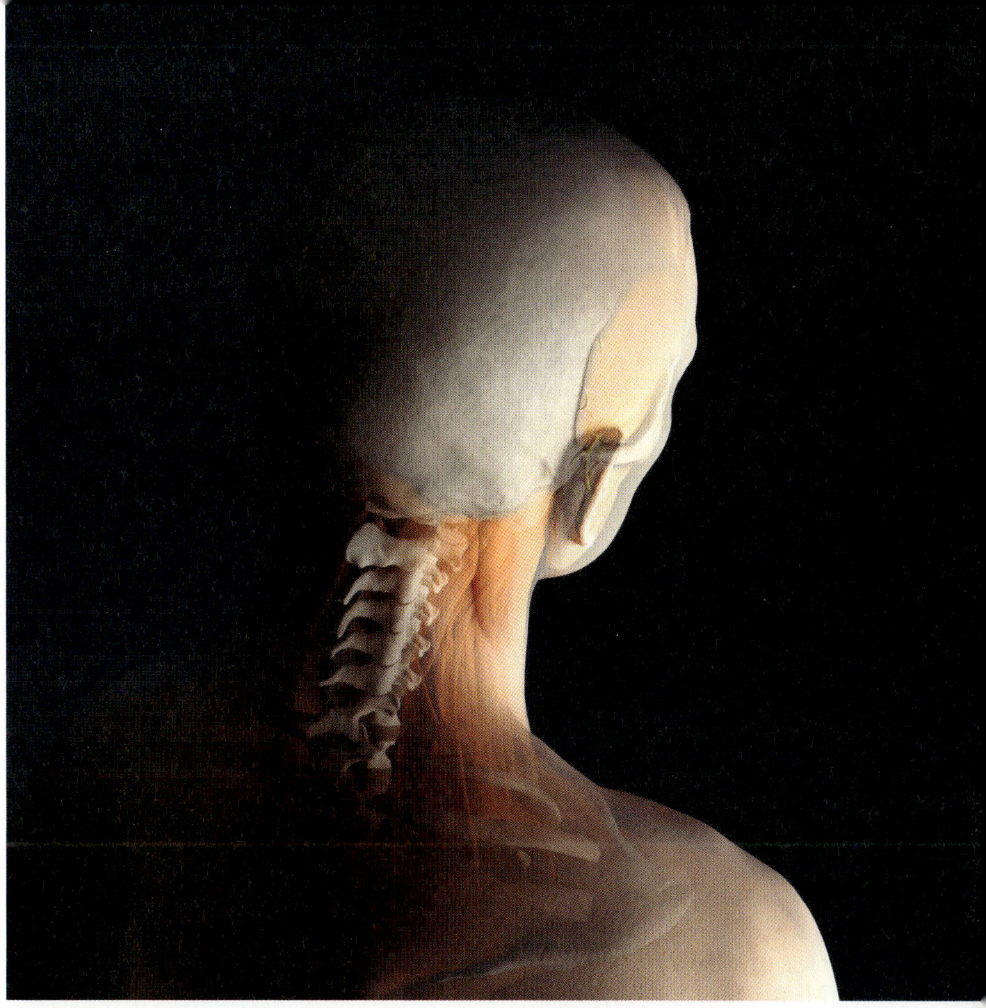

Viele Menschen halten einen schmerzenden Nacken für den Auslöser von Kopfschmerzen. Tatsächlich ist es andersherum: Spannungskopfschmerz verursacht vielfach Nackenverspannung

Haben zervikogene Kopfschmerzen mit verstärkter Büroarbeit im Sitzen zugenommen?

Das lässt sich schwer sagen. Früher haben Menschen auf dem Feld gearbeitet. Ich würde nicht behaupten, dass das besser war für den Nacken. Natürlich sitzen wir mehr und bewegen uns weniger. Hinzu kommt der vermehrte Stress, der die Muskeln verspannen lässt. Menschen müssen länger und effizienter arbeiten, manchmal mehrere Aufgaben gleichzeitig bewältigen. Dass wir heutzutage mehr Fälle verzeichnen, hat aber auch damit zu tun, dass mehr Betroffene Hilfe suchen.

Wie müsste sich unsere Arbeitswelt verändern, um den negativen Einfluss unseres Bewegungsapparats auf Kopfschmerzen zu verringern?

Man sollte nicht die ganze Zeit gekrümmt vor dem Laptop sitzen oder sich das Telefon unters Ohr klemmen. Ich trage etwa gerade Kopfhörer, während ich mit Ihnen spreche. So sind meine Hände frei und meine Wirbelsäule gerade. Inzwischen gibt es auch bessere Stühle und Tische als früher. Sie zwingen uns, aufrecht zu sitzen, und Stehschreibtische ermöglichen uns, im Stehen am Computer zu arbeiten. Zudem wären häufigere Bewegungspausen sinnvoll.

Welche Übungen empfehlen Sie, um den Nacken zu entlasten?

Zum Beispiel diese: Schieben Sie Ihren Kopf nach hinten als würden Sie ein Doppelkinn machen, aber ohne zu viel Kraft auszuüben. So gleichen sie die typische Schreibtischhaltung aus. Am besten machen Sie das immer wieder und verbinden es mit einem Signal, zum Beispiel wenn das Telefon klingelt, eine E-Mail ankommt oder Nachbars Hund bellt. Viele kleine Maßnahmen sind oft besser als eine große Übungseinheit. Grundsätzlich sind alle Übungen gut, die ausgleichend wirken – sowohl bei akutem Schmerz, als auch vorbeugend.

Was bedeutet das genau: ausgleichend?

Wenn wir am Schreibtisch sitzen, passiert Folgendes: Wir lassen die Schultern nach vorn hängen und schieben das Kinn nach vorn, weil wir auf den Bildschirm schauen. Wer sich anschließend in die Küche stellt und Gemüse schneidet, ist in einer ähnlichen Haltung: Arme und Kinn schieben sich weiterhin nach vorn.

Ausgleichend wäre es stattdessen, die Brustwirbelsäule aufzurichten, den Buckel zwischen den Schultern aufzulösen und den Kopf zurück auf die Wirbelsäule zu schieben – wie etwa beim Nordic Walking oder beim Yoga. Wichtig ist, dass die Arme in eine andere Richtung schwingen als bei der Schreibtischhaltung und der Kopf wieder eine Linie mit der Wirbelsäule bildet.

Ein Phänomen der heutigen Zeit ist ja, dass wir alle wie Schildkröten aussehen: Der Kopf sitzt nicht mehr oben auf der Wirbelsäule, sondern wird weit nach vorn geschoben.

Viele gehen dann zum Ausgleich schwimmen.

Bei Nackenproblemen ist das so eine Sache. Wer seinen Kopf nicht unter Wasser tauchen will und die ganze Zeit Brustschwimmen praktiziert, belastet seine Nackenmuskeln. Es ist anstrengend, die ganze Zeit den Kopf über Wasser zu halten. Wenn Sie kraulen oder rückenschwimmen, können Sie hingegen den Kopf entspannt im Wasser ablegen. Das ist besser. Übrigens: Auch Yoga ist nicht immer gut.

»Haben sie immer eine Tablette griffbereit, dann verliert der Schmerz an Bedeutsamkeit«

Das erstaunt uns. Kann Yoga etwa auch schaden?

Es gibt viele tolle Yoga-Übungen, die den Nacken entspannen und dehnen. Aber: Bei Nackenproblemen sollte man zum Beispiel den Schulterstand meiden, was man früher als Kerze kannte. Dabei wird die Halswirbelsäule stark gebeugt und das Körpergewicht lastet auf den Schultern. Beim Yoga gilt es, individuell zu schauen, welche Übungen sich eignen.

Manche Menschen klagen auch über Gesichtsschmerzen, knackende Kiefergelenke und damit verbunden Kopfweh. Gibt es hier ebenfalls einen Zusammenhang?

Ja, wenn jemand beispielsweise eine kieferorthopädische Operation hatte und den Mund lange offenhalten musste, kann das zu einer langfristigen Störung des Kiefergelenks führen, die sich etwa durch Knacken bemerkbar macht. In den schlimmsten Fällen muss man den Mund dann mit den Händen öffnen, weil die Muskeln so verspannt sind. Das kann mit Kopfschmerzen einhergehen. Denn die Verspannung der Gesichtsmuskeln aktiviert das sogenannte trigeminale Nervensystem, das den Schmerz auf den Kopf überträgt.

Auch nächtliches Zähneknirschen – etwa ausgelöst durch Stress – kann auf diesem Weg zu Kopfschmerzen führen.

Was hilft dagegen?

Oft verschreiben Ärzte Beißschienen. Physiotherapeuten hingegen bauen über manuelle Techniken die Spannung in den Kiefermuskeln ab. Massage und Dehnung helfen ebenso. Das können Therapeuten den Patienten auch beibringen, damit die sich selber behandeln können.

An der Universität Lübeck halten Sie eine Vorlesung zur Schmerztherapie. Was bringen Sie Ihren Studierenden als Erstes bei?

Wie man sich selbst wehtut. Sie sollen spüren, was da passiert. Wir legen zum Beispiel Eiswürfel auf die Haut und beobachten, wann es schmerzt.

Wenn ich den Studierenden erzähle, wie gefährlich Kälte ist, und dass wir aufpassen müssen, kein Gewebe zu zerstören, kommt der Schmerz viel schneller, als wenn ich ihnen gleichzeitig lustige Tiervideos zeige. Das mag banal klingen, doch in dieser Erkenntnis liegen viele Chancen.

Welche zum Beispiel?

Ob Migräne, Spannungskopfschmerz oder zervikogener Kopfschmerz, oft hilft es, der Pein das Bedrohliche zu nehmen. Das erreicht man mit wirksamen Medikamenten, einer guten Selbstbeobachtung und Wissen darüber, wie man den Schmerz kontrollieren kann.

Ich gebe zum Beispiel oft den Rat, immer eine Tablette in der Hosentasche zu haben. Damit verliert der Schmerz seine Bedeutsamkeit. Denn ich weiß, ich kann im Notfall immer die Tablette nehmen.

Und der Schmerz hat nicht mehr so viel Macht über mich. ○

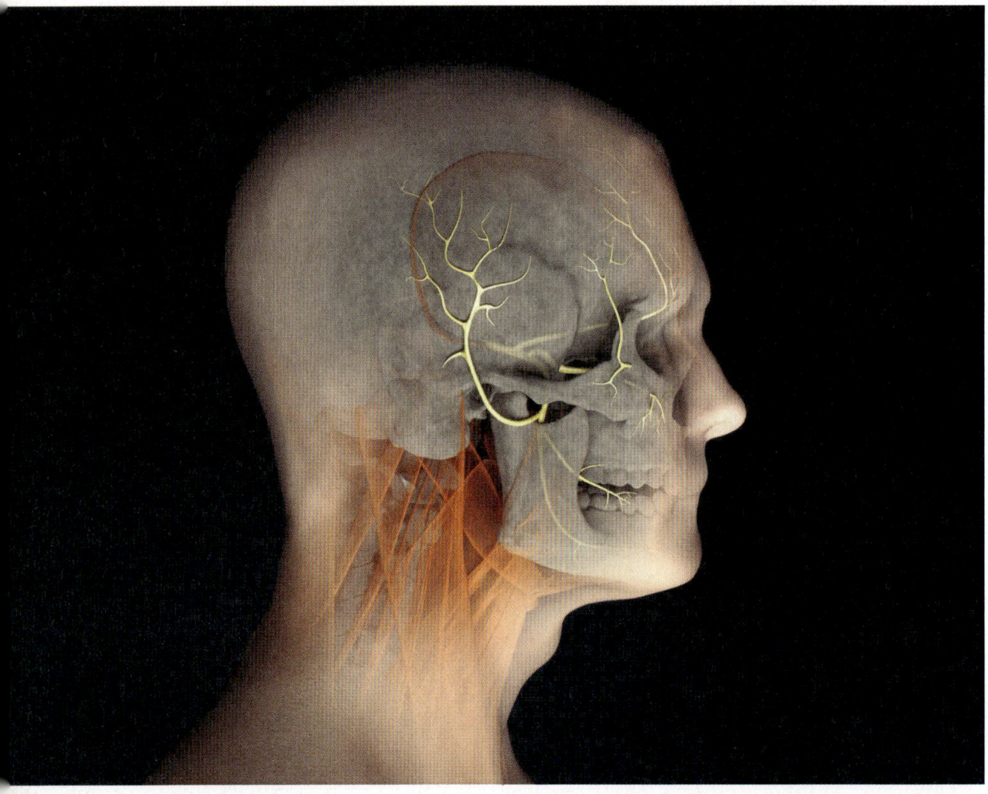

Verspannte Gesichtsmuskeln können das sogenannte trigeminale Nervensystem (gelb) aktivieren, das den Schmerz vom Gesicht auf den Kopf überträgt

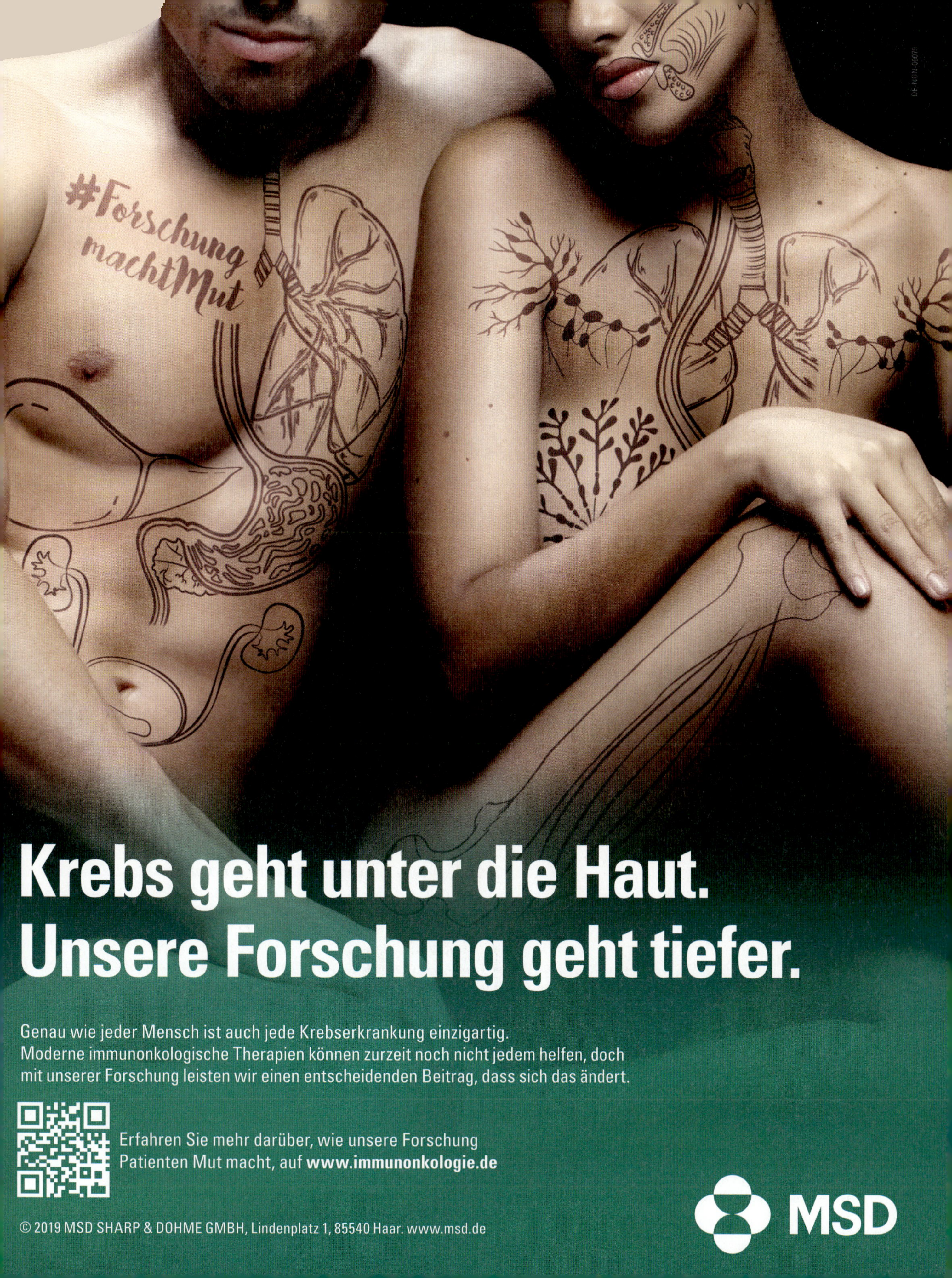
#Forschung machtMut
Krebs geht unter die Haut.
Unsere Forschung geht tiefer.
Genau wie jeder Mensch ist auch jede Krebserkrankung einzigartig.
Moderne immunonkologische Therapien können zurzeit noch nicht jedem helfen, doch mit unserer Forschung leisten wir einen entscheidenden Beitrag, dass sich das ändert.
Erfahren Sie mehr darüber, wie unsere Forschung Patienten Mut macht, auf **www.immunonkologie.de**
MSD
© 2019 MSD SHARP & DOHME GMBH, Lindenplatz 1, 85540 Haar. www.msd.de

Fünf Wege zu mehr Entspannung

KONZEPTION UND TEXT: **PETRA OTTO**
ILLUSTRATIONEN: **IRENE SACKMANN**

Kopfschmerzen gehen häufig mit einer angespannten Muskulatur einher. **Bewährte Übungen zur Entspannung und Mobilisierung können helfen, den Beschwerden vorzubeugen und akute Leiden zu lindern.** Die Programme auf den folgenden Seiten reduzieren die Muskelanspannung, sie verbessern die Beweglichkeit, optimieren die Körperhaltung, bauen Stress ab und senken auf diese Weise die Schmerzempfindlichkeit

Progressive Muskelentspannung, S. 110

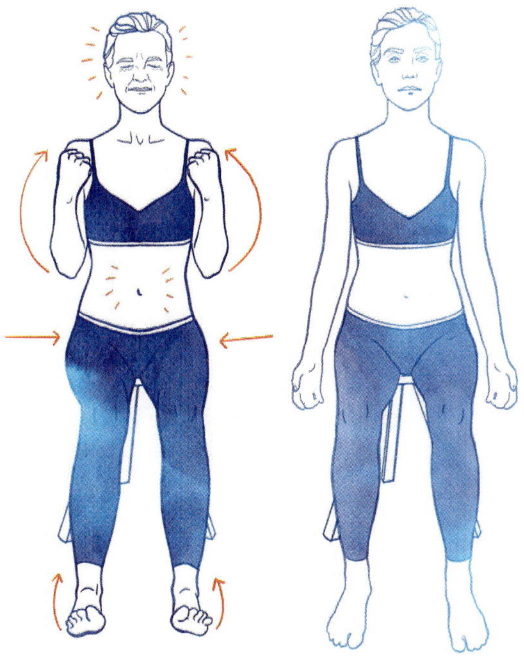

Akupressur, S. 120

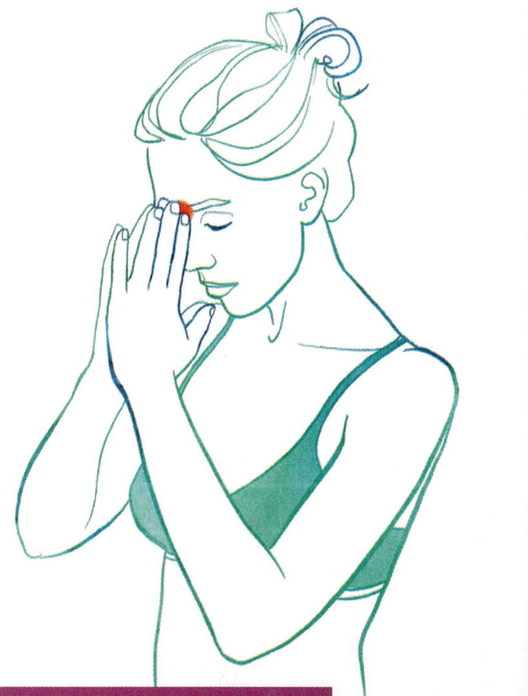

Nacken entspannen, S. 114

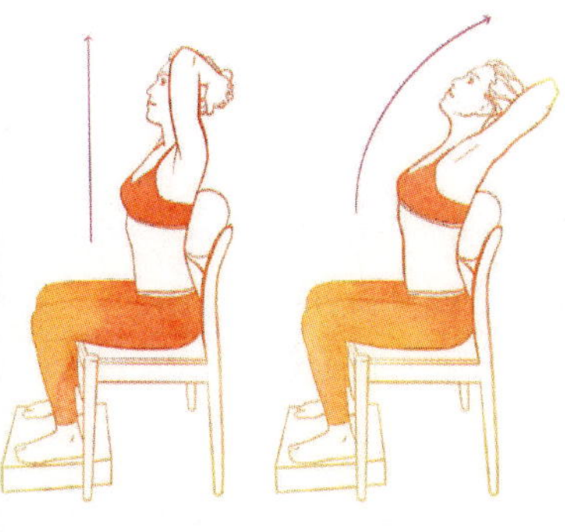

Kiefer lockern, S. 118

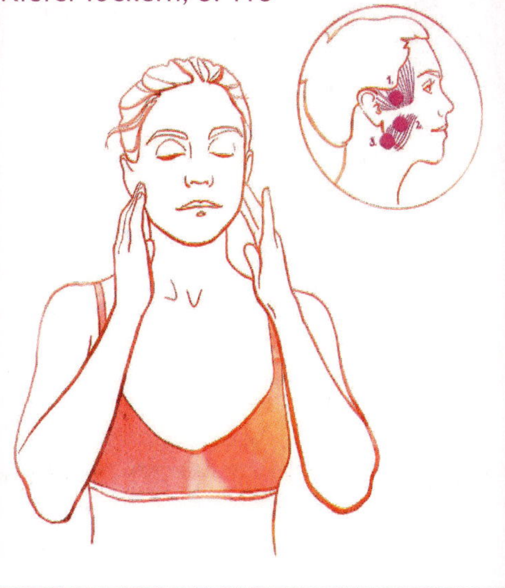

Augen entspannen, S. 116

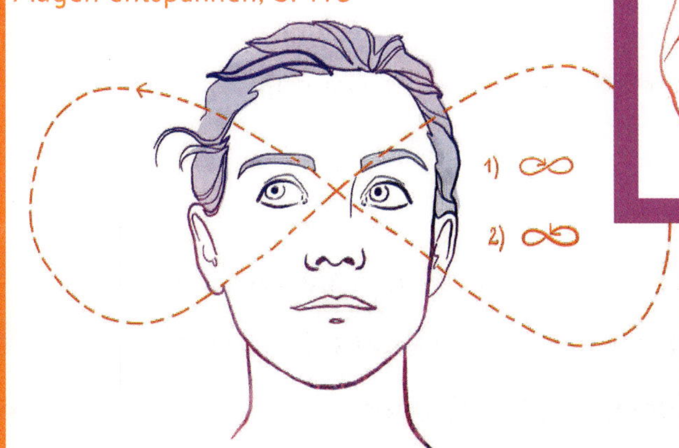

Die Hamburger Diplom-Bewegungs- und Gesundheitspädagogin **Petra Otto** hat die Entspannungsprogramme exklusiv für GEO WISSEN entwickelt. Illustriert wurden die Übungen von der Berliner Grafikdesignerin **Irene Sackman**.

1. Progressive Muskelentspannung

Der Klassiker der Entspannungsverfahren, leicht zu erlernen und gut in den Alltag zu integrieren. Positive Entspannungseffekte werden schnell spürbar. Das motiviert zum Üben und Dranbleiben. Das Prinzip: nacheinander die Muskeln mit leichter bis mittlerer Intensität bewusst anspannen, die Anspannung halten (ca. 7 Sekunden), bewusst und plötzlich locker lassen, nachspüren und den Unterschied zur Anspannung wahrnehmen (ca. 10–20 Sekunden). Die Übungen können im Sitzen oder Liegen ausgeführt werden. Wer seine Muskeln regelmäßig entspannt, baut Anspannung und Stress ab, reduziert die Schmerzanfälligkeit und beugt Migräne und Spannungskopfschmerz vor. Zudem wird die Selbstwirksamkeit gestärkt.
Ein spürbarer Effekt stellt sich ein, wenn über mehrere Wochen täglich etwa für 15–20 Minuten geübt wird.

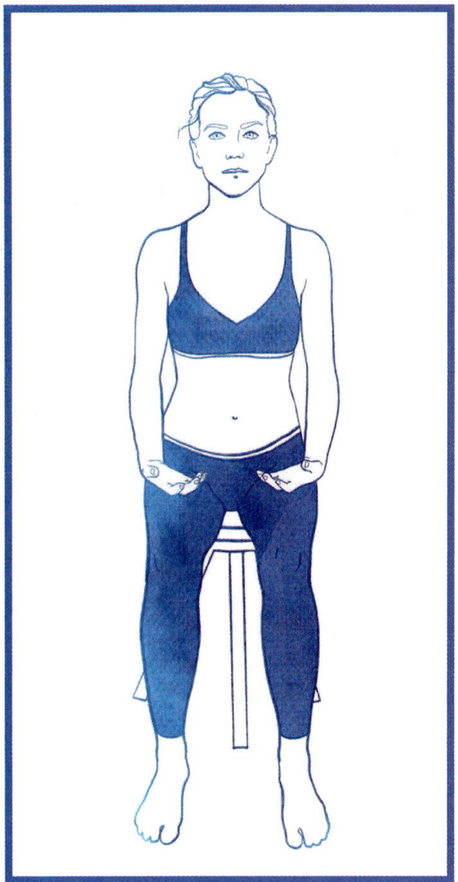

1.1 Sitzhaltung

Möglichst stabil und aufrecht auf einem Stuhl oder Hocker sitzen. Dazu entweder auf das vordere Drittel der Sitzfläche rutschen, das Becken ruht auf den Sitzbeinen (das sind die spitzen Knochen unten am Becken), Füße flächig am Boden. Oder, bei einem Stuhl mit Rückenlehne, mit dem Becken nach hinten rutschen und sich möglichst aufrecht anlehnen. Je nach Beinlänge eventuell die Füße mit einer Decke unterpolstern. Die Hände liegen auf den Oberschenkeln (die Handflächen zeigen beide nach oben oder nach unten) – oder die Arme hängen nach unten. Die Augen sind geschlossen oder der Blick ruht bei offenen Augen an einem ruhigen Punkt.

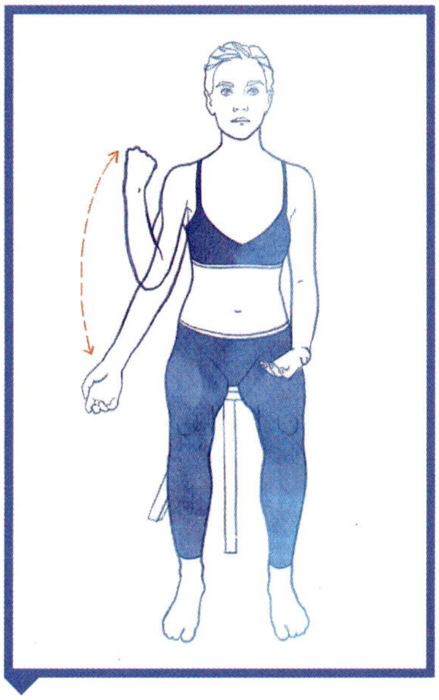

1.2 Rechte Hand und rechter Arm

Die rechte Hand schließen und den Arm anwinkeln, dazu den Unterarm Richtung Oberarm bewegen. Jetzt Hand, Unter- und Oberarm anspannen, weiter atmen. Dabei die Aufmerksamkeit in den Muskelbereichen halten. Dann die Anspannung ausatmend loslassen. Spüren, wie die Anspannung weicht, und den Unterschied wahrnehmen (dabei kann der Arm hängen oder auf dem Oberschenkel liegen). Innerlich mit dem linken Arm vergleichen – gibt es einen Unterschied? Welcher Arm fühlt sich eher leichter, welcher eher schwerer an?

1.3 Linke Hand und linker Arm

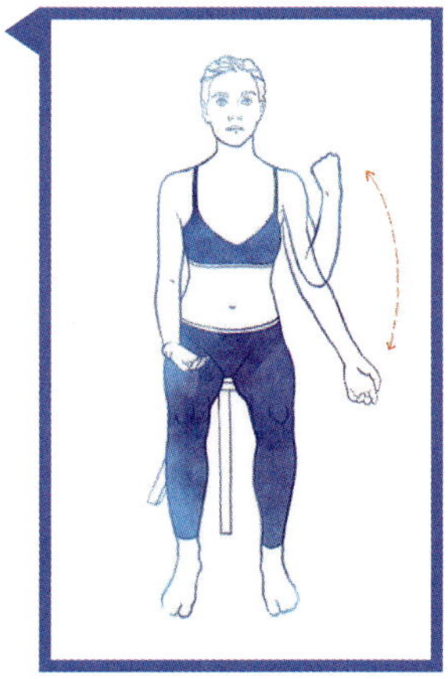

Die linke Hand schließen und den Arm anwinkeln, dazu den Unterarm Richtung Oberarm bewegen. Jetzt Hand, Unter- und Oberarm anspannen, weiter atmen. Dabei die Aufmerksamkeit in den Muskelbereichen halten. Dann die Anspannung ausatmend loslassen. Spüren, wie die Anspannung weicht, und den Unterschied wahrnehmen (dabei kann der Arm hängen oder auf dem Oberschenkel liegen). Innerlich mit dem rechten Arm vergleichen – gibt es einen Unterschied? Welcher Arm fühlt sich eher leichter, welcher eher schwerer an?

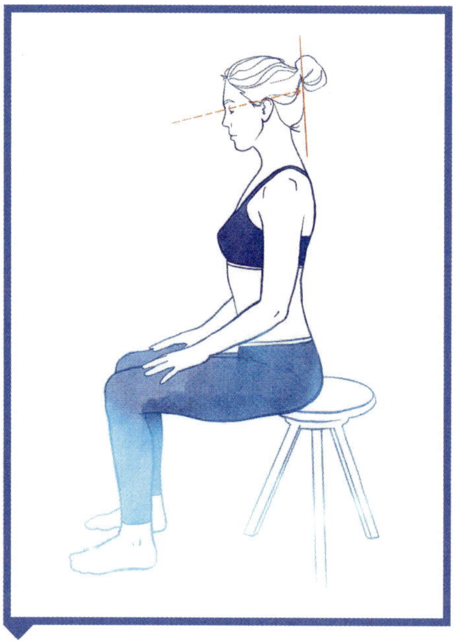

1.5 Nacken

Den Nacken strecken, dabei senkt sich das Kinn etwas nach unten. Jetzt den Hinterkopf behutsam gegen eine imaginäre Kopfstütze drücken (der Nacken bleibt lang). Die Anspannung halten, weiter atmen. Ausatmend die Anspannung lösen. Den Kopf auf der Wirbelsäule ausbalancieren, sodass er mit möglichst wenig Muskelkraft getragen wird. Den Unterschied zur Anspannung wahrnehmen.

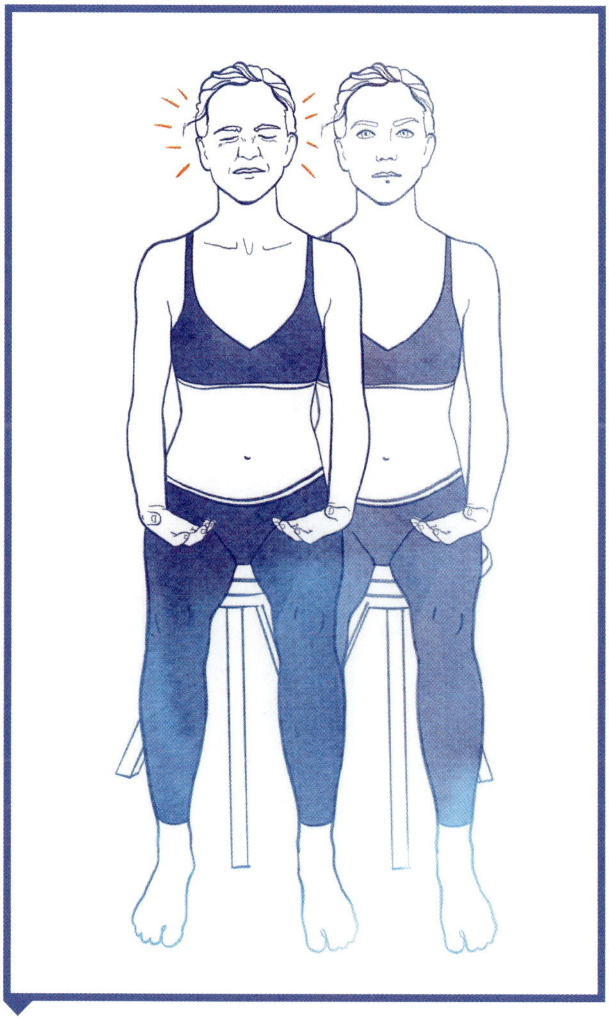

1.4 Gesicht

Alle Gesichtsmuskeln gleichzeitig anspannen: Dazu die Stirn in Falten legen, die Augen zusammenkneifen, die Nase rümpfen, die Lippen und Zähne behutsam aufeinander und die Zunge gegen den Gaumen drücken – ein richtig „saures Zitronengesicht" machen. Die Anspannung halten, weiter atmen. Ausatmend die Anspannung loslassen. Dabei auch den Unterkiefer sinken lassen, die Zähne berühren sich nicht, die Zunge liegt im Mundboden, die Lippen sind sanft geschlossen. Den Unterschied zur Anspannung wahrnehmen.

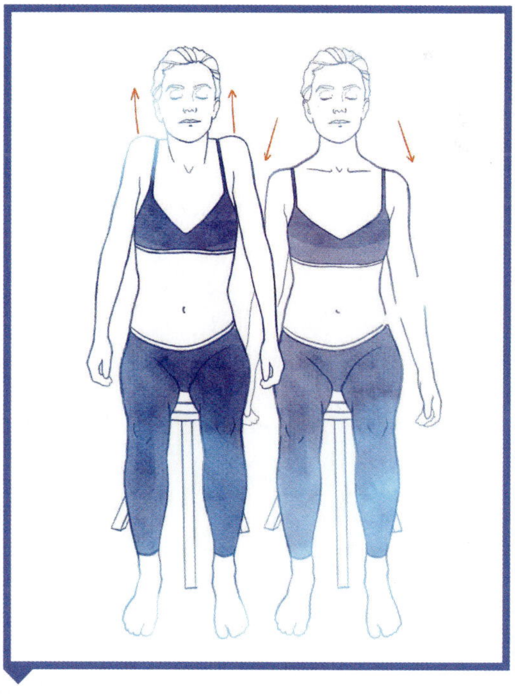

1.6 Schultern

Beide Schultern nach oben Richtung Ohren ziehen (die Arme hängen lang nach unten). Die Anspannung und Aufmerksamkeit im Schulter-Nacken-Bereich halten. Weiter atmen. Ausatmend die Anspannung lösen, die Schultern nach außen und unten sinken lassen, den Kopf ausbalancieren. Den Unterschied zur Anspannung wahrnehmen.

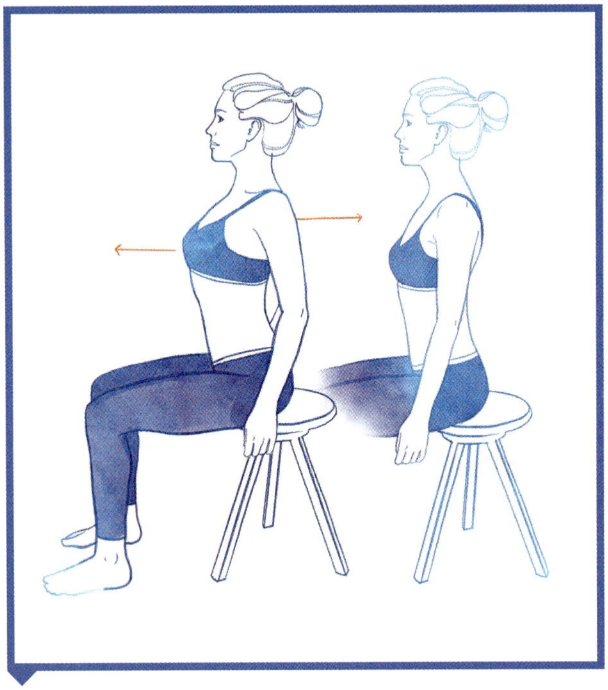

1.7 Oberer Rücken

Beide Schulterblätter nach hinten Richtung Wirbelsäule zusammenziehen und den Brustkorb behutsam nach vorn wölben. Die Anspannung und Aufmerksamkeit im oberen Rücken halten, weiter atmen. Ausatmend die Anspannung lösen und die Schulterblätter nach außen und unten sinken lassen. Den Unterschied zur Anspannung wahrnehmen.

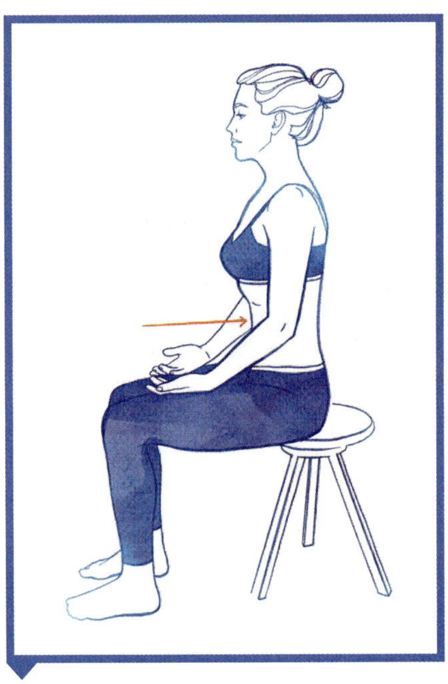

1.8 Bauch

Den Bauch nach innen ziehen, Richtung Wirbelsäule. Die Anspannung und die Aufmerksamkeit im Bauch halten, weiter atmen. Ausatmend die Anspannung lösen. Den Atem in den Bauch fließen lassen.
Den Unterschied zur Anspannung wahrnehmen.

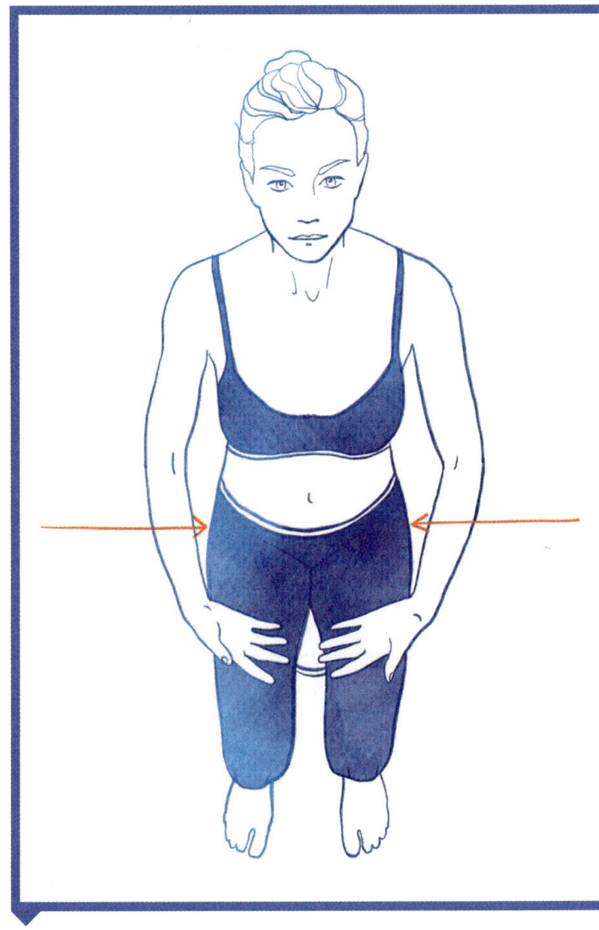

1.9 Gesäß

Die Gesäßmuskeln anspannen. Dabei wird die Auflagefläche auf der Unterlage etwas kleiner. Die Anspannung und Aufmerksamkeit im Gesäß halten, weiter atmen. Ausatmend die Anspannung lösen. Auf die Unterlage zurücksinken. Den Unterschied zur Anspannung wahrnehmen

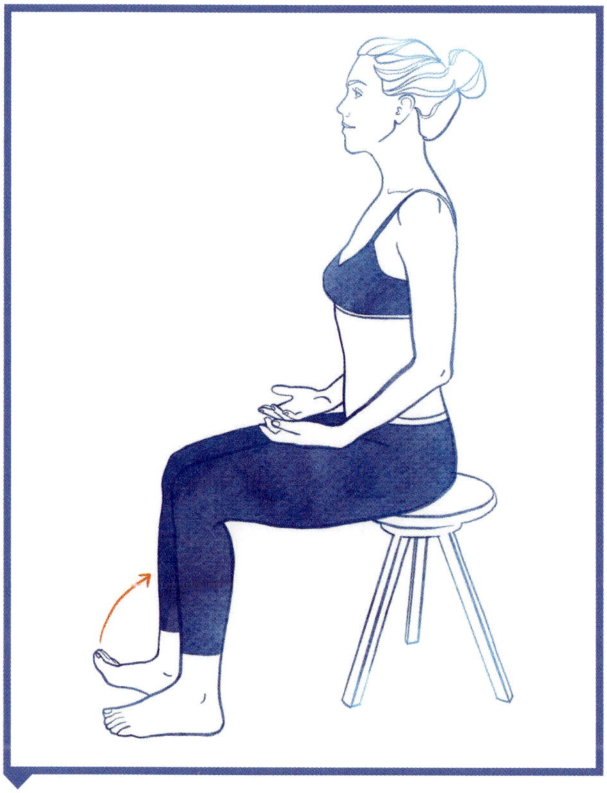

1.10 Rechtes Bein und rechter Fuß

Den rechten Fuß anwinkeln, Vorfuß Richtung Schienbein ziehen, die Ferse gegen den Boden und den Oberschenkel nach unten gegen die Unterlage drücken. Die Anspannung und Aufmerksamkeit in den Muskelbereichen halten, weiter atmen. Ausatmend die Anspannung lösen (den Fuß anschließend wieder flächig aufstellen). Den Unterschied zur Anspannung wahrnehmen. Innerlich mit dem linken Bein vergleichen – gibt es einen Unterschied? Welches Bein fühlt sich eher leichter, welches eher schwerer an?

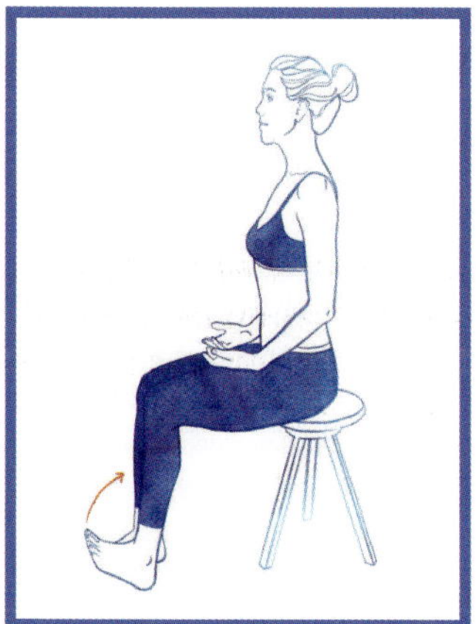

1.11 Linkes Bein und linker Fuß

Den linken Fuß anwinkeln, Vorfuß Richtung Schienbein ziehen, die Ferse gegen den Boden und den Oberschenkel nach unten gegen die Unterlage drücken. Die Anspannung und Aufmerksamkeit in den Muskelbereichen halten, weiter atmen. Ausatmend die Anspannung lösen (den Fuß anschließend wieder flächig aufstellen). Den Unterschied zur Anspannung wahrnehmen. Innerlich mit dem rechten Bein vergleichen – gibt es einen Unterschied? Welches Bein fühlt sich eher leichter, welches eher schwerer an?

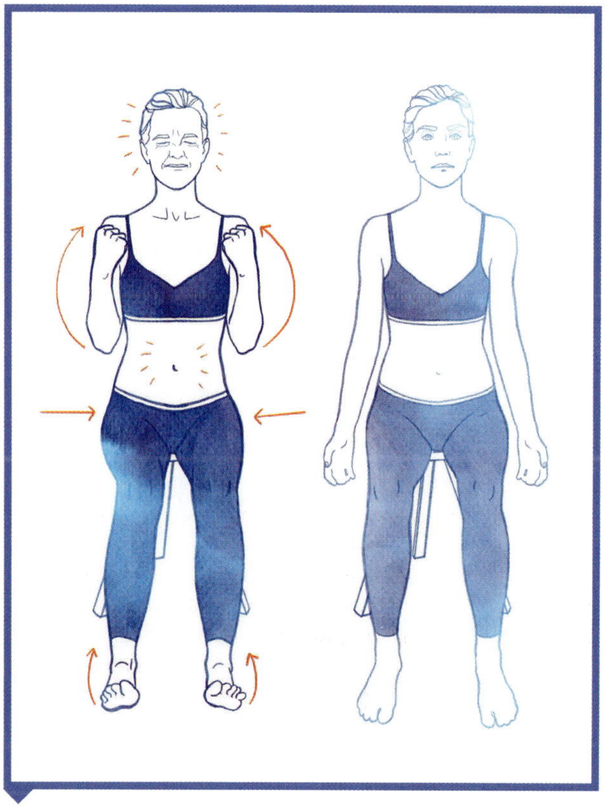

1.12 Ganzer Körper

Wer möchte, kann zum Abschluss den ganzen Körper gleichzeitig von Kopf bis Fuß an- und entspannen: Dazu die Hände schließen, die Arme anwinkeln, das Gesicht anspannen, den Hinterkopf nach hinten drücken, die Schultern hochziehen und die Schulterblätter zusammenziehen. Den Bauch einziehen, das Gesäß anspannen, die Füße anwinkeln, die Oberschenkel nach unten und die Fersen gegen den Boden drücken. Anspannung halten, weiter atmen. Ausatmend Anspannung loslassen. Atem fließen lassen. Den Unterschied zur Anspannung wahrnehmen.

Zum Ende der Übungsfolge – ob mit Ganzkörperübung oder ohne – bleiben Sie noch eine Weile ruhig sitzen oder liegen und nehmen Sie wahr: Wo ist jetzt mehr Entspannung spürbar, wo im Körper fühlt es sich lockerer, gelöster, entspannter an? Nach 2–3 Minuten den Übergang zum »Wach werden« vorbereiten. Dazu tief ein- und ausatmen, recken, strecken und Augen langsam öffnen.

Die Übung für den ganzen Körper (1.12) ist auch allein zur gezielten, situativen Entspannung geeignet.

2. Nacken entspannen

Einseitige, langandauernde Kopfhaltungen, wie bei der Nutzung von Handy, Tablet oder dem Arbeiten vor einem Bildschirm, wirken sich auf Dauer schmerzhaft auf den Schulter-Nacken-Bereich aus. Die dabei häufig angespannte Nackenmuskulatur kann zum Auslöser für Kopfschmerzen werden. Diese Übungen lösen Muskelverspannungen im Nackenbereich (die oft auch als begleitendes Symptom bei Migräne oder Spannungskopfschmerz auftreten) und fördern die Beweglichkeit von Brust- und Halswirbelsäule. So wird die Körperhaltung verbessert und die Kopfhaltung optimiert. Das wiederum entlastet die Nackenmuskeln und die Schultern. Alle Übungen langsam und mit wohltuender Intensität durchführen. Ideal auch für eine bewegte Pause am Schreibtisch.

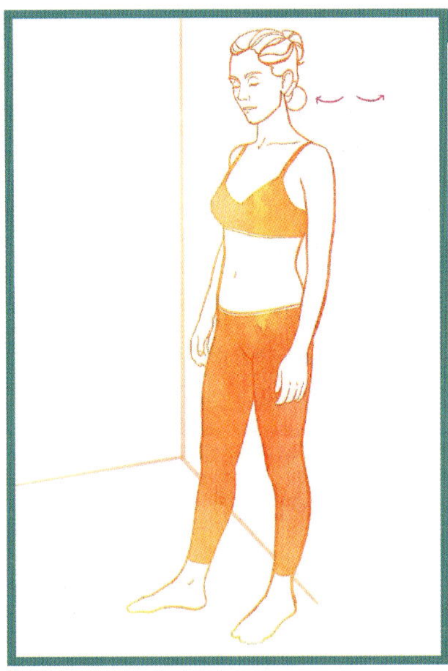

2.1 Nacken massieren

Für diese Übung brauchen Sie einen (je nach eigenem Empfinden) weichen bis festen Massage- oder Igelball mit einem Durchmesser von etwa 6–8 cm (auch ein Tennisball ist geeignet), oder eine weiche bis feste Massagerolle mit einem Durchmesser von 5–15 cm. Den Ball (oder die waagerecht ausgerichtete Rolle) zwischen Wand und Hinterkopf an den unteren Schädelrand legen. Die Beine stehen in kleiner Schrittstellung (der eine Fuß etwas vor dem anderen), die Schultern und Arme sind locker. Jetzt den Kopf behutsam und mit kleiner Bewegung nach rechts und links drehen. Darauf achten, dass der Ball (die Rolle) nicht gegen die Wirbelsäule drückt, sondern rechts und links davon auf die Muskulatur. Den Druck auf die Muskulatur und die Schmerzpunkte (Triggerpunkte) so dosieren, dass es wohltut und Anspannung und Schmerz allmählich weniger werden.
2–3 Minuten. Variation: Den Ball oder die Rolle in Rückenlage mit aufgestellten Beinen in den Nacken legen und die entsprechende Bewegung ausführen.

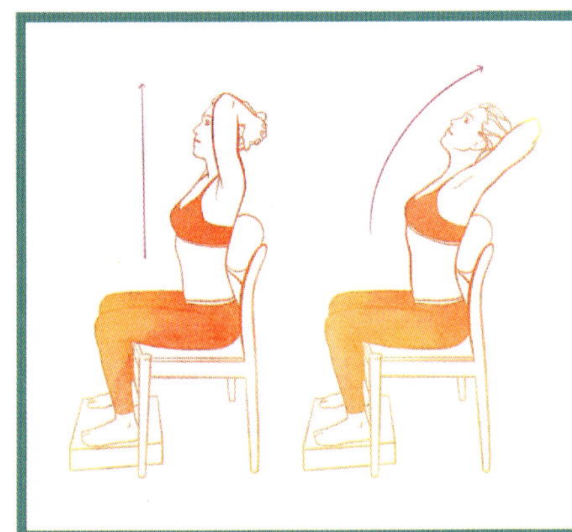

2.2 Brustwirbelsäule strecken

Für diese Übung brauchen Sie einen weichen, aufblasbaren Ball (Durchmesser 22–26 cm). Im Sitzen, auf einem Stuhl mit Rückenlehne, den etwa zur Hälfte aufgeblasenen Ball zwischen Brustwirbelsäule und Lehne legen. Das Becken ist möglichst weit hinten, die Füße stehen fest am Boden (eventuell mit einer Decke unterpolstern). Die Hände am Hinterkopf zusammenlegen. Jetzt abwechselnd die Brustwirbelsäule behutsam strecken (der Oberkörper wird dabei lang) und wieder etwas beugen. Dabei weiter atmen. Je nach Wohlbefinden die Streckung größer werden lassen und aus der Brustwirbelsäule nach hinten über den Ball neigen. Die Position des Balls auch mal verändern, etwas höher oder tiefer legen.
20 bis 25 Wiederholungen.
Variation: In Rückenlage mit aufgestellten Beinen den Ball (geeignet ist auch ein großes, festes Kissen, zum Beispiel ein Meditationskissen) unter die Brustwirbelsäule legen, auf Höhe der Schulterblätter. Den Nacken mit den Händen umfassen, die Ellenbogen möglichst schließen und die Halswirbelsäule stabilisieren. Jetzt behutsam den Oberkörper abwechselnd nach hinten neigen und wieder in die Ausgangsposition zurückbewegen.

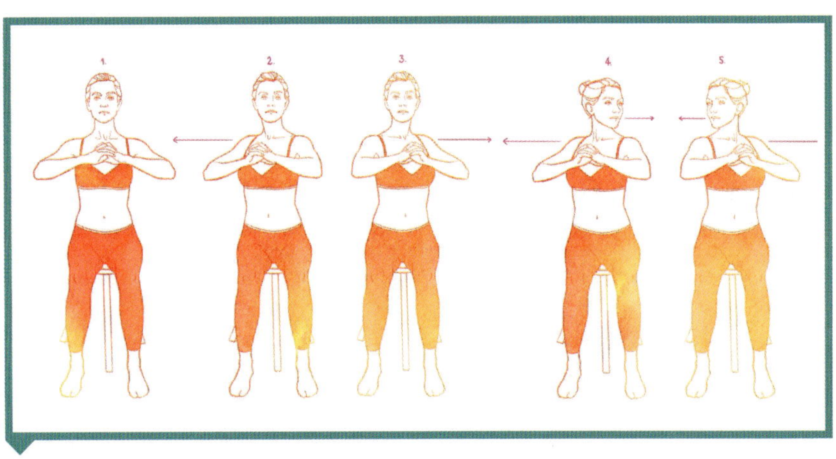

2.3 Brustwirbelsäule rotieren

Aufrecht auf das vordere Drittel der Sitzfläche setzen, das Becken ruht auf den Sitzbeinen (das sind die spitzen Knochen unten am Becken), die Füße stehen flächig am Boden. Der Oberkörper ist in leichter Vorneigung aufgerichtet. Die Hände sind gefaltet, die Daumen liegen am Brustbein. Jetzt den Rumpf in kleiner Bewegung um die eigene Achse abwechselnd nach rechts und nach links drehen. Das Becken bewegt sich nicht mit.
Den Kopf zunächst ruhig halten, der Blick geht geradeaus, 20–25 Wiederholungen. Dann weitere 20–25 Mal, dabei behutsam den Kopf in die Gegenrichtung des Oberkörpers drehen. Weiter atmen.

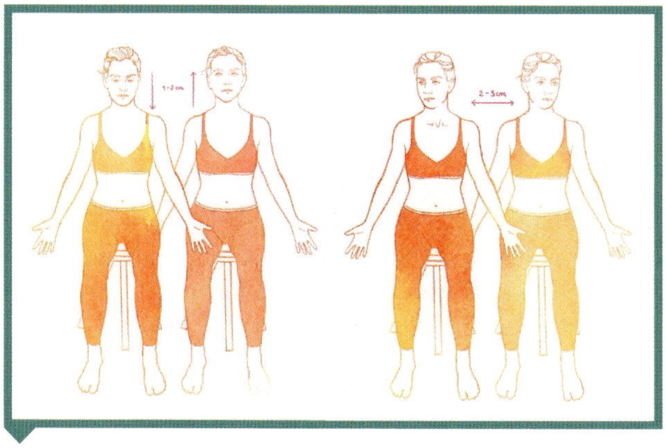

2.4 Halswirbelsäule mobilisieren

Aufrecht stehen oder sitzen, die Arme sind nach unten gestreckt, die Handflächen zeigen nach vorn. Den Brustkorb nach vorn und oben anheben, der Blick geht zum Horizont. Jetzt zuerst kleine Nickbewegungen mit dem Kopf ausführen (etwa 1–2 cm), das Kinn bewegt sich dabei auf und ab. Dann kleine Drehbewegungen (etwa 2–3 cm) wie beim Neinsagen. Den Unterkiefer die ganze Zeit locker lassen, weiter atmen. Je 20–25 Wiederholungen.

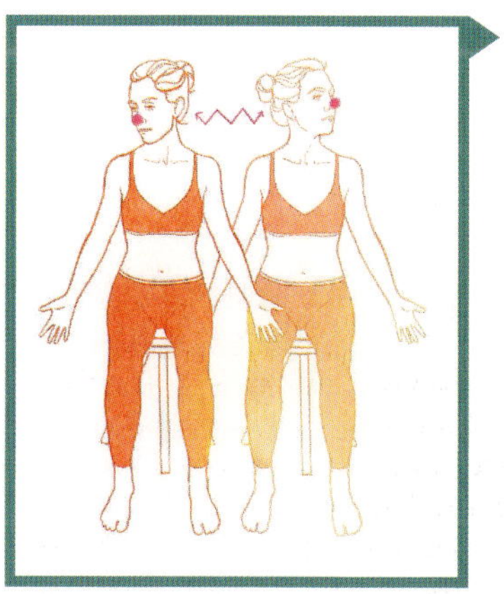

2.5 Tiefe Nackenmuskeln aktivieren

Aufrecht stehen oder sitzen, die Arme sind nach unten gestreckt, die Handflächen zeigen nach vorn. Den Brustkorb nach vorn und oben anheben, der Blick geht zum Horizont. Jetzt eine fortlaufende kleine Nickbewegung ausführen (etwa 1–2 cm) und dabei gleichzeitig den Kopf abwechselnd langsam nach rechts und nach links um die eigene Achse drehen. Die Nasenspitze beschreibt dabei eine Zickzackbewegung. Den Unterkiefer die ganze Zeit locker lassen, weiter atmen.

2.6 Seitliche Hals- und Nackenmuskeln dehnen

Aufrecht stehen oder sitzen, die Arme sind nach unten gestreckt, die Handflächen zeigen nach vorn. Den Brustkorb nach vorn und oben anheben. Jetzt zuerst die rechte Schulter nach oben ziehen und gleichzeitig den Kopf mit dem rechten Ohr zur Schulter neigen. Anspannung halten (5–7 Sekunden), lösen und zur Ausgangsposition zurück. Dann den Kopf behutsam nach links neigen, das rechte Schulterblatt nach unten senken. Die Dehnposition halten und dabei mit dem Kopf kleine Nickbewegungen ausführen (30 Sekunden). Die Dehnung spüren, weiter atmen. Die Seite wechseln. 3–5 Wiederholungen pro Seite.

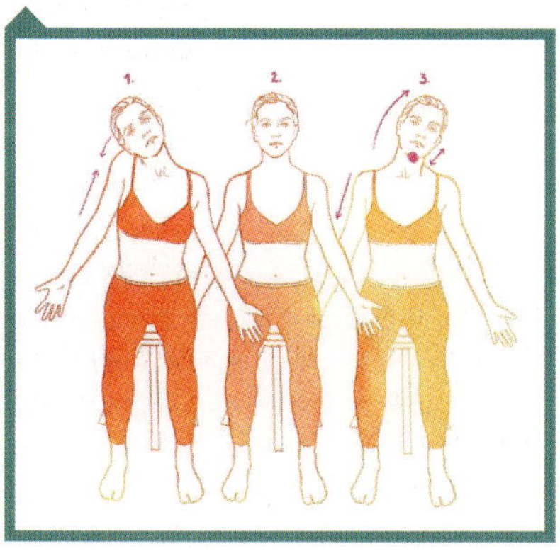

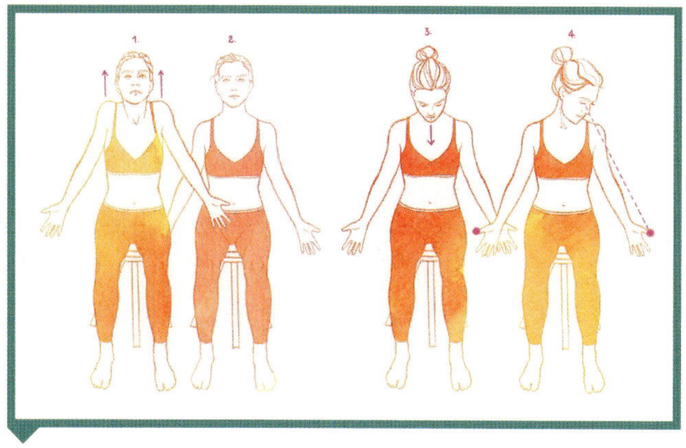

2.7 Hintere Nackenmuskeln dehnen

Aufrecht stehen oder sitzen, die Arme sind nach unten gestreckt, die Handflächen zeigen nach vorn. Den Brustkorb nach vorn und oben anheben. Jetzt beide Schultern nach oben ziehen, dabei die Halswirbelsäule gestreckt lassen (Kopf nicht in den Nacken legen). Die Anspannung halten (5–7 Sekunden), weiter atmen. Dann die Anspannung lösen, die Schultern nach außen und die Schulterblätter nach unten senken. Jetzt den Kopf nach vorn neigen, gleichzeitig den Brustkorb heben. Aus dieser Position heraus den Kopf langsam drehen (30 Sekunden), der Blick geht dabei jeweils zum rechten und linken Daumen. Die Dehnung spüren, weiter atmen. 3–5 Wiederholungen.

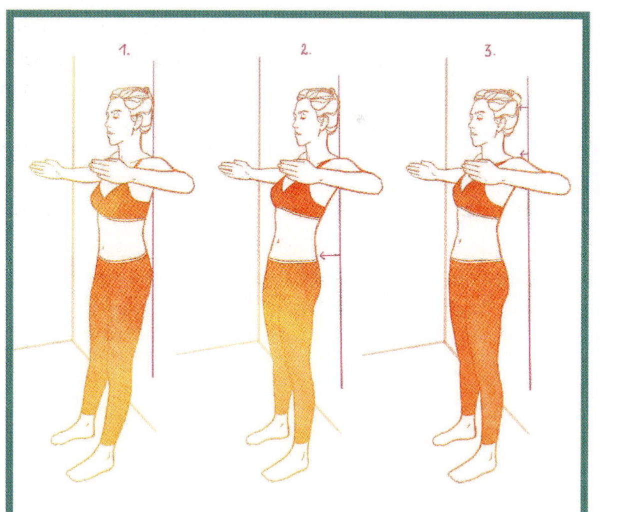

2.8 Rücken kräftigen

Mit dem Rücken an eine Wand lehnen, die Füße stehen etwa zwei Fußlängen von der Wand entfernt am Boden. Die Oberarme etwa auf Schulterhöhe an die Wand legen, die Ellenbogen sind gebeugt, die Unterarme zeigen nach vorn. Jetzt das Becken von der Wand entfernen und die Hüfte strecken, die Körperlängsspannung behalten (Schulterblätter und Oberarme berühren weiterhin die Wand). Dann die Schultern nach außen, die Schulterblätter nach unten und Richtung Wirbelsäule ziehen und die Oberarme gegen die Wand drücken, sodass sich der Rücken von der Wand löst. Dabei ausatmen. Langsam wieder zurück. 20–25 Wiederholungen.

3. Augen entspannen

Eine übermäßige Beanspruchung der Augen, zum Beispiel durch lange Bildschirmarbeit (besonders unter ungünstigen Beleuchtungsverhältnissen), führt häufig zu Überanstrengung der Augenmuskeln. Dies kann Ursache für Kopfschmerzen sein. Die folgenden Übungen verbessern die Elastizität der Augenmuskeln, regen die Tränenflüssigkeit an und lindern Ermüdungserscheinungen. Hilfreich bei trockenen, brennenden und müden Augen, für stressfreies Sehen am Computer und einen klaren Blick. Wer eine Brille trägt, sollte diese zum Üben absetzen.

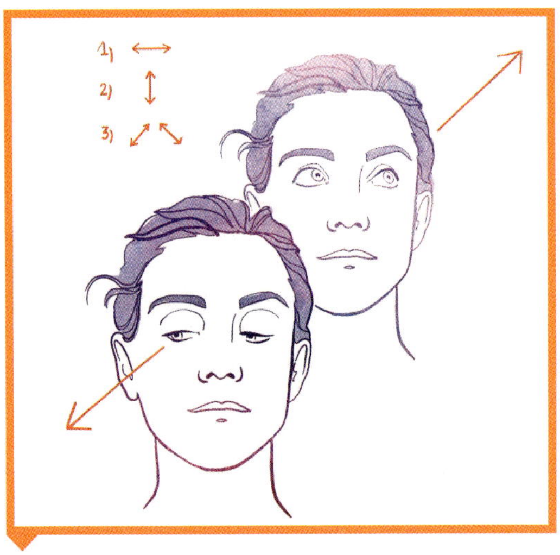

3.1 Alle Richtungen

Den Kopf aufrecht halten. Den Blick zum Horizont richten. Jetzt mit offenen Augen abwechselnd nach rechts und links schauen, ohne den Kopf zu bewegen. Danach die Augen schließen und einen Moment entspannen. Dann mit offenen Augen nach oben und unten schauen, den Kopf nicht mitbewegen. Anschließend wieder entspannen. Zum Schluss in die Diagonalen nach rechts oben und links unten sowie links oben und rechts unten schauen. Den Kopf ruhig halten. Die Augen zum Entspannen wieder für einen Moment schließen. Jeweils 5–10 Mal.

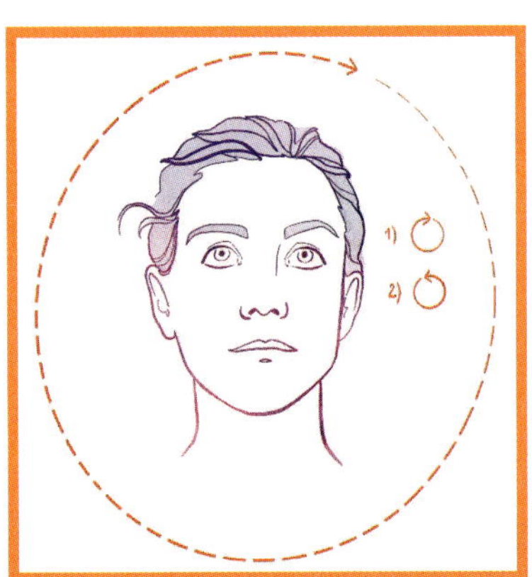

3.2 Kreisen

Den Kopf aufrecht halten. Den Blick zum Horizont richten. Ohne den Kopf zu bewegen, die offenen Augen erst rechts, dann links herum kreisen lassen. Die Augen zum Entspannen einen Moment schließen. Je Richtung 5–10 Mal.

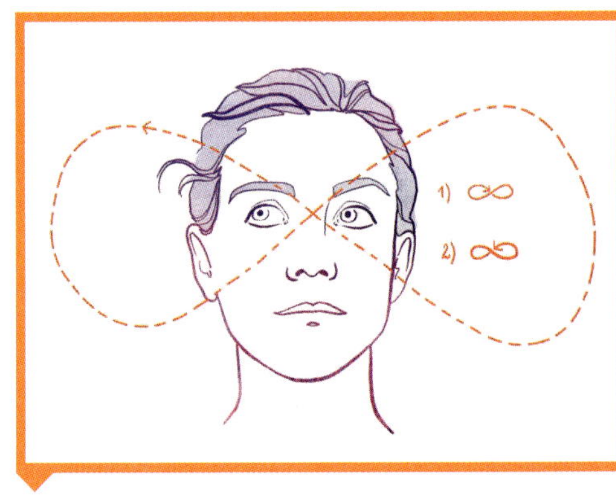

3.3 Achtern

Den Kopf aufrecht halten. Den Blick zum Horizont richten. Ohne den Kopf zu bewegen, die offenen Augen in Form einer imaginären, waagerecht vor dem Gesicht liegenden Acht bewegen – erst rechts, dann links herum. Abschließend die Augen zum Entspannen für einen Moment schließen. Je Richtung 5–10 Mal.

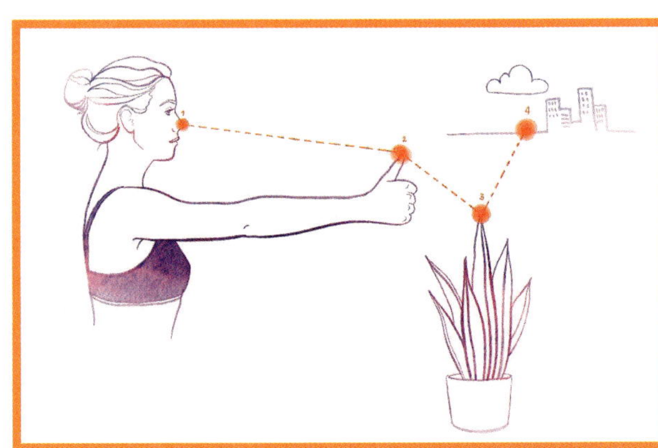

3.4 Augenrallye

Den Kopf aufrecht halten. Den Blick zum Horizont richten. Einen Arm nach vorn ausstrecken, der Daumen zeigt nach oben. Ohne den Kopf zu bewegen, den Blick für jeweils ein paar Sekunden in unterschiedliche Entfernungen richten, zum Beispiel zuerst auf die eigene Nasenspitze, dann auf den Daumen des ausgestreckten Arms, dann auf einen Gegenstand in 2–3 Meter Entfernung, zum Schluss den Blick in die Weite zum Horizont lenken. 5 Mal wiederholen.

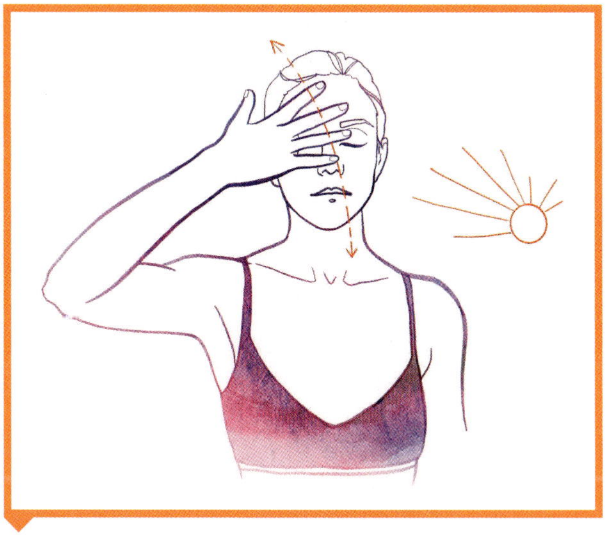

3.5 Fächer

Das Gesicht mit geschlossenen Augen auf eine Lichtquelle richten, zum Beispiel auf eine Lampe oder in die Sonne. Eine Hand öffnen, die Finger wie einen Fächer spreizen und waagerecht dicht vor dem Gesicht zwischen Augen und Lichtquelle halten. Dann den »Fächer« auf und ab bewegen. Langsam beginnen, Tempo allmählich steigern. Bewusst den Wechsel von Licht und Dunkelheit wahrnehmen. Etwa 1 Minute lang; 2–3 Mal wiederholen.

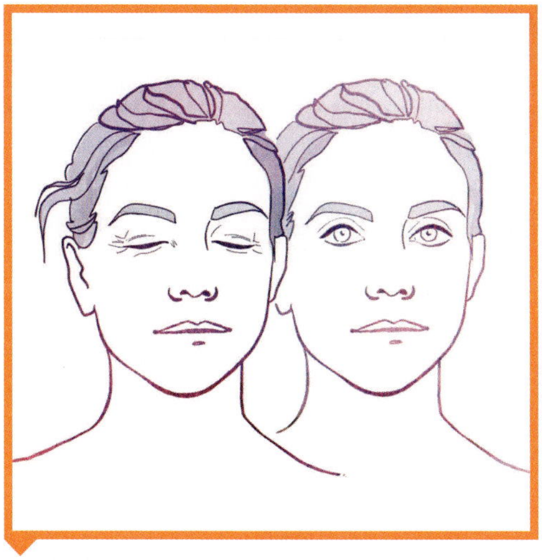

3.6 Blinzeln

Den Kopf aufrecht halten. Den Blick Richtung Horizont richten. Jetzt die Augenlider in schnellem Wechsel öffnen und sanft schließen. Dabei den Kopf ruhig halten. Etwa 1 Minute lang; 2–3 Mal wiederholen.

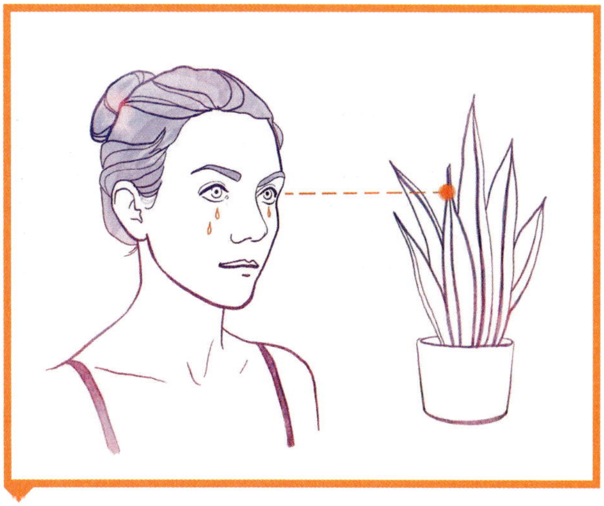

3.7 Fixieren

Die Augen auf einen Punkt oder einen unbewegten Gegenstand richten, der sich deutlich vom Umfeld abhebt. Den Blick ausschließlich darauf fokussieren, ohne die Augäpfel oder Augenlider zu bewegen. Ruhig und gleichmäßig atmen. Warten, bis sich Tränenflüssigkeit einstellt. Den Blick auch dann noch fixieren, wenn Tränen fließen. So lange verweilen, wie es angenehm ist. Anschließend zur Entspannung die Augen schließen.

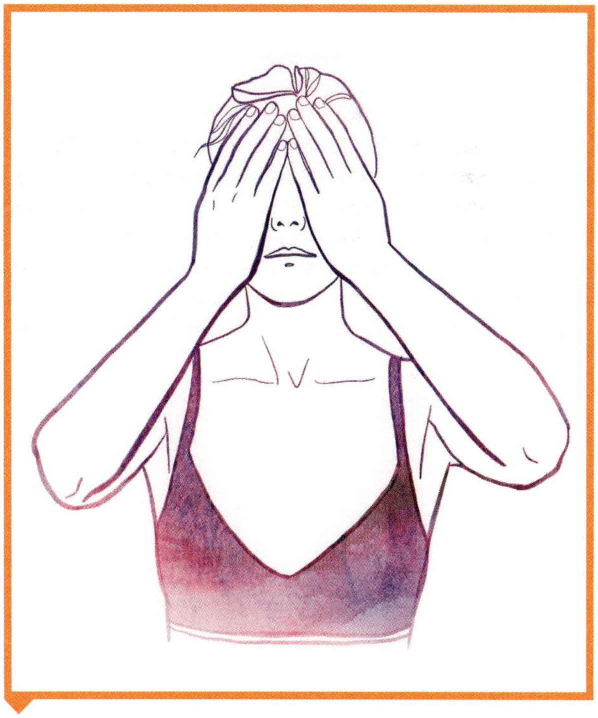

3.8 Palmieren

Beide Hände aneinander reiben, bis die Handflächen warm werden. Die Augen schließen und mit den gewölbten Handinnenflächen beide Augen bedecken, dabei keinen Druck auf die Augäpfel ausüben. Die Dunkelheit hinter den Augenlidern wahrnehmen, gleichmäßig tief atmen und entspannen. 2–3 Minuten. Anschließend behutsam die Hände entfernen und die Augen langsam aufgehen lassen.

4. Kiefer lockern

Beschwerden im Kiefergelenk sowie angespannte Gesichts- und Kiefermuskeln (zum Beispiel durch nächtliches Zähneknirschen) können zu Kopfschmerzen führen oder Migräne-Attacken begünstigen. Die folgenden Übungen entspannen die Kaumuskeln, lockern das Kiefergelenk und reduzieren den Druck. Sie sind leicht in den Alltag zu integrieren.

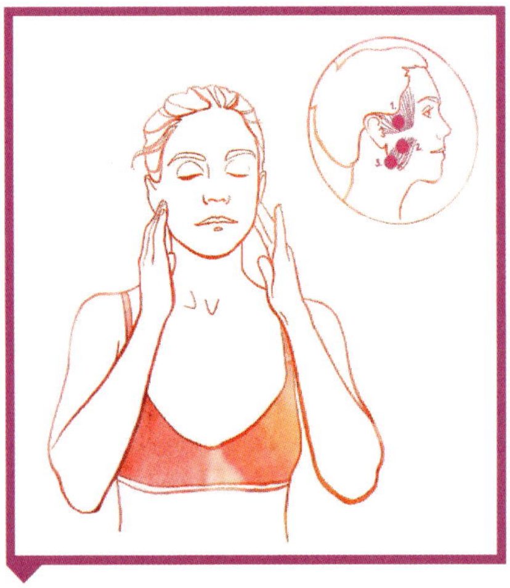

4.1 Kiefermuskulatur massieren

Zunächst die Muskulatur mit den Fingerkuppen von drei oder vier Fingern ertasten. Dazu die Zähne kurz zusammenbeißen. Die Hauptbereiche der Kiefermuskulatur spannen sich an: 1. an den Schläfen am Haaransatz (Musculus temporalis), 2. vor den Ohren unter dem Jochbein auf Höhe der Ohrläppchen (Ursprung des Musculus masseter) und 3. hinten am Unterkieferrand, kurz vor dem Übergang zum Hals (Ansatz des Musculus masseter). Für die Massage den Kopf aufrecht halten, den Unterkiefer locker lassen. Mit den Fingern durch die Haut in die Muskulatur gleiten und die Muskelbereiche mit Druck im Wohlfühlbereich von oben nach unten und von vorn nach hinten ausstreichen. Pro Muskelbereich mit 5–10 Sekunden beginnen, auf 30–60 Sekunden steigern.

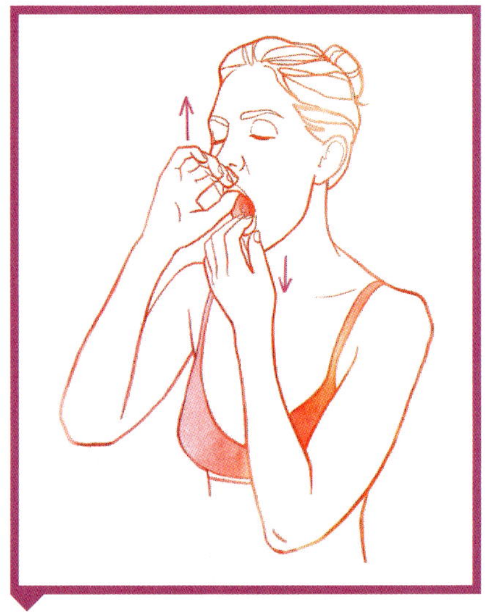

4.2 Kaumuskulatur dehnen

Der Kopf ist aufrecht, der Nacken lang, der Unterkiefer locker. Mit dem Daumen einer Hand den Oberkiefer oben halten. Mit der anderen Hand den Unterkiefer an den Zähnen greifen. Jetzt den Oberkiefer sanft nach oben, den Unterkiefer gerade nach unten bewegen. Dabei die Muskulatur bewusst locker lassen und die Kaumuskulatur behutsam dehnen (30 Sekunden). Anschließend die Fingerhaltung lösen und den Mund von allein zugehen lassen. Der Unterkiefer ist locker, die Zähne berühren sich nicht. 3–5 Wiederholungen.

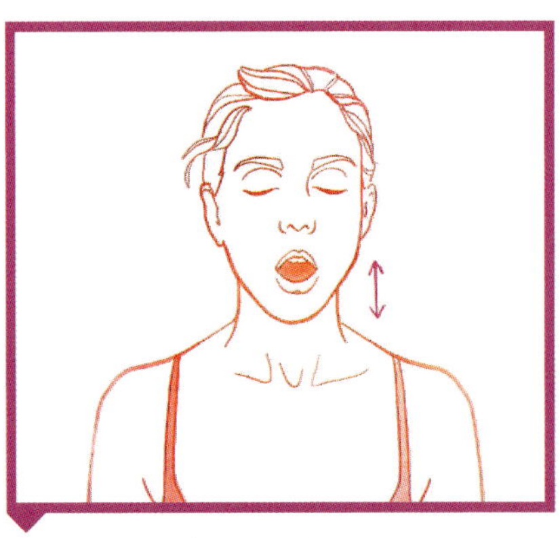

4.3 Kiefergelenk öffnen und schließen

Der Kopf ist aufrecht, der Nacken lang, Kinn und Hals bilden in etwa einen rechten Winkel. Den Unterkiefer bewusst locker lassen. Fließend und sehr langsam den Mund öffnen (nicht maximal) und wieder bis zum Lippenschluss ohne Zahnkontakt schließen. Dabei so wenig wie möglich Kraft aufwenden. 20–25 Wiederholungen.

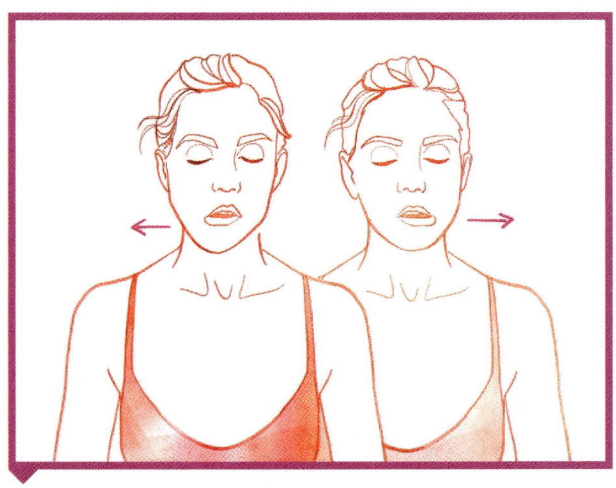

4.4 Kiefergelenk seitlich mobilisieren

Der Kopf ist aufrecht, der Nacken lang, Kinn und Hals bilden in etwa einen rechten Winkel. Den Unterkiefer bewusst locker lassen. Den Mund ganz leicht öffnen und in der geöffneten Position den Unterkiefer abwechselnd sanft nach rechts und nach links bewegen, jedoch nicht maximal weit. 20–25 Wiederholungen.

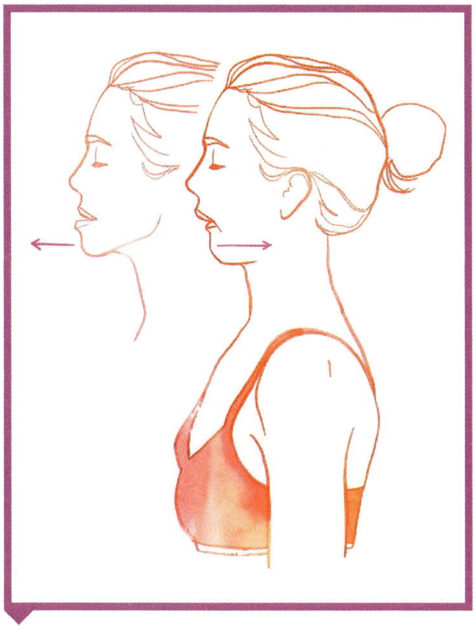

4.5 Kiefergelenk vor- und zurückbewegen

Der Kopf ist aufrecht, der Nacken lang, Kinn und Hals bilden in etwa einen rechten Winkel. Den Unterkiefer bewusst locker lassen. Den Mund ganz leicht öffnen und in der geöffneten Position den Unterkiefer vor- und zurückbewegen, jedoch nicht maximal weit. 20–25 Wiederholungen.

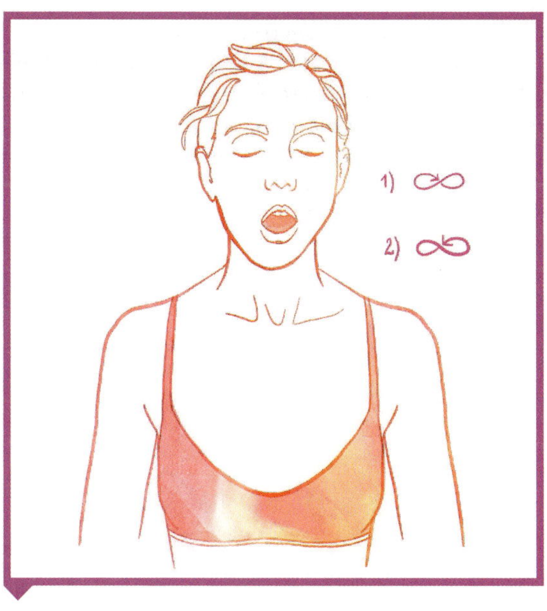

4.6 Kiefergelenk achtern

Der Kopf ist aufrecht, der Nacken lang, Kinn und Hals bilden in etwa einen rechten Winkel. Den Unterkiefer bewusst locker lassen. Den Mund ganz leicht öffnen und in der geöffneten Position den Unterkiefer fließend in der Form einer liegenden Acht bewegen. Mit kleinen Achterbewegungen beginnen, allmählich behutsam größer werden lassen, aber nicht bis ans Bewegungsende gehen. Die Achterschlaufen auf beiden Seiten möglichst gleichmäßig ausführen, dann die Richtung wechseln. Je Richtung 20–25 Mal.

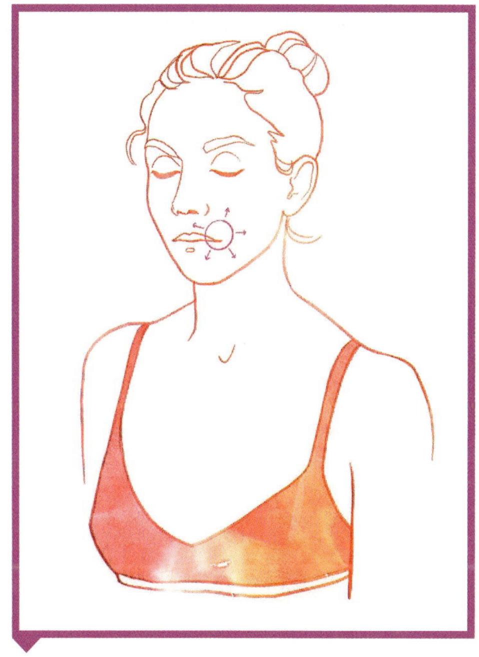

4.7 Kiefergelenk mobilisieren

Der Kopf ist aufrecht, der Nacken lang, Kinn und Hals bilden in etwa einen rechten Winkel. Den Unterkiefer bewusst locker lassen. Eine imaginäre Luftkugel im Mund in alle Richtungen hin und her bewegen. Dabei zwischen kleinen und größeren Bewegungen abwechseln. Die Lippen sind sanft geschlossen, die Zähne berühren sich nicht, die Zunge ist locker. 1–2 Minuten.

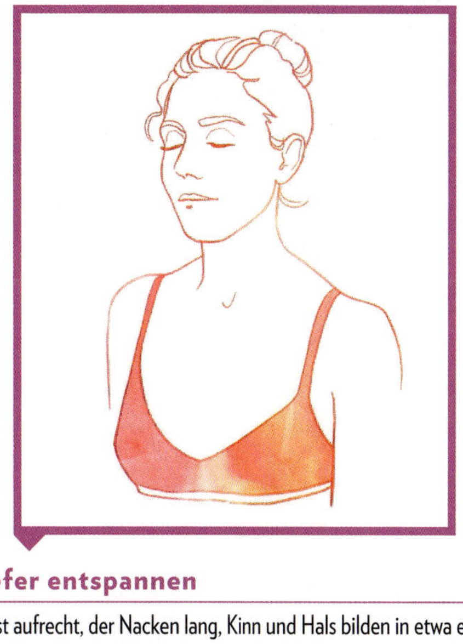

4.8 Kiefer entspannen

Der Kopf ist aufrecht, der Nacken lang, Kinn und Hals bilden in etwa einen rechten Winkel. Bewusst den Unterkiefer sinken lassen. Die Lippen sind und bleiben sanft geschlossen, die Zähne berühren sich nicht, die Zunge liegt entspannt unten im Mundboden. Der Mundraum ist weit und höhlig. Mit jedem Ausatmen die Anspannung weiter lösen und den Unterkiefer nach unten sinken lassen. Bewusst mehrmals am Tag zur Verbesserung der Körperwahrnehmung durchführen.

5. Akupressur

Die Drucktechnik mit den Fingern ist Bestandteil der Traditionellen Chinesischen Medizin und ein uraltes Heilverfahren, auch zur Selbstbehandlung: sowohl zur Vorbeugung als auch im akuten Fall. Dabei werden dieselben Punkte genutzt wie bei der Akupunktur mit Nadeln. Die Stimulation soll die Blut- und Sauerstoffversorgung verbessern und die Muskulatur entspannen. Durch die Ausschüttung von Endorphinen (schmerzlindernden Botenstoffen) wird der Schmerz blockiert. Dazu werden verschiedene Punkte (idealerweise mit Mittelfinger oder Daumen) im Winkel von 90 Grad zur Hautoberfläche gedrückt, ohne dass sich die Haut verschiebt. Der Druck beginnt mit dem Ausatmen und sollte über mehrere Atemzyklen gehalten werden. Jeder Punkt fühlt sich beim Drücken anders an. Auch ist die passende Intensität des Drucks individuell verschieden. Er sollte so fest sein, dass er als „Wohlweh“ (wohltuender Schmerz) wahrgenommen wird. Mit der Dauer des Drucks (ca. 1–2 Minuten) sollte der Schmerz nachlassen. Vertrauen Sie Ihrem Körpergefühl und wählen Sie die Punkte aus, die Ihnen guttun. Die Stimulierung von 3–4 Punkten reicht aus. Bei akuten Beschwerden ist es günstig, zunächst die Übungen 5.7 und 5.8 auszuführen.

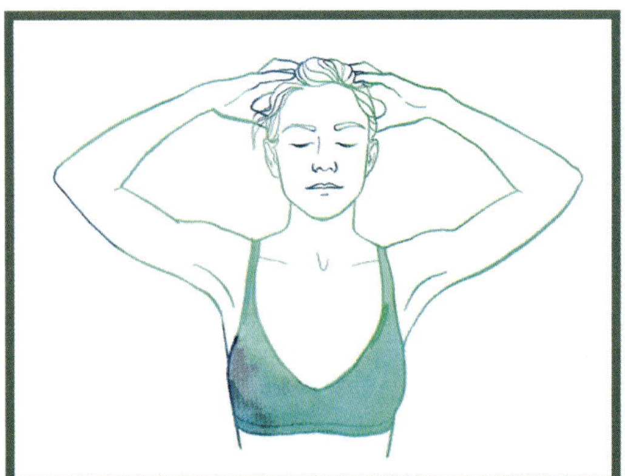

5.1 Kopf reiben

Aufrecht sitzen oder stehen. Die Gesichtsmuskeln entspannen, den Unterkiefer locker lassen. Jetzt mit den Fingerkuppen aller zehn Finger die gesamte Kopfhaut kräftig reiben und massieren (wie beim Haarewaschen). 1–2 Minuten.

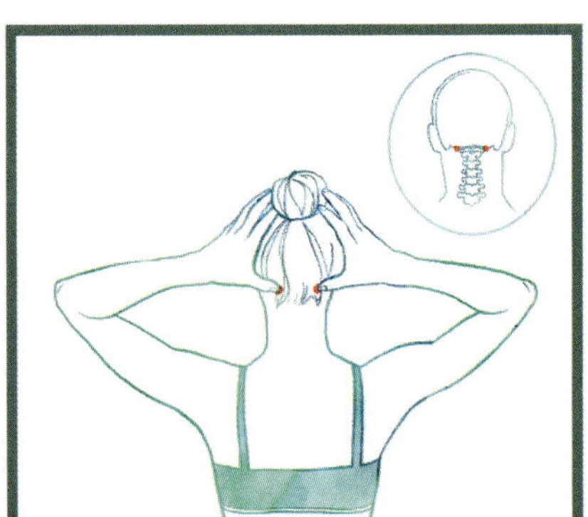

5.2 »Tor des Bewusstseins« (GB 20)

Bei steifem Nacken und Schmerzen im ganzen Kopf; lindert Kopf- und Nackenschmerzen. Kopf möglichst aufrecht halten. Mit den Daumen am hinteren unteren Rand des Schädels in die (je nach Kopfgröße 3–5 cm auseinanderliegenden) Vertiefungen seitlich der Wirbelsäule drücken, und zwar kräftig nach oben Richtung Schädelbasis. Dabei den Kopf etwas zurückneigen, die Schultern sinken lassen. Ruhig und tief atmen. 1–2 Minuten.

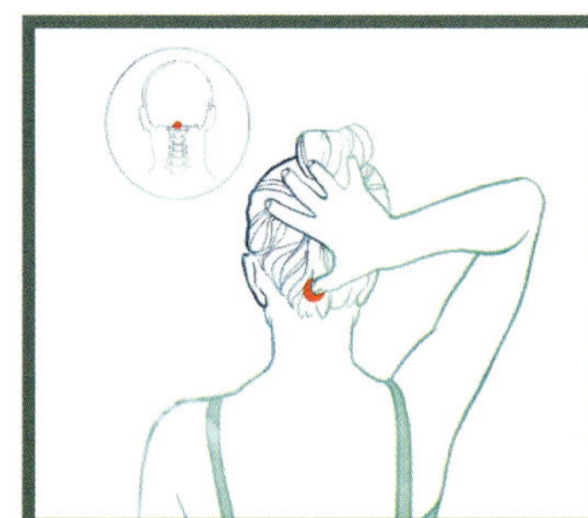

5.3 »Windpalast« (LG 16)

Bei Nacken- und Kopfschmerzen macht die Übung den Kopf frei, zudem ist sie wohltuend für die Augen. Kopf möglichst aufrecht halten. Mit einem Daumen in die große Vertiefung in der Mitte der Kopfrückseite am unteren knöchernen Rand des Schädels drücken. Ruhig und tief atmen. 1–2 Minuten.

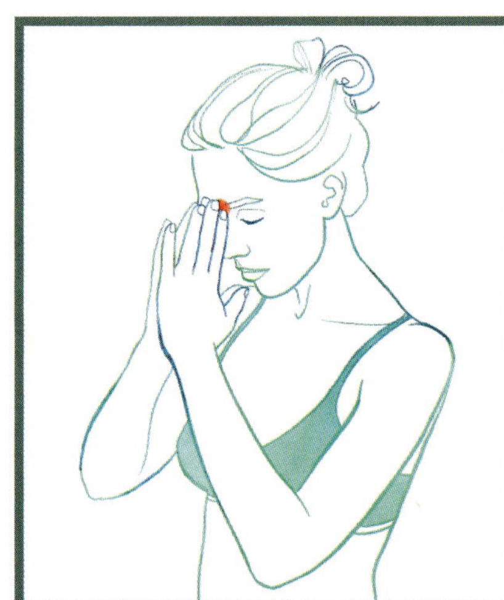

5.4 »Punkt des Dritten Auges« (LG 24.5)

Lindert Kopfschmerzen und Überanstrengung der Augen. Aufrecht sitzen oder stehen. Beide Handflächen aneinanderlegen, den Kopf etwas nach vorn neigen und die Spitzen von Mittel- und Zeigefingern leicht an den Punkt zwischen den Augenbrauen in der Vertiefung der Nasenwurzel und Stirnmitte legen. Ruhig und tief atmen. 1–2 Minuten.

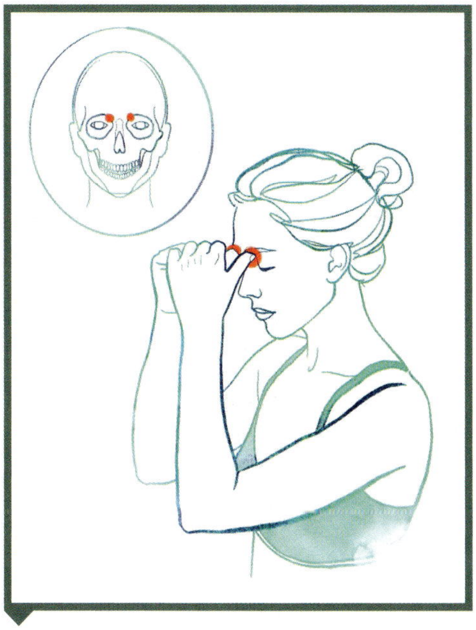

5.5 »Baumbusbohren« (B 2)

Lindert stirnseitige Kopfschmerzen, hilft bei übermüdeten Augen, lässt klarer sehen. Kopf möglichst aufrecht halten. Mit den Zeigefingern oder den Daumen in die oberen Vertiefungen der Augenhöhlen drücken, und zwar zu beiden Seiten der Stelle, wo der Nasenrücken in die Nasenwurzel übergeht. Ruhig und tief atmen. 1–2 Minuten.

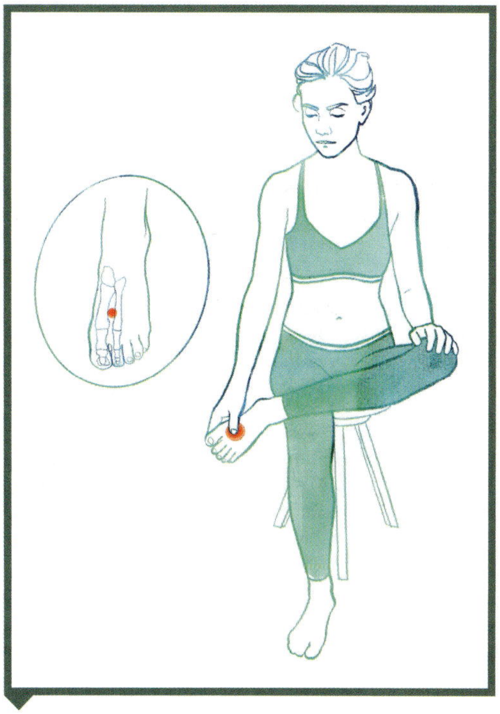

5.7 »Großer Impuls« (LE 3)

Lindert Kopfschmerzen und Migränebeschwerden. Im Sitzen einen Unterschenkel auf den anderen Oberschenkel legen. Der Punkt befindet sich auf dem Fußrücken in der Vertiefung zwischen den Mittelfußknochen des großen und des zweiten Zehs. Mit dem Daumen (oder der Mittelfingerkuppe der anderen Hand) drücken. Ruhig und tief atmen. Dann die Füße wechseln. Je Seite 1–2 Minuten.

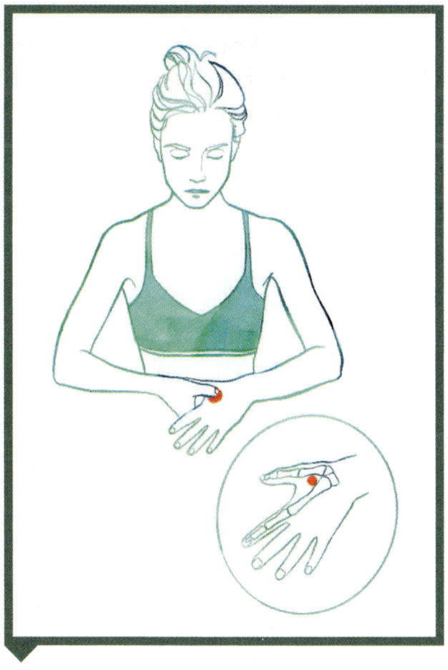

5.6 »Tal der harmonischen Vereinigung« (DI 4)

Entkrampft, besonders im Gesicht, bei Stirnkopfschmerz. Die Fingerkuppe von Daumen oder Mittelfinger der linken Hand auf die höchste Stelle des Muskelbergs der rechten Hand legen, die entsteht, wenn man den Daumen an den Zeigefinger anlegt. Dann die rechte Hand entspannen. Jetzt liegt der linke Finger auf dem gesuchten Punkt am Mittelhandknochen des Zeigefingers. Diesen Punkt drücken. Ruhig und tief atmen. Dann die Hände wechseln. Je Seite 1–2 Minuten. Nicht während der Schwangerschaft, kann vorzeitige Wehen auslösen!

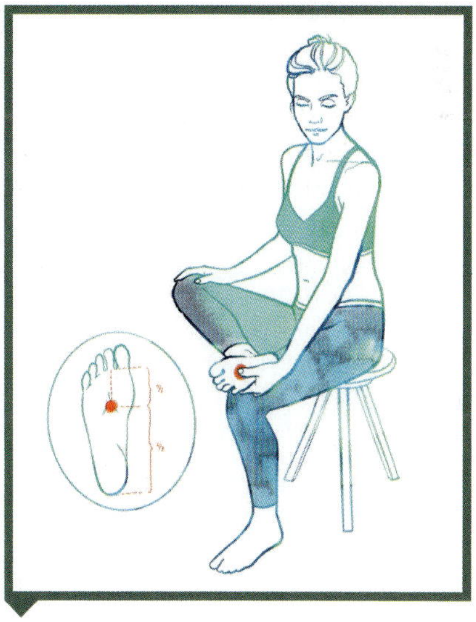

5.8 »Sprudelnde Quelle« (NI 1)

Reduziert Scheitel- und Seitenkopfschmerz, Migränebeschwerden, beruhigt und belebt. Im Sitzen einen Unterschenkel auf den anderen Oberschenkel legen. Der Punkt befindet sich auf der Fußsohle etwas unterhalb der Mitte des Ballens. Um den Punkt zu finden, den großen Zeh leicht abwinkeln: Wo eine kleine Vertiefung entsteht, befindet sich der Akupressurpunkt. Diesen mit dem Daumen drücken. Die andere Hand kann den Fuß stabilisieren. Ruhig und tief atmen. Dann die Füße wechseln. Je Seite 1–2 Minuten. Nicht während der Schwangerschaft, kann vorzeitige Wehen auslösen! ○

TEXT: REGINA FRANKE • ILLUSTRATION: ANNE MAIR

Schmerzfrei arbei

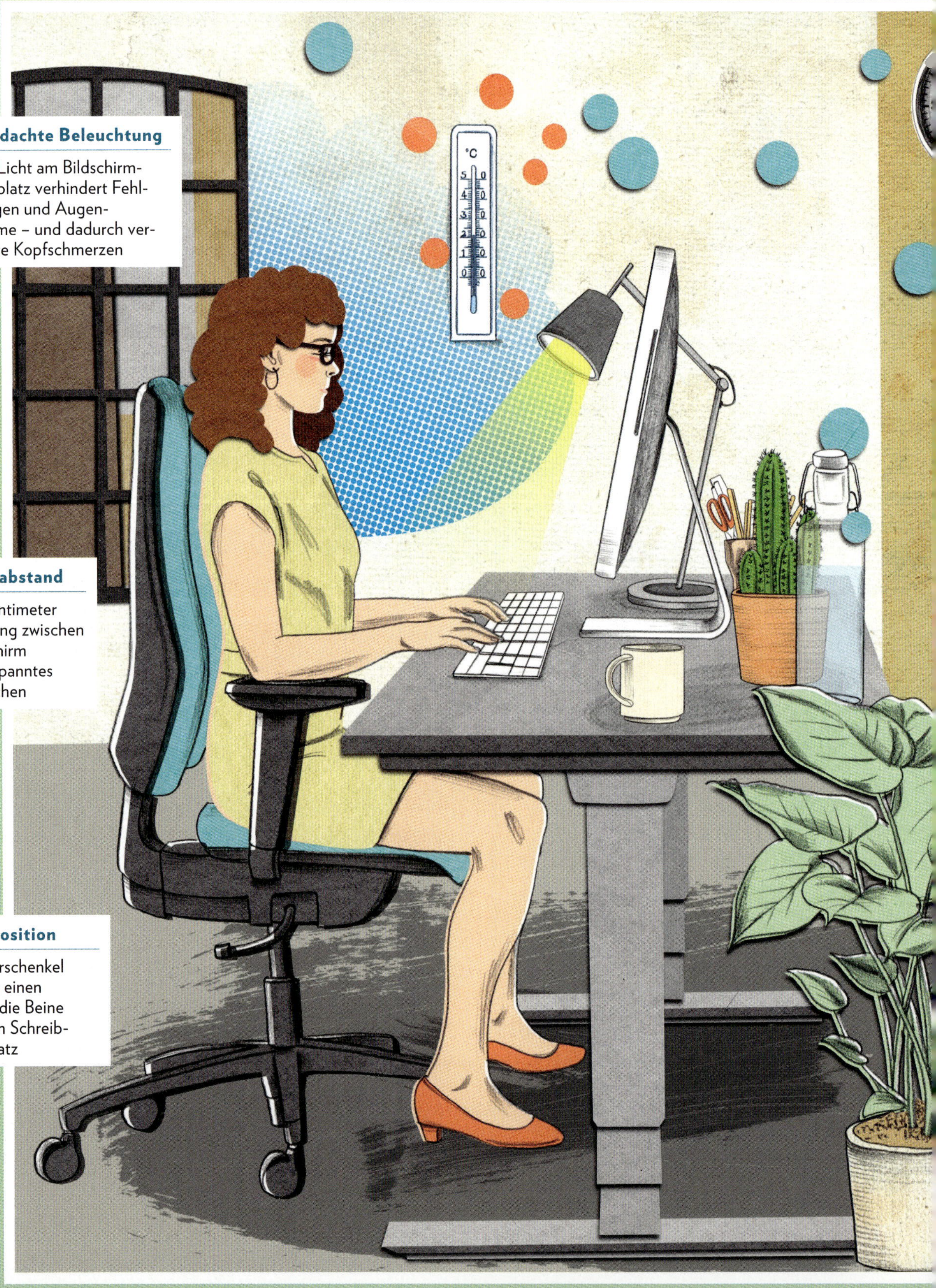

Durchdachte Beleuchtung

Gutes Licht am Bildschirmarbeitsplatz verhindert Fehlhaltungen und Augenprobleme – und dadurch verursachte Kopfschmerzen

Idealer Monitorabstand

Mindestens 50 Zentimeter sollte die Entfernung zwischen Augen und Bildschirm betragen, um entspanntes Sehen zu ermöglichen

Richtige Sitzposition

Ober- und Unterschenkel zeigen im Sitzen einen rechten Winkel, die Beine finden unter dem Schreibtisch bequem Platz

ten

Stress und Anspannung, verkrampfte Haltung, die Augen ständig auf den Bildschirm gerichtet, dazu störende Umgebungsgeräusche: Das Arbeiten am Computer kann zu einer starken körperlichen Belastung führen – und zu Kopfschmerzen. Durch einfache ergonomische Hilfen lässt sich dem vorbeugen, etwa durch einen dynamischen Wechsel von aktivem Sitzen und richtigem Stehen

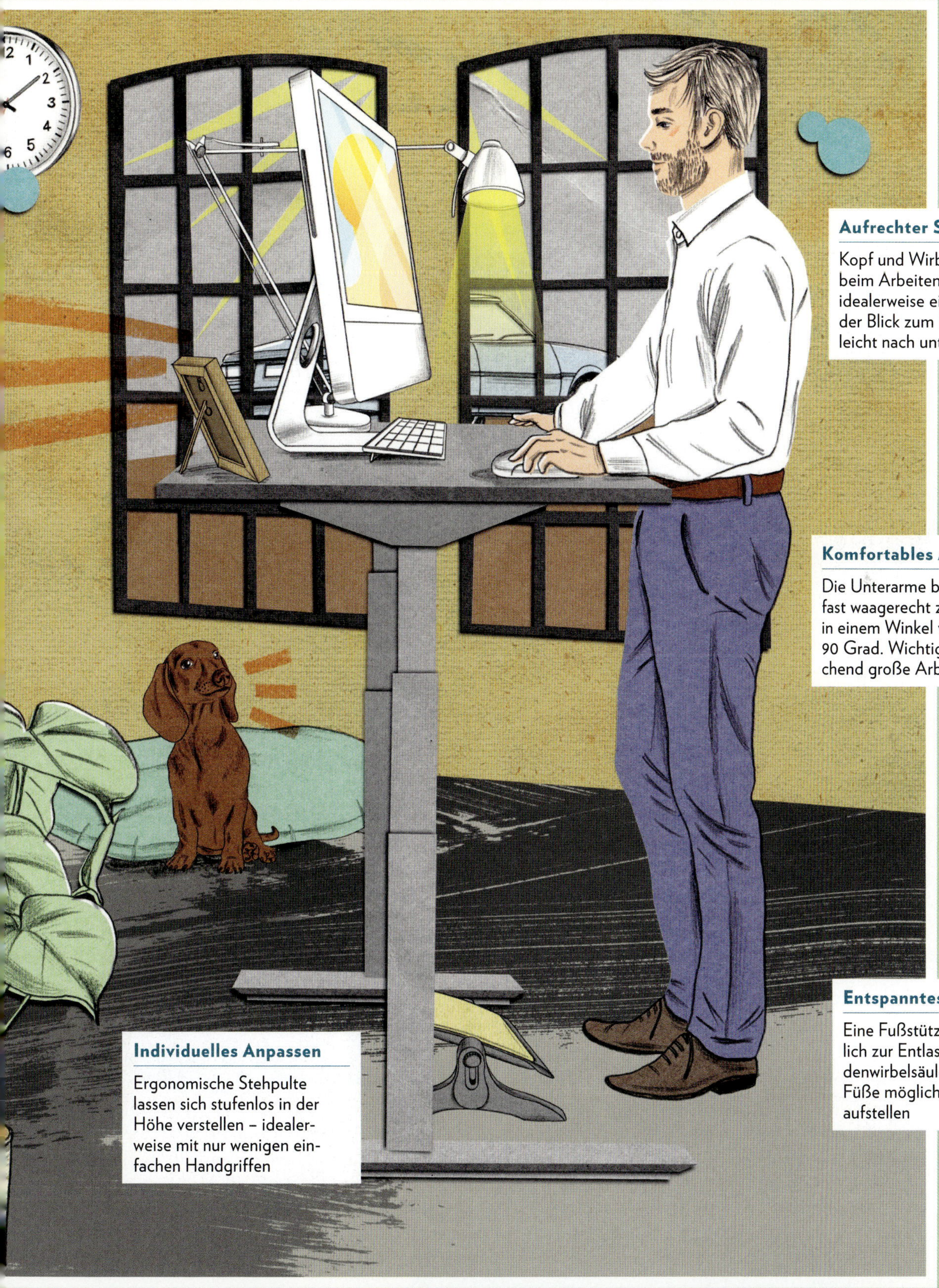

Aufrechter Stand

Kopf und Wirbelsäule bilden beim Arbeiten am Stehpult idealerweise eine gerade Linie, der Blick zum Bildschirm geht leicht nach unten

Komfortables Arbeiten

Die Unterarme befinden sich fast waagerecht zur Pultplatte, in einem Winkel von etwa 90 Grad. Wichtig: eine ausreichend große Arbeitsfläche

Entspanntes Stehen

Eine Fußstütze kann maßgeblich zur Entlastung der Lendenwirbelsäule beitragen. Die Füße möglichst im Wechsel aufstellen

Individuelles Anpassen

Ergonomische Stehpulte lassen sich stufenlos in der Höhe verstellen – idealerweise mit nur wenigen einfachen Handgriffen

Der Einfluss der HOR

ILLUSTRATIONEN: SÉBASTIEN THIBAULT
TEXT: CONSTANZE KINDEL

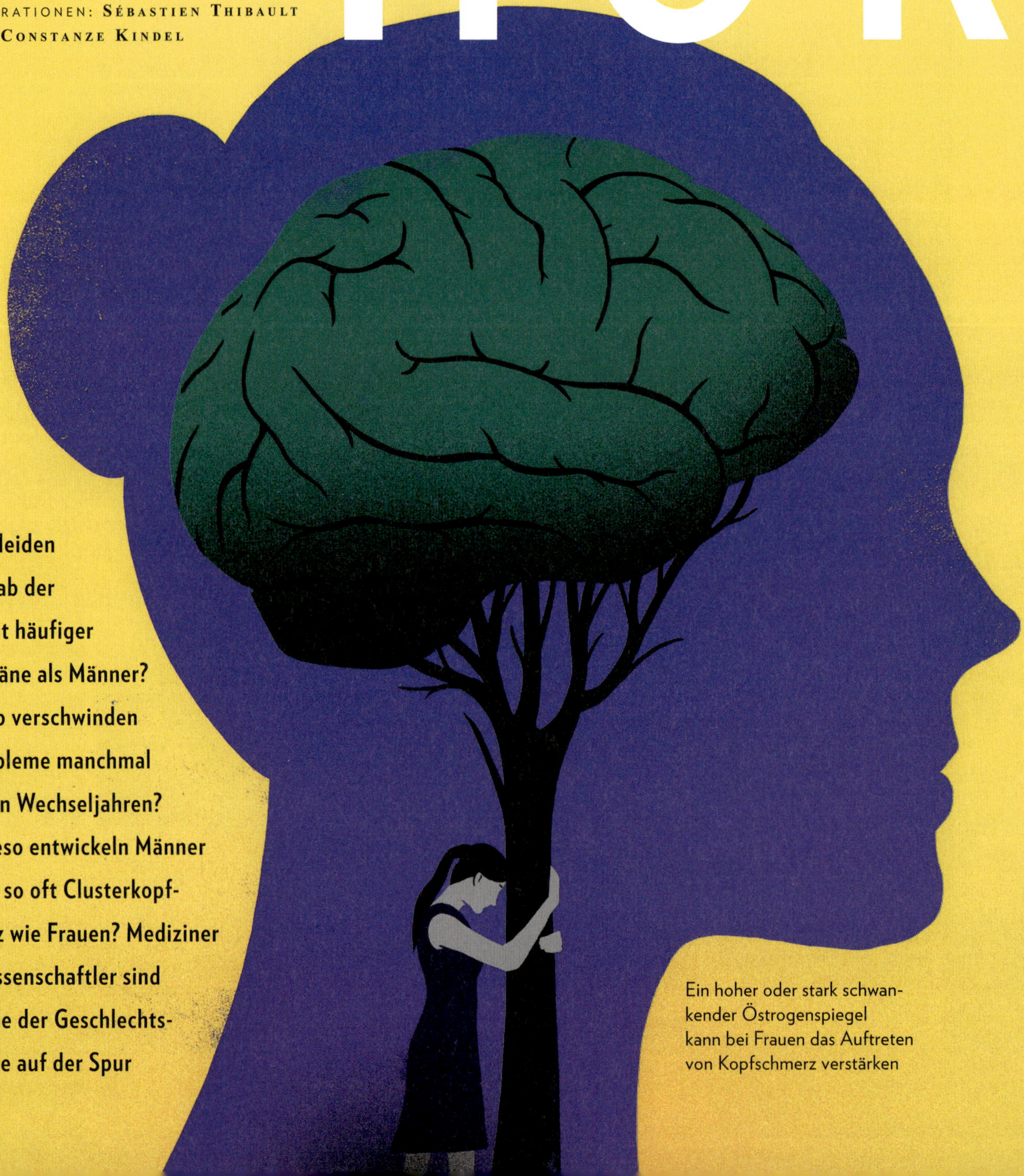

Warum leiden Frauen ab der Pubertät häufiger an Migräne als Männer? Weshalb verschwinden die Probleme manchmal nach den Wechseljahren? Und wieso entwickeln Männer dreimal so oft Clusterkopfschmerz wie Frauen? Mediziner und Wissenschaftler sind der Rolle der Geschlechtshormone auf der Spur

Ein hoher oder stark schwankender Östrogenspiegel kann bei Frauen das Auftreten von Kopfschmerz verstärken

MONE

Kopfschmerzen, typische Frauenkrankheit: Das Klischee hält sich hartnäckig. Dabei treffen die allermeisten der mehr als 350 bekannten Kopfschmerzformen Frauen nicht häufiger als Männer. „Frauen begeben sich aber eher in ärztliche Behandlung", sagt Dagny Holle-Lee. Die Neurologin leitet das Westdeutsche Kopfschmerzzentrum am Universitätsklinikum Essen. Bei ihren männlichen Patienten beobachtet sie, dass diese Schmerzen oft sehr lange ertragen, bevor sie eine Diagnose suchen – auch, weil Kopfweh für viele noch immer nach psychosomatischen Beschwerden klingt, nicht nach einer ernsthaften körperlichen Erkrankung.

Völlig falsch ist das Klischee von der Frauenkrankheit trotzdem nicht: Ausgerechnet die beiden am weitesten verbreiteten Kopfschmerzformen, Spannungskopfschmerz und Migräne, treten bei Frauen häufiger auf.

Beim Clusterkopfschmerz dagegen kehrt sich das Verhältnis um: Unter der vergleichsweise seltenen, aber von besonders heftigen Attacken gekennzeichneten Krankheit leiden rund dreimal so viele Männer wie Frauen.

Als Ursache der verschiedenen Kopfschmerzerkrankungen vermuten Wissenschaftler ein komplexes Zusammenspiel von erblicher Veranlagung, Umwelteinflüssen und Lebensstil, das erst in Ansätzen erforscht ist. Die deutlichen Unterschiede in den Fallzahlen zwischen Männern und Frauen legen jedoch nahe, dass bei der Entstehung der Leiden das Geschlecht eine maßgebliche Rolle spielt.

In der Zeit um die Menopause sind **FRAUEN** vermehrt von Migräne betroffen

Wahrscheinlich beeinflusst es nicht nur, ob bestimmte Schmerzerkrankungen überhaupt auftreten, sondern sogar grundlegend, wie wir Schmerzreize wahrnehmen und verarbeiten. Verschiedene Forschungen haben gezeigt, dass Frauen generell schmerzempfindlicher sind als Männer. Eine mögliche Erklärung, wie es dazu kommt, legen Studien an Mäusen nahe, deren Stoffwechsel dem des Menschen sehr ähnlich ist.

Forscher fanden heraus, dass an der Schmerzverarbeitung unterschiedliche Immunzellen beteiligt sind: Bei männlichen Tieren sind es die Mikroglia, Immunzellen des zentralen Nervensystems, bei weiblichen die T-Lymphozyten, weiße Blutzellen, die im Knochenmark entstehen.

Diese Unterschiede scheinen maßgeblich durch das Hormon Testosteron gesteuert zu sein, das vor allem im männlichen Körper produziert wird: Abhängig davon, ob die Testosteronkonzentration bei einem für männliche Tiere üblichen Wert liegt oder aber weit darunter, läuft die Reaktion über den typisch männlichen oder typisch weiblichen Schmerzpfad.

Ein ähnlicher Mechanismus könnte auch beim Menschen dafür verantwortlich sein, dass das Schmerzempfinden bei Frauen tendenziell stärker ausgeprägt ist. Testosteron würde demnach also in gewissem Ausmaß vor Schmerzen jeglicher Art schützen.

Hormonelle und genetische Faktoren tragen vermutlich auch dazu bei, dass Frauen anfälliger für bestimmte Kopfschmerzerkrankungen sind.

Zum Beispiel für Spannungskopfschmerz. Frauen leiden etwa anderthalb Mal so häufig darunter wie

Männer. Noch deutlicher ist der Geschlechterunterschied bei Migräne: Rund drei Viertel der betroffenen Erwachsenen sind Frauen.

Sie erkranken nicht nur häufiger, sondern oftmals auch schwerer. Ihre Anfälle sind tendenziell heftiger, halten länger an und haben schlimmere Begleiterscheinungen. Symptome wie Licht- und Geräuschempfindlichkeit, Schwindel, Übelkeit und Erbrechen sind bei ihnen meist stärker ausgeprägt.

Um herauszufinden, inwiefern die Sexualhormone für diese Unterschiede verantwortlich sind, haben spanische Forscher wissenschaftliche Veröffentlichungen aus mehreren Jahrzehnten ausgewertet.

Dabei richteten sie ihren Blick auf bestimmte Rezeptoren von Schmerzsignalen, die vermutlich eine maßgebliche Rolle bei Migräne-Anfällen spielen. Demnach scheint Testosteron die Aktivität dieser Rezeptoren zu verringern, Prolaktin, das bei Frauen die Milchbildung in den Brustdrüsen anregt, sie dagegen eher zu verstärken.

Vor allem Östrogene spielen für die Entstehung und den Verlauf der Krankheit wahrscheinlich eine wichtige Rolle – allerdings nicht für jede Form der Migräne gleichermaßen: „Es gibt viele Arten von Migräne“, sagt Dagny Holle-Lee. „Manche sind sehr stark hormonell getriggert, andere weniger.“

Generell gilt jedoch: Frauen sind besonders in der reproduktiven Phase zwischen Pubertät und Menopause, während derer der Östrogenspiegel tendenziell hoch ist, verstärkt von Migräne-Attacken betroffen. Eine mögliche Erklärung: Östrogen beeinflusst offenbar den wichtigsten Gesichtsnerv, den Trigeminus.

Der leitet unter anderem Temperatur-, Berührungs- und Schmerzreize aus dem Gesichtsbereich an das Gehirn weiter. Ein hoher Östrogenspiegel aber lässt die Verarbeitung dieser Reize durch den Trigeminusnerv empfindlicher werden.

Die Folge: „Faktoren wie Schlafentzug, Stress oder Wetterwechsel führen zu einer Aktivierung der Schmerzmatrix des Gehirns, von der auch der Trigeminusnerv ein Teil ist – und im Resultat kommt es zu Entzündungsreaktionen an den Hirnhäuten, die den eigentlichen Schmerz bei einem Migräne-Anfall verursachen“, sagt die Neurologin Holle-Lee. „Da wird eine Kaskade in Gang gesetzt“.

Gerade während der Menstruation, wenn im monatlichen Zyklus der ansonsten hohe Östrogenspiegel deutlich abfällt, kommt es bei vielen Frauen vermehrt zu Attacken.

Auch die hormonellen Veränderungen im Zuge der Menopause, während einer Schwangerschaft, einer Kinderwunschbehandlung oder einer Geschlechtsumwandlung können die Ausprägung der Krankheit stark beeinflussen.

Insbesondere die sogenannte Perimenopause macht vielen Migränepatientinnen zu schaffen: In den ein bis zwei Jahren vor und nach der letzten Regelblutung, wenn der Östrogenspiegel massiven Schwankungen unterliegt, kommt es nicht selten zu erheblichen Beschwerden.

> Das Sexualhormon Testosteron lässt **MÄNNER** Schmerz weniger stark empfinden

Erst wenn die Wechseljahre abgeschlossen sind und der Östrogenspiegel sich auf niedrigem Niveau stabilisiert hat, bessern sich die Symptome bei den meisten. Die Schmerzattacken werden seltener oder verschwinden sogar ganz.

Auch während einer Schwangerschaft gehen die Anfälle bei vielen Frauen deutlich zurück. Das liegt möglicherweise daran, dass neben einem stark erhöhten, aber stabilen Östrogenwert der werdenden Mutter auch der Spiegel des Hormons Progesteron auf sehr hohem Niveau bleibt, erklärt Dagny Holle-Lee: „Ab dem zweiten Trimester geht es mindestens zwei Drittel der Patientinnen besser.“

Nur bei manchen Betroffenen, die unter einer Migräne mit Aura leiden, wirkt sich die Schwangerschaft aus noch unbekannten Gründen nicht positiv aus.

Im Gegenteil: Die Anfälle können sich in der Schwangerschaft sogar verschlimmern – oder derartige Attacken treten überhaupt zum ersten Mal auf.

Bei der Antibabypille, die dem Körper eine Schwangerschaft vortäuscht, zeigt sich ein gemischtes Bild: Für etwa die Hälfte der Patientinnen hat das Hormonpräparat keinen Einfluss auf die Häufigkeit von Kopfschmerzattacken, bei je einem Viertel verbessern oder verschlechtern sich die Anfälle durch die Einnahme.

Um abzuklären, ob hormonelle Verhütungsmittel die Migräne-Anfälle beeinflussen, rät Dagny Holle-Lee Betroffenen, die Einnahme testweise drei Monate lang auszusetzen.

Stellt sich heraus, dass das Medikament die Anfälle verschlimmert, kann die Verschreibung eines reinen Gestagenpräparats – ohne Östrogenanteil – sinnvoll sein.

Das ist vor allem für Frauen ratsam, die unter Migräne mit Aura leiden. Denn östrogenhaltige Präparate können das Risiko für kardiovaskuläre Erkrankungen wie Herzinfarkte und Schlaganfälle erhöhen, das bei diesen Patientinnen ohnehin größer ist.

Anders aber, als viele glauben, können hormonelle Verhütungsmittel eine Migräne-Erkrankung zwar beeinflussen, nicht jedoch hervorrufen. Der falsche Eindruck entsteht oft, weil die ersten Attacken zufällig zusammen mit der erstmaligen Einnahme der Pille auftreten: in der Pubertät.

Tatsächlich scheint der Zeitpunkt, zu dem der weibliche Körper zum ersten Mal einer Flut von Östrogenen ausgesetzt ist, bei einem Teil der Betroffenen der Start der Erkrankung zu sein.

So stellten US-Forscher in einer Untersuchung an Mädchen fest, dass ein früher Pubertätsbeginn das Migrä-

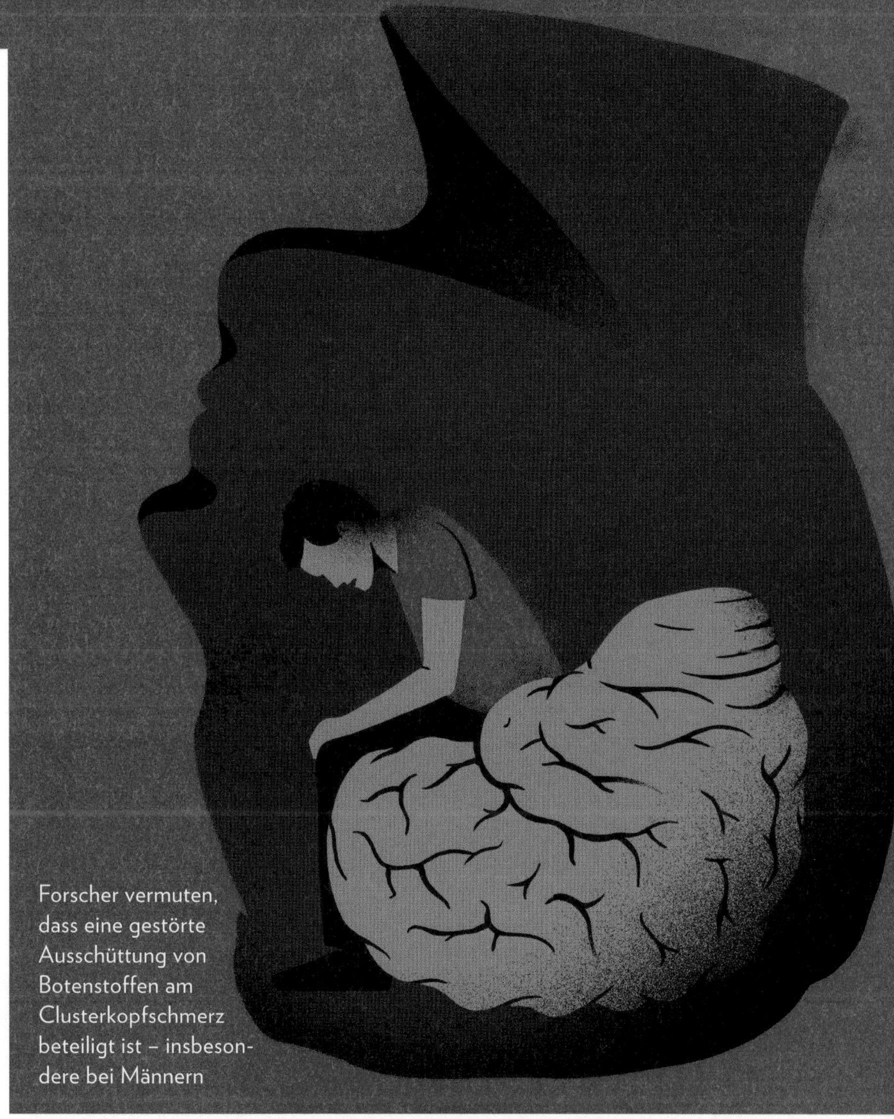

Forscher vermuten, dass eine gestörte Ausschüttung von Botenstoffen am Clusterkopfschmerz beteiligt ist – insbesondere bei Männern

nerisiko deutlich steigert: Bei jenen Mädchen, die im Alter von etwa 16 Jahren über Migränebeschwerden klagten, hatten Brustwachstum und Regelblutung tendenziell früher eingesetzt.

Mit jedem Jahr, um das ein Mädchen einen dieser Entwicklungsschritte früher durchläuft, steigt demnach die Wahrscheinlichkeit, an Migräne zu erkranken, um 25 Prozent.

Wichtig sei in diesem Zusammenhang vor allem, Übergewicht im Kindesalter zu vermeiden, empfiehlt Holle-Lee: Ein höherer Körperfettanteil kann bei Mädchen das Einsetzen der Pubertät beschleunigen.

Studien zeigen zudem, dass Östrogene auch bei migränegeplagten Männern eine Rolle spielen könnten: Wissenschaftler wiesen bei Betroffenen höhere Östrogenspiegel nach – während die Testosteronwerte im Mittel denen von Gesunden glichen; es herrschte also kein absoluter Mangel des Hormons, das sie normalerweise vor Schmerzen schützen würde, die Forscher vermuten jedoch, dass der im Verhältnis zum Östrogen verminderte Wert eine Rolle spielt.

Niedrige Testosteronspiegel finden sich tatsächlich bei manchen männlichen Clusterkopfschmerz-Patienten. Bei ihnen ist darüber hinaus die Ausschüttung weiterer Botenstoffe auffällig gestört. Darunter etwa das Hormon Melatonin, das den Tag-Nacht-Rhythmus des Körpers steuert, der Neurotransmitter Orexin, der ebenfalls den Schlafrhythmus beeinflusst, oder das Stresshormon Kortisol.

Obwohl die genaue Ursache der Krankheit noch unklar ist, deutet vieles darauf hin, dass ein hormonelles Ungleichgewicht im Gehirn die Attacken hervorruft.

Viele Wissenschaftler gehen davon aus, dass der Hypothalamus, eine Schaltzentrale im Zwischenhirn, die mithilfe etlicher dort produzierter Botenstoffe wichtige Körperfunktionen reguliert, die Erkrankung antreibt.

Wie bei der Migräne kommt es auch beim Clusterkopfschmerz wohl zu einer übermäßigen Aktivierung des Trigeminusnervs und in der Folge vermutlich zu Entzündungsprozessen an Blutgefäßen im Gehirn. Die wiederum lassen demnach die Gefäßwände aufquellen und reizen das Geflecht aus Nervenfasern, das die Adern umgibt – womöglich durch rein mechanische Kompression.

Und das könnte vor allem bei Männern auftreten. Denn deren Blutgefäße sind – gerade mit zunehmendem Alter – weniger elastisch als die von Frauen, bei denen Östrogene für eine höhere Dehnbarkeit der Gefäßwände sorgen.

Möglicherweise macht also dieser Unterschied Männer anfälliger für Clusterkopfschmerz.

So deutlich sich bei Migräne und Clusterkopfschmerz geschlechtsbedingte Einflüsse zeigen: Bei der Behandlung der Erkrankungen sind Sexualhormone in der Regel wenig wirksam. Nur wenige Clusterpatienten profitieren etwa von Therapien mit Testosteron; bei Migränepatientinnen kann eine Behandlung mit Östrogen-Gel während der Menstruation die Attacken zwar etwas hinauszögern, aber nicht verhindern. Auch die Antibabypille ist alles andere als ein Garant für eine Verbesserung.

Weit besser als mit Hormontherapien können vor allem Migränepatientinnen den Schmerzanfällen durch Veränderungen im Lebensstil entgegenwirken, beispielsweise indem sie auf ausreichend Bewegung, geregelte Tagesabläufe sowie Schlaf- und Ruhezeiten achten, sagt Dagny Holle-Lee: „Wie man sich ernährt, ob man Sport treibt, welchen Beruf man ergreift – all das kann einen riesigen Unterschied machen.“

Und das gilt für Frauen wie für Männer. ○

Zehn Regeln für weniger Kopfweh

Es müssen nicht immer Schmerzmittel sein. Mit einfachen Maßnahmen zu Ernährung, Bewegung und Stressreduktion lässt sich oft verhindern, dass Kopfschmerzen überhaupt erst entstehen – oder zumindest die Schwere und Anzahl der Attacken reduzieren

TEXT: **Maria Kirady**

1. Gesund und regelmäßig essen

Was dem Stoffwechsel guttut, das beugt auch Kopfschmerzen vor. Dazu zählt eine ausgewogene Ernährung mit viel Obst, Gemüse, Nüssen, Fisch, komplexen Kohlenhydraten sowie wenig Zucker und Fast Food. Auch regelmäßige Mahlzeiten sind wichtig, denn ein Energiedefizit kann Migräne-Attacken fördern. Bei Migräne können Ärzte zudem im Einzelfall hochdosiertes Magnesium, Vitamin B_2 und Coenzym Q10 zur Vorbeugung verschreiben.

2. Das Richtige trinken

Zwar ist der Zusammenhang zwischen Flüssigkeitsmangel und Kopfschmerz noch nicht restlos geklärt, doch die meisten Ärzte gehen davon aus, dass ausreichend trinken vorbeugend wirken kann. Allerdings sollten die Getränke ungesüßt sein, da Zucker Heißhunger schürt und Übergewicht fördert – beides verstärkt Kopfschmerzen. Koffein in Maßen ist erlaubt, manchem hilft ein Espresso zur rechten Zeit sogar, eine Migräne-Attacke abzuwenden.

3. Ausreichend schlafen

Unser Schlaf-wach-Rhythmus wird vom Gehirn gesteuert, und zugleich ist regelmäßiger Schlaf eine Voraussetzung für das reibungslose Funktionieren unseres Denkorgans. Ärzte empfehlen Kopfschmerzpatienten daher, möglichst immer zur gleichen Zeit ins Bett zu gehen und aufzustehen – auch am Wochenende. Allerdings muss jeder selbst herausfinden, welche Schlafdauer für ihn ideal ist. Denn die kann individuell höchst unterschiedlich sein.

4. Stress reduzieren

Dass Hektik auf Dauer nicht gut ist, weiß jeder. Bei Kopfschmerzpatienten aber wirkt Stress fatal. Ihr Gehirn reagiert besonders empfindlich auf Anspannung und Reizüberflutung. Damit es sich erholen kann, braucht es regelmäßige Pausen. Lärm, digitale Medien und volle Terminpläne sollten daher auch in der Freizeit reduziert werden. Entspannungsverfahren können für zusätzlichen Ausgleich sorgen. Auch einfach mal nichts zu tun hilft.

5.

Bewegung an der frischen Luft

Sport tut Körper und Seele gut. Er sorgt dafür, dass Muskeln, Sehnen und Gelenke geschmeidig bleiben und kann sogar akute Spannungskopfschmerzen lösen. Außerdem werden Stresshormone abgebaut und das Gehirn wird durchblutet. Frische Luft erhöht zudem die Sauerstoff- und somit die Energieversorgung. Wer zu Nackenverspannungen neigt, sollte aber eine Sportart wählen, die die Halswirbelsäule nicht belastet – etwa Joggen oder Rückenschwimmen.

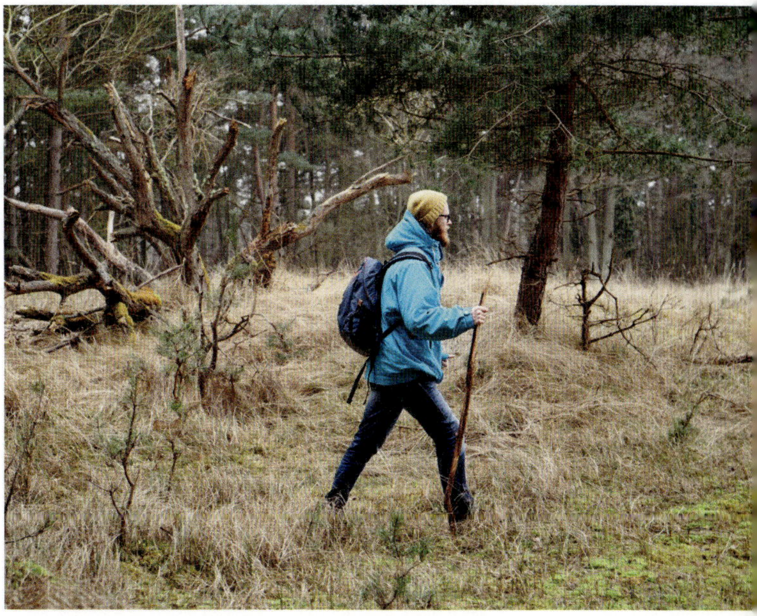

Eine Migräne lässt sich mit sportlicher Betätigung zwar nicht vertreiben – aber bei plötzlich auftretenden Spannungskopfschmerzen ist Bewegung oft sehr hilfreich

6.

Büro-Arbeitsplatz optimieren

Düsteres oder zu grelles Licht, Lärm, verkrampfte Haltung, unpassender Bürostuhl: All diese Faktoren beeinträchtigen die Konzentration, belasten den Körper und können letztlich eine Kopfschmerzattacke begünstigen. Damit der Arbeitsplatz, an dem wir einen großen Teil des Tages verbringen, nicht zur gesundheitlichen Belastung wird, sollten Kopfschmerzpatienten auf Ergonomie achten und zwischendurch aufstehen, um den Körper zu entlasten.

7.

Alkohol und Nikotin vermeiden

Viele Kopfschmerzpatienten haben schon einmal erlebt, dass Alkohol bei ihnen eine Attacke triggert – und zwar bereits in kleiner Menge. Wer dies ausschließen will, sollte genau beobachten, ob das Genussmittel für ihn ein Problem sein könnte, etwa indem er es einige Zeit meidet und schaut, ob die Attacken weniger werden. Auch Rauchen steigert das Risiko für Kopfschmerzen, und wenn jemand oft darunter leidet, sollte er einen Entzug in Erwägung ziehen.

8.

Kopfschmerztagebuch führen

Für eine erfolgreiche Behandlung ist es entscheidend zu wissen, ob man an Spannungskopfschmerz, Migräne oder einer anderen Kopfschmerzform leidet. Dazu ist es fast unabdingbar, ein Kopfschmerztagebuch zu führen. Das erleichtert dem Arzt die Diagnose und hilft einem selbst, herauszufinden, welches Verhalten einen Anfall triggern oder verbessern kann. Wie man dabei am besten vorgeht, wird auf Seite 77 beschrieben.

9.

Rechtzeitig zum Arzt gehen

Früher quälten sich Menschen oft jahrelang mit Kopfschmerzen, ohne zum Arzt zu gehen, weil der nicht viel für sie tun konnte. Doch die Diagnose- und Therapiemöglichkeiten haben sich enorm verbessert. Wer wiederholt unter Kopfschmerzen leidet, sollte daher Hilfe suchen, bevor sich das Leiden chronifiziert. Treten heftige Schmerzen ohne ersichtlichen Grund auf, sind sie von Wahrnehmungsstörungen oder Übelkeit begleitet, ist sofort ein Arzt gefragt.

10.

Tabletten richtig einnehmen

Oft lässt es sich nicht vermeiden: Man muss gegen die Schmerzen eine Tablette nehmen. Bei einer Migräne sollte man dies sogar frühzeitig tun, da das Medikament sonst nicht mehr richtig wirkt. Jedoch dürfen die allermeisten Migränemittel und Kombipräparate an nicht mehr als zehn Tagen im Monat, einfache Schmerzmittel an maximal 15 Tagen im Monat verwendet werden. Andernfalls droht ein medikamenteninduzierter Dauerkopfschmerz. ○

Alles **dreht** sich

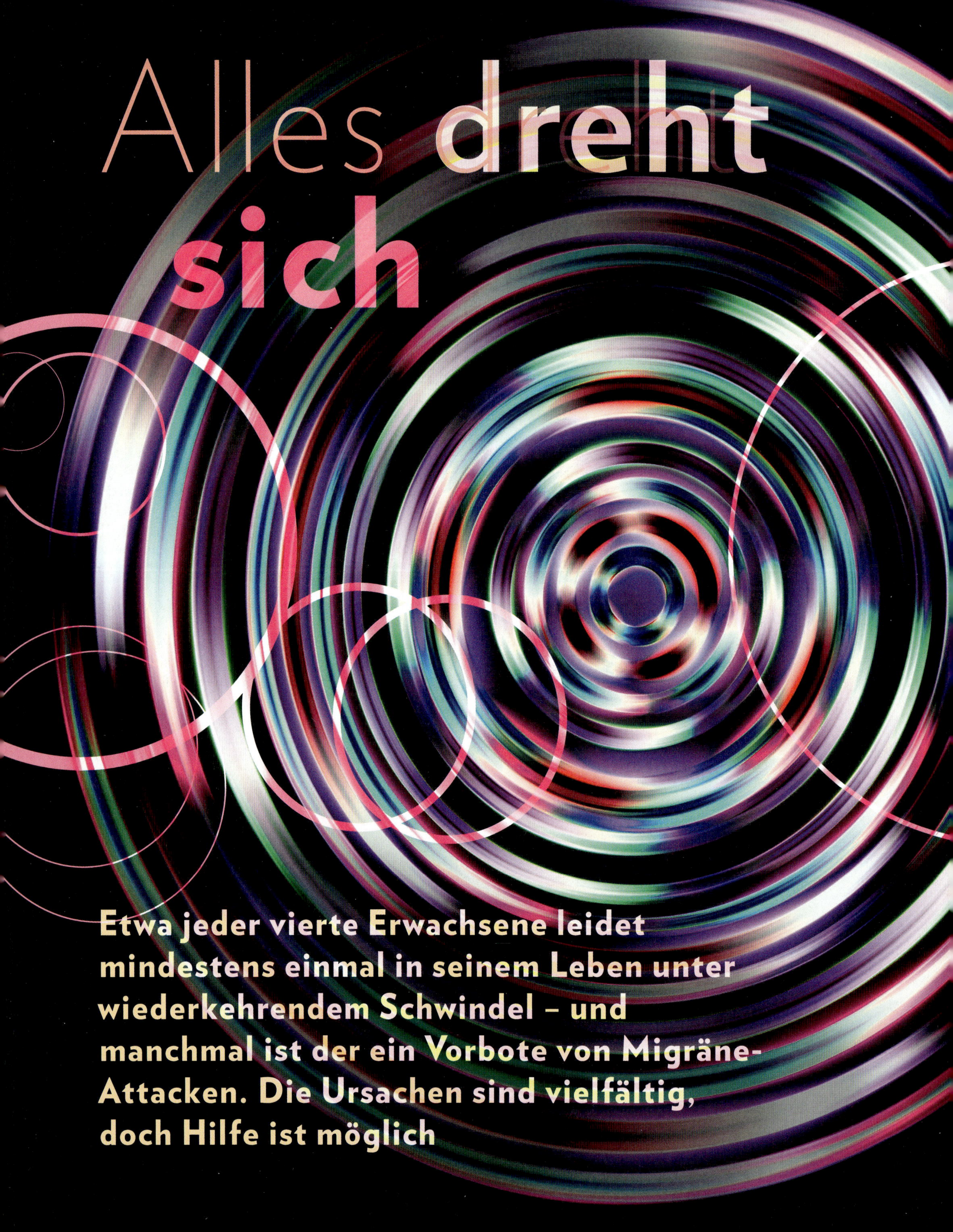

Etwa jeder vierte Erwachsene leidet mindestens einmal in seinem Leben unter wiederkehrendem Schwindel – und manchmal ist der ein Vorbote von Migräne-Attacken. Die Ursachen sind vielfältig, doch Hilfe ist möglich

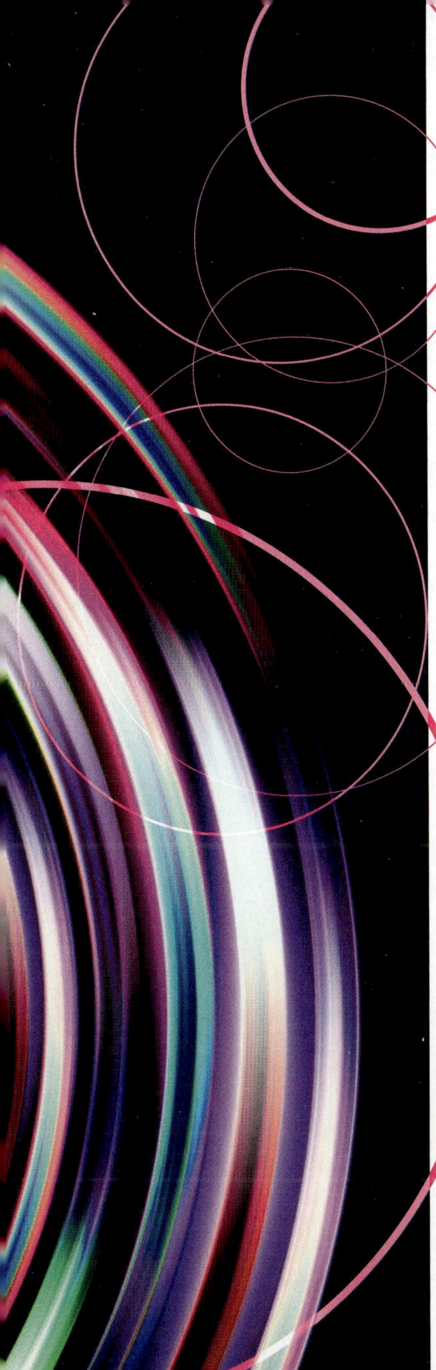

VERLUST DER KONTROLLE
Nicht selten entwickeln Schwindelpatienten zugleich eine Angststörung: Zu groß ist die Furcht, immer wieder den Halt zu verlieren

TEXT: **BEATE WAGNER**

Roter Mantel, schwarze Stiefel, dezent geschminkt: Annika Braun* fällt sofort auf im Wartezimmer der Schwindelambulanz der Ludwig-Maximilians-Universität (LMU) München. In aufrechter Haltung und mit offenem Blick steuert sie auf das Arztzimmer zu. Sie wirkt, als stünde sie allzeit fest im Leben.

Doch der erste Eindruck täuscht: Die 40-Jährige hat fünf Jahre ohne Bodenhaftung und voller Ängste hinter sich. „Das erste Mal schwindelte mir an der Kasse im Supermarkt", erinnert sie sich. „Ich wusste plötzlich nicht mehr, wo oben und unten war, musste mich am Warenband festhalten, mein Gleichgewicht war einfach weg."

Schwindel, Panik, Schweißausbruch, Kontrollverlust: Für Annika Braun waren das bis dato unbekannte Gefühle. Am Boden kauern, sehen, wie die Leute starren, hoffen, dass es vergeht, auf Hilfe angewiesen sein. „Das fühlt sich schlimm an, das bin eigentlich nicht ich", sagt sie.

Als Managerin großer Luxushotels in Amerika und Kanada arbeitete die gebürtige Münchnerin zehn Jahre lang täglich bis zu 14 Stunden. Nicht selten verschwammen Berufs- und Privatleben, sie trug viel Verantwortung, zeigte die in der Glitzerwelt der gehobenen Dienstleistungsbranche geforderte Präsenz, strahlte Authentizität, Selbstbewusstsein, Kraft und Lebensfreude aus.

Doch nach der ersten Schwindelattacke verlor Braun das Vertrauen in sich. „Ich wusste ja nie, wann es wieder losgeht", sagt die Geschäftsfrau. „Vor allem, wenn ich viele visuelle Reize gleichzeitig wahrnahm, fing ich an zu torkeln wie eine Betrunkene."

Einmal fand sie sich in einem Supermarkt zwischen Reihen von Kühlregalen mit Hunderten verschiedener Produkte auf dem Boden wieder. Ein anderes Mal kauerte sie bei einem Spaziergang mit ihren Hunden eine gute Stunde auf einem weiten Feld, bis sie sich auf den Heimweg machen konnte. „Mehrmals saß ich zu Hause auf dem Boden, konnte kein Bein mehr vor das andere setzen, war bis zum Erbrechen seekrank."

Die Sicherheit schwand, der Schwindel blieb. Irgendwann mied die lebenslustige Bayerin Menschenmassen, ging nicht mehr mit Kollegen ins Restaurant, fürchtete enge Gänge und freie Plätze. „Ich habe nur noch funktioniert", sagt sie. „Der Schwindel hat sich immer mehr verfestigt."

Das Phänomen ist keine Seltenheit. Etwa jeder vierte Erwachsene leidet mindestens einmal in seinem Leben darunter. Schwindel ist zudem ein möglicher Vorbote von Migräne-Attacken, Experten sprechen von „vestibulärer Migräne". Wer von ihr betroffen ist, leidet oft zugleich unter der Reisekrankheit, empfindet unterwegs im Auto, Flugzeug oder auf dem Schiff schnell Übelkeit.

Daneben gibt es zahlreiche weitere organische Ursachen. Dazu zählen

Viele **Betroffene** irren lange von Arzt zu Arzt

Durchblutungsstörungen, Erkrankungen des Hirnstamms oder des Kleinhirns, Entzündungen und Flüssigkeitsansammlungen im Innenohr sowie der Altersschwindel. Lässt sich, wie bei Annika Braun, keinerlei organische Ursache finden, liegt ein funktioneller Schwindel vor.

Doch wie entsteht Schwindel überhaupt? Die Welt gerät aus den

* Namen von der Redaktion geändert

Fugen, wenn das Gehirn widersprüchliche Sinneseindrücke nicht miteinander vereinbaren kann. So bekommt das Denkorgan Informationen über unsere Position im Raum aus drei Quellen: den Augen, den Gleichgewichtsorganen in den Ohren und den Bewegungssensoren in Muskeln, Gelenken und Haut.

Vielen Gesunden wird zum Beispiel beim Fliegen und Autofahren übel, weil sie Informationen wahrnehmen, die nicht zueinander passen: Weil sich der Innenraum des Fahrzeugs im Verhältnis zu unserem Körper nicht bewegt, melden unsere Augen, dass wir auf der Stelle stehen. Die Nerven des Bewegungsapparats und der Gleichgewichtssinn des Innenohrs registrieren jedoch, dass wir bewegt werden.

Für Außenstehende ist das Kopfkarussell schwer zu fassen, es kommt und geht, reicht vom leichten Drehgefühl bis hin zu heftigen Attacken. Und passt schlecht in eine Gesellschaft, die schon aufgrund sozialer, politischer und emotionaler Unsicherheiten wankt, fragil und vulnerabel ist. Schwindel ist jedoch kein Grund, zu verzweifeln. Experten versichern: Der Schlüssel zu einer wirksamen Behandlung ist eine gründliche Diagnose.

Genau damit tun sich Ärzte aber oft schwer. „Als ich erfuhr, dass es für meinen Schwindel keine dingfeste Ursache gibt, hat mich das noch hilfloser gemacht", sagt Annika Braun.

Michael Strupp aus der Neurologischen Klinik der Ludwig-Maximilians-Universität München weiß, dass viele Patienten lange von Arzt zu Arzt irren. „Im Studium und der Facharztausbildung wird das Thema Schwindel nicht gebührend behandelt", sagt der Experte. „Es fällt zwischen die Fächer Hals-Nasen-Ohren-Heilkunde, Neurologie und Allgemeinmedizin, der Patient zwischen die Stühle."

Dabei ließen sich neun von zehn Schwindelpatienten mithilfe gezielter Fragen, körperlicher Untersuchungen und einfacher Tests zweifelsfrei diagnostizieren, sagt Strupp. „Man braucht dafür keine teuren Gerätschaften, sondern erst einmal nur Ohren und Augen. Zuhören ist das A und O."

Viele Patienten, die keine sichere Diagnose erhalten, haben Angst, dass etwas Ernstes dahinterstecken könnte, etwa ein Hirntumor, ein Schlaganfall oder eine psychischen Erkrankung. Kommt die Behandlung zu spät, ist Letzteres tatsächlich eine mögliche Folge.

Vor allem Patienten wie Annika Braun, die an einem funktionellen Schwindel ohne organische Ursache leiden, entwickeln häufig einen dauerhaften, phobischen Schwindel, also eine psychische Angsterkrankung. Betroffene neigen zu intensiver Selbstbeobachtung, die den Schwindel noch verstärken kann.

„Gerade beim funktionellen Schwindel ist es wichtig, die Patienten möglichst früh aufzuklären", sagt Strupp. Dem Fachmann zufolge leiden vor allem Menschen, die perfektionistisch veranlagt sind, oft Leistungsträger unserer Gesellschaft, daran.

Häufig helfe es den Betroffenen schon, wenn sie diesen Zusammenhang verstehen und die Information bekommen: „Mit mir ist organisch alles in Ordnung, ich beobachte aber meine Balance zu sehr".

In anderen Fällen lässt sich das Kopfkino nur durch eine beherzte Schleuderaktion auf der Liege in der Arztpraxis beenden. Angewendet wird das sogenannte „Befreiungsmanöver nach Sémont" beim benignen peripheren paroxysmalen Lagerungsschwindel. Bei diesem Leiden rutschen kleine Kristalle, sogenannte Otolithen, aus einem Teil des Innenohrs in seitliche Abzweigungen – die Bogengänge – des Gleichgewichtsorgans, die für die dreidimensionale Wahrnehmung des Raums zuständig sind, und verursachen dort Sinnesstörungen.

Julia Simon* hat das erlebt. Als sie abends im Bett nach einer gemütlichen Position suchte, drehte sich plötzlich das Zimmer. „Mein Kopf, mein Körper, mein Bett, die ganze Welt war in Bewegung", sagt die 37-Jährige. Ihre Augen zuckten, das Karussell drehte sich, ob mit geschlossenen oder offenen Augen. „Ich bin dann einfach in der Position liegen geblieben, habe gewartet, dass es besser wird", sagt sie. Irgendwann schlief sie ein. Und wachte erneut mit Schwindel auf.

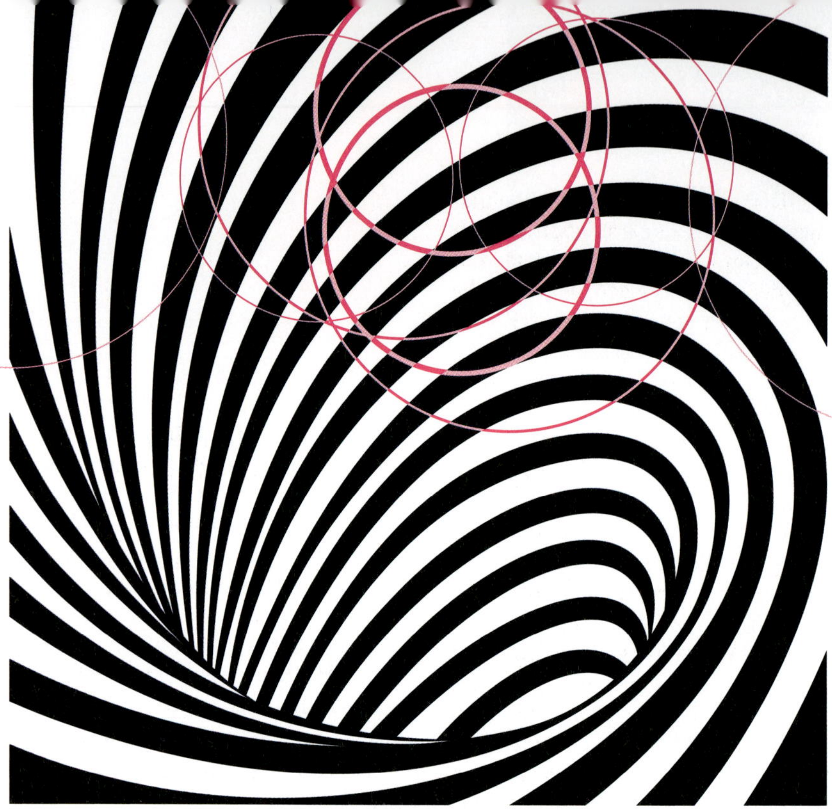

ENDLICH STILLSTAND!
In bestimmten Fällen lässt sich der belastende Strudel im Kopf durch eine beherzte Schleuderaktion auf der Arztliege kurieren

Der wurde von Tag zu Tag schlimmer, zunächst nur im Liegen, später auch beim Schuhezubinden und Wenden des Kopfes. Nach einer Woche ging sie zu einer Ärztin. Die erkannte das Leiden und handelte. „Ich musste den Kopf um 45 Grad nach rechts drehen und meinen Körper auf der Liege auf die linke Seite legen", sagt Simon. „Dann schleuderte die Ärztin mich mit ganzer Wucht auf die rechte Seite und zurück in die Sitzposition." Fertig, die Ohrsteine rutschten an eine Stelle, wo sie kein Unheil anrichten konnten. Der Schwindel verschwand.

Die Münchnerin Inge Haas* litt sogar mehr als zehn Jahre an wiederkehrendem Drehschwindel. Ein Arzt diagnostizierte bei ihr Morbus Menière. Die Attacken kommen spontan, sie entstehen wahrscheinlich durch eine zu große Flüssigkeitsansammlung und nachfolgend erhöhten Druck im Innenohr. „Mal erwischte es mich auf dem Radl, mal zu Hause auf der Couch", sagt die Witwe.

Alles drehte sich, teilweise über mehrere Stunden, ihr Kreislauf brach zusammen, sie konnte nur noch auf allen vieren kriechen, musste gleichzeitig erbrechen und auf die Toilette. Für alle Fälle stand immer eine Schüssel unter der Couch. „Ich dachte, jemand müsste mich festbinden, weil sonst alles mit mir durch den Raum fliegt."

Manchmal blieb der Schwindel über Monate. „Ich habe mich nicht mehr bewegt, konnte nicht raus, mit dem Arzt habe ich nur telefoniert", erinnert sie sich. Zusätzlich ist sie auf dem linken Ohr schwerhörig, trägt ein Hörgerät. Und hat einen Tinnitus – typisch bei Morbus Menière.

Nach vielen erfolglosen Behandlungsversuchen hat sie schließlich mithilfe ihres Arztes die für sie richtige Kombination aus dem Wirkstoff Betahistin und einem Mittel gegen Parkinson gefunden. Seit mehr als einem Jahr ist Haas schwindelfrei, sie kaufte sich ein neues Auto und trifft sich wieder mit ihren Kindern. „Ich habe wieder Mut zu leben und hoffe, dass das möglichst lange anhält."

Bei einer anderen Form, dem Altersschwindel, lässt sich das verlorene Gleichgewicht sogar mithilfe eines gezielten Trainings wiederfinden: dem „vibrotaktilen Bio-Neurofeedback". Mit einem Test messen Ärzte, wie stabil Schwindelpatienten beim Gehen auf weichem Untergrund, über Hindernisse oder beim Hinsetzen sind.

Der Patient trägt dafür einen Gürtel mit Sensoren. Schwankt er stärker als gesunde Gleichaltrige, messen die Sensoren die Abweichung. Danach folgt das Training. „Es aktiviert die Steuerung des Gleichgewichts im Gehirn, neue Proteine werden gebildet, die Stellschrauben im Körper für einen sicheren Gang arbeiten wieder besser zusammen", sagt Kathrin Ernst, Hals-Nasen-Ohren-Ärztin aus Berlin.

„Mithilfe des Neurofeedbacks lässt sich erreichen, dass bis zu 90 Prozent der Patienten signifikant seltener schwanken. Zusätzlich minimieren wir das Sturzrisiko," so Ernst. Jeder Dritte über 65 Jahre stürzt einmal jährlich, bei den über 80-Jährigen ist es jeder Zweite. Altersschwindel und eine begleitende Gangunsicherheit sind eine häufige Ursache.

Auch die 79-jährige Ingrid Mahler* hat bereits sechs Stürze wegen Altersschwindel hinter sich. Aus Angst vor weiteren Unfällen mied sie die Wendeltreppe in ihrer Altbauwohnung, ging nicht mehr allein einkaufen, sagte Jobs als Komparsin beim Film ab und gab ihren Hund zur Tochter.

Dass das Neurofeedback ihre Sturzgefahr deutlich minimiert hat, freut die Berlinerin, die für ihr Alter außergewöhnlich fit ist. Umso schlimmer war die Zeit der Gangunsicherheit. Nach insgesamt zehn Trainingsstunden aber sagt sie: „Ich habe mein Leben zurück, endlich kann ich wieder mit meinem Hund spazieren gehen".

Auch Annika Braun traut sich wieder unter Leute. Sie nahm das Dauerschwanken in Übersee als Zeichen, ihr Leben neu zu gestalten, zog zurück nach München, tauschte den Stress im Hotel gegen eine neue Herausforderung bei einer Stiftung.

„Der Schwindel hat mir gezeigt, mehr auf mich zu achten", sagt Braun. „Und wenn ich mal wieder zu sehr mit dem Kopf durch die Wand will, meldet er sich und schlägt Alarm." ○

IN KÜRZE

Häufige Schwindelarten

Altersschwindel:

Stand- und Gangunsicherheit; Therapie: Neurofeedback, Gangschule, Physiotherapie

Funktioneller Schwindel:

Subjektiver Schwank- und Drehschwindel, Gangunsicherheit, in Attacken oder permanent; Therapie: Entspannung, Aufklärung, Psychotherapie

Lagerungsschwindel:

Drehschwindel in Attacken, Augenzucken; Therapie: Lagerungstraining (Befreiungsmanöver)

Morbus Menière:

Drehschwindel, Übelkeit, Erbrechen, Tinnitus, Schwerhörigkeit; Therapie: Entspannung, Aufklärung, Psychotherapie

Neun von zehn Patienten lassen sich **zweifelsfrei** diagnostizieren

Wir und die Anderen

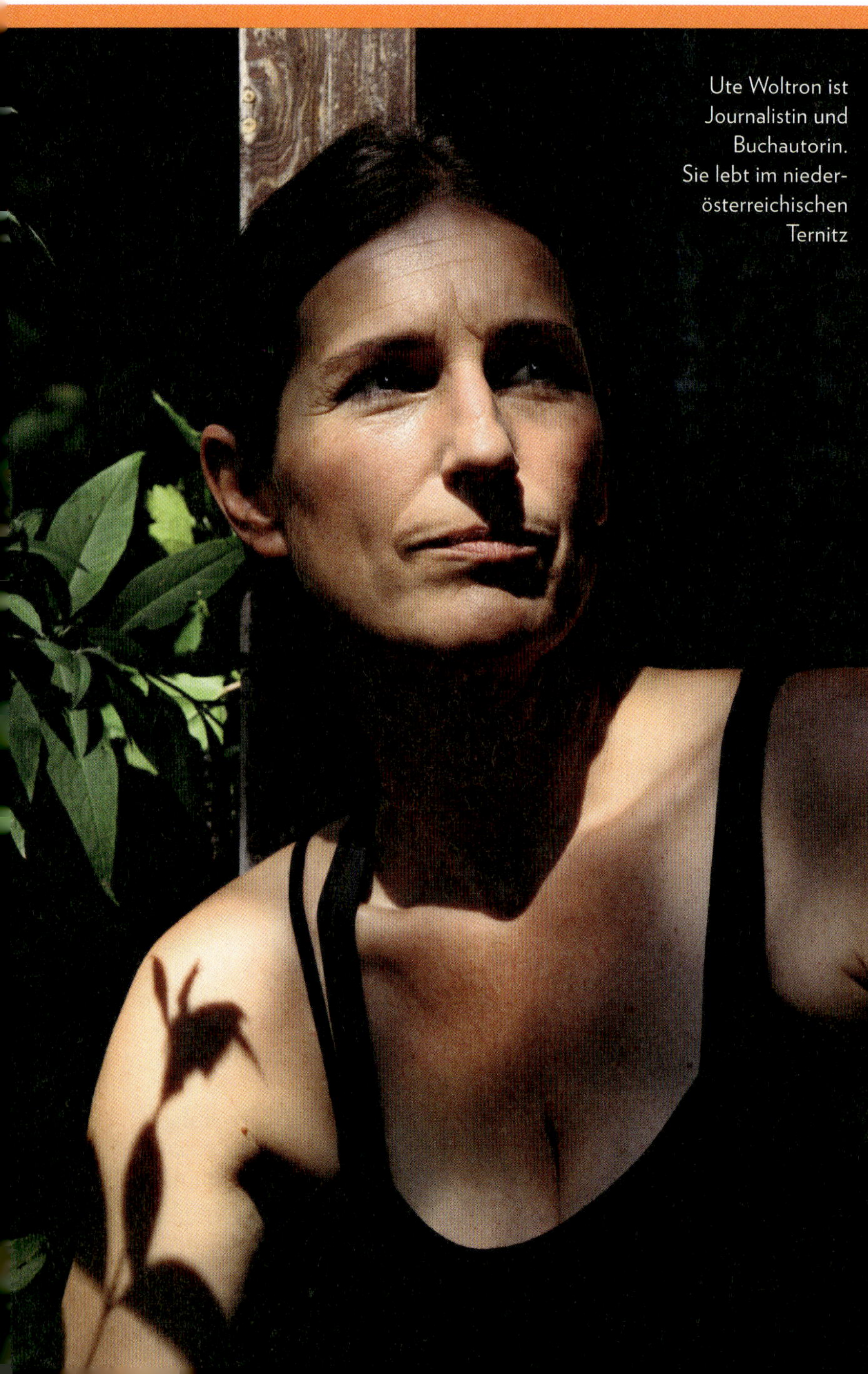

Ute Woltron ist Journalistin und Buchautorin. Sie lebt im niederösterreichischen Ternitz

Manchmal lässt sich nicht vermeiden, dass es die Leute mitkriegen: „Ach, Sie haben Migräne! Sie Arme. Brauchen Sie ein Aspirin?“ Nein, danke, sagt man dann mit gequälter Freundlichkeit, weil es unhöflich wäre, würde man aussprechen, was man in solchen Fällen über die Jahre zu denken gelernt hat: „Könnt ihr mir – bitte – endlich irgendwann vom Leib bleiben, ihr Ahnungslosen, mit euren lächerlichen Kopfwehpulvern? Ich habe Migräne, und selbst ein Dutzend eingeworfener Aspirin hätten denselben Effekt wie zwölf sorgfältig gekaute Gummibärchen, nämlich genau keinen.“

Aber woher sollen die Anderen auch wissen, wie das ist, wenn sich die Ratte Migräne wieder einmal festbeißt im Hirn, sodass alle Sinne durcheinanderkommen, das Riechen, das Sehen, das Hören. Wie soll man erklären, dass der Schmerz im Kopf nur die Begleiterscheinung eines abscheulichen Gesamtkörperzustands ist, der dich im schlimmsten Fall so lahmlegt, dass dir die Sinne schwinden und du dich auf der Notaufnahme am Tropf hängend wiederfindest?

Gar nicht. Keiner, der das nicht erlebt hat, hat auch nur die geringste Ahnung davon. Die ohne Migräne – das werden im Laufe der Jahre die Anderen. Irgendwann bemerkt man, dass die in immer weitere Ferne rücken. Weil man sich selbst zurückzieht. Weil die ohne Migräne nicht dorthin mitkönnen.

Migräne ist ein Albtraum. Einer, der immer wieder kommt und der an-

Migräne ist der Albtraum, der unsere Autorin seit Jahrzehnten quält. **Und ebenso lang fragt sie sich: Warum?** Denn sie führt ein ausgeglichenes, normales Leben – außer wenn der Schmerz sie in die Knie zwingt. Was sie dann am wenigsten ertragen kann, sind die Ratschläge der »Anderen«

TEXT: **UTE WOLTRON** • FOTOS: **MICHAEL DÜRR**

scheinend nie enden will. Einer, mit dem man letztendlich völlig allein ist. Gut und schön, werden Sie zu Recht sagen, andere Leute sind unheilbar krank, und an Migräne ist noch keiner gestorben. Also jammern Sie hier nicht herum. Stimmt. Das ist die gute Nachricht. Die sagt man sich jahrelang auch immer wieder vor. Außerdem geht es geschätzten ein bis zwei Prozent meiner Mitmenschen ähnlich. Die haben ebenfalls nicht nur zwei, drei Mal pro Monat „Kopfweh", sondern mehr als die Hälfte aller Tage.

Genau davon ist hier die Rede – von einem Dauerzustand und nicht von punktuellen üblen Anfällen, die man wegstecken kann, weil dazwischen immer wieder Zeit ist, normal zu leben. Was für ein Luxus übrigens. Ein paar Tage ganz ohne Migräne sind traumhaft. Man glaubt dann schon, man sei geheilt.

Nur nicht wehleidig werden, sagt man sich aber in den schwierigeren Phasen immer wieder. Aber irgendwann, nach Jahren, nach ungezählten wochenlangen Phasen des Schmerzes, des Kotzens und des Elendfühlens, erreicht auch der optimistischste Mensch den Moment, in dem man überlegt, wie das so wäre, gestorben und tot, und es kommt einem gar nicht mehr so schlecht vor im Vergleich.

Ab dann muss man aufpassen. Ab dann hat man einen langen, mühsamen Weg hinter sich und ist an einem entscheidenden Punkt angelangt: an der Stelle, an der Kraft und Frohsinn aufgebraucht sind. Nach fast 30 Jahren Dauermigräne darf man das feststellen. Da hat man dann genug Zeit damit verbracht, in allen Abgründen seines Leibes herumzukriechen, immer auf der Suche nach der Antwort auf ein und dieselbe Frage: Warum ich?!

Die Schulmedizin kennt, wenn sie ehrlich ist, die Antwort darauf auch nicht. Jedenfalls nicht genau. Doch der größte Teil der Ärzteschaft gibt das ungern zu. Die wenigen Neurologen und Ärztekollegen, die sich ernsthaft mit dem Thema befassen, schauen dich traurig an, wenn du die Frage aller Fragen stellst. Warum zum Teufel hat man das? Es gibt eine genetische Disposition zur Migräne, sagen die. Warum sie aber bei den einen kommt, bei den anderen nicht, das wissen wir nicht.

Solche Neurologen sind meine Freunde. Die sprechen meine Sprache. Denen vertraue ich und mache blind alles, was sie mir auftragen. Doch sie sind selten, und es hat ungefähr 25 Jahre gedauert, um einen solchen zu finden, der mich nicht bevormundet. Die Anderen unter den Neurologen verstehen offensichtlich nicht. Denn die Migräne macht wie kaum ein zweites Leiden ein weites Feld für Bevormundung und Psycho-Spekulationen aller Art auf. Auf Dauer kann dich allein das schon krank machen. Das ewige Analysiertwerden durch die Anderen – das ist eine der am schwierigsten zu verkraftenden Begleiterscheinungen des Schmerzes.

> »Alle Welt beginnt, dich zu **psychologisieren**. Allein das kann krank machen«

Ich bin kein arroganter Depp. Ich lasse mir durchaus Dinge sagen. Die Migräne ist eine Krankheit, die dich nachgerade dazu zwingt, zu analysieren, wie das alles so ist mit einem selbst. Bin ich zu ehrgeizig? Zu hektisch? Verlange ich mir zu viel ab? Zwingt mich der Lebenswandel in die Knie, sodass ich durch die Migräne ein Ventil benötige, um Druck abzulassen, um erzwungene Ruhephasen einzulegen? Bin ich selber schuld daran?

Die Anderen tun sich leichter. Die scheinen immer alle noch viel besser zu wissen, was man falsch macht in seinem Leben und warum man dafür mit Migräne bestraft wird. Das christliche Buße-tun-Müssen steckt offenbar noch tief in uns allen. Irgendwas muss ja schuld sein.

In deiner Kindheit, so sagen dir Ärzte auf deinen erledigten Kopf zu, müsse etwas passiert sein. Etwas, das „aufgearbeitet" gehöre. Eigentlich kommt man nur in die Ordination, um ein Rezept für Migränepillen abzuholen, nicht um die Kindheit aufzuarbeiten. Meine Kindheit, war sie wirklich so wunderbar, wie ich sie erinnere? Ja, eigentlich schon.

Die Neurologin empfiehlt dennoch, eine Therapie in Angriff zu nehmen, eine Analyse. Ein anderer meint: „Nach dem ersten Kind wird sich das legen." Doch das Kind kam, die Migräne blieb. Ein dritter erklärt: „Sie müssen wieder lernen, ohne Migräne zu leben." Ja, gerne, aber wie? Das sei die Frage, die alle stellten, meint er. Und wie lautet die Antwort? Das müsse man eben selbst herausfinden: „Sie können sich gar nicht mehr vorstellen, ohne Migräne zu leben!"

Ich habe gelernt, sehr sorgfältig über derlei Äußerungen nachzudenken. Und ich komme zu dem Schluss: Es stimmt nicht. Ich kann mir so dermaßen gut vorstellen, ohne Migräne zu leben, das sprengt möglicherweise die Vorstellungskraft der Anderen.

Die unselige Psychologisiererei ist einer der Hauptgründe dafür, warum viele von uns nach Möglichkeit verschweigen, dass wir Migräne haben. Weil Migräne echt unsexy ist. Weil, wie ein Neurologe sagt, „noch immer die Akzeptanz sowohl unter vielen Ärzten als auch bei den Mitmenschen fehlt, dass Migräne eine ernsthafte Erkrankung ist". Weil unterschwellig doch immer feststeht, dass wir selbst schuld sind am eigenen Elend.

Man sei ein richtiger „Migränetyp", wird sowohl von manchen Neurologen als auch von der Laienpsychologie konstatiert. Wie sind wir denn, wir Migränetypen? Blöde Frage, das weiß doch jeder: Das sind die Ehrgeizigen, diejenigen, die immer alles richtig machen wollen, die sich nie entspannen können, die Getriebenen, die Perfektionisten, die Leute, die an sich zu hohe Ansprüche stellen.

Schwachsinn, ist man irgendwann versucht zu schreien. Seht her, wie ich mich selbst aus diesem geisteskranken Taumel, in dem sich unsere Welt befindet, herausgenommen habe. Wie ich den Stress eliminiert und die Fremdgesteuertheit abgeschafft habe. Schaut in meinen chaotischen Kleiderschrank! Betrachtet meinen komplett entspannten Schreibtisch. Seht mich stundenlang glücklich faulenzend herumliegen.

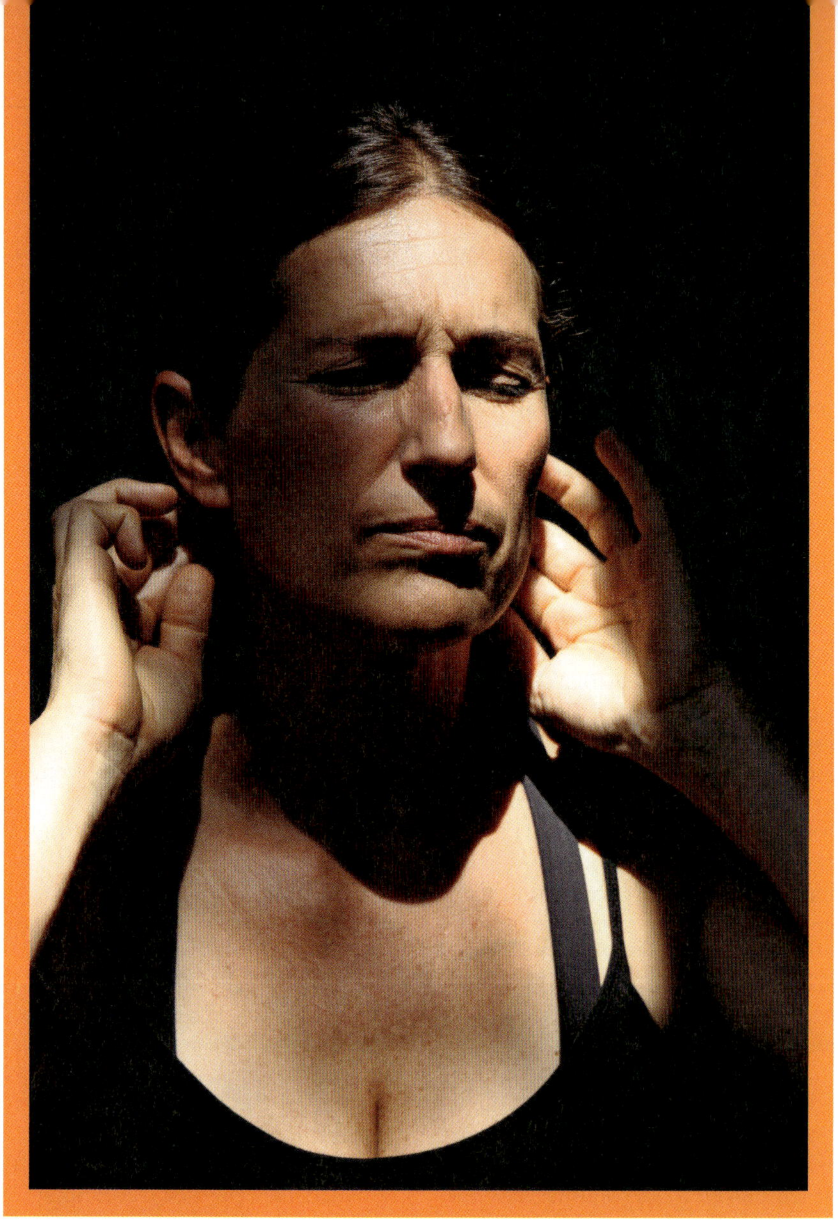

Während der schlimmen Phasen, in denen die Migräne wochenlang nicht schwinden will, werde die Welt rundherum farblos, so Ute Woltron, alles rücke in seltsam verzerrte Distanzen. In extremen Momenten beschäftige man sich dann oft mit dem eigenen Tod

So entspannt wie ich bin, ist kaum wer. Mein Leben ist eigentlich super. Ich finde mich selbst ziemlich lässig. Ich bin zufrieden mit allem. Ich habe aber trotzdem Schädelweh ohne Ende. Und ich will eigentlich nicht mehr dauernd darüber nachdenken. Die ewige Selbstanalyse bin ich leid. Nein, heißt es dann verständnisvoll, man sei als Migränetyp eben in sich selbst gefangen. Da beißt sich dann die Katze in den Schwanz, und man will nie wieder darüber reden. Aus. Ende der Fremdanalyse. Und Ende der Bereitschaft, die Ratschläge der Anderen anzunehmen.

Im Ernst: Kein Mensch würde je auf die Idee kommen, andere Kranke ständig nach ihren Kindheitstraumata oder etwaigen Sexualstörungen zu befragen, um daraus befriedigende Rückschlüsse über Krankheitsursachen zu ziehen. Wir hingegen müssen uns diesen ganzen Schwachsinn ununterbrochen gefallen lassen.

Apropos Sex: Der wird ebenfalls als beliebte Migräne-Ursache herangezogen, und zwar seine unbefriedigte Variante. Migräne, den Spruch kennt jede Frau, die darunter leidet, sei „der Orgasmus im Kopf". Hört man auch von Ärzten, kein Witz. Ich kenne mindestens fünf Migränegeplagte, die sich das anhören mussten. Erbring hier einmal den Gegenbeweis. Schwierig, was?

Alle weiteren Diagnoseansätze der Umwelt sind einfacher zu verkraften. Die gehen einem weniger nah: Nein, pflegt man gebetsmühlenartig zu wiederholen, ich habe weder eine Laktose- noch eine Histamin-Unverträglichkeit und auch keine Allergien. Und ja, alles wurde in diversen gut beleumundeten Labors nachgewiesen. Die Weisheitszähne sind gezogen, und, selbstverständlich, auch alle alternativmedizinischen Versuche haben wir Migräniker nach ein paar Jahren dann irgendwann einmal durch.

Ich kenne zwar keinen, der seine Migräne beispielsweise mit der vielgerühmten Akupunktur wegbekommen hat, oder mit Schüßler-Salzen oder mit Homöopathie oder durch Traditionelle Chinesische Medizin, auch nicht mit Psycho- oder Gesprächstherapien, aber man liest davon ja immer wieder. Man liest überhaupt Erstaunliches.

Gehen Sie viel spazieren an der frischen Luft. Machen Sie Druckausgleich in der Eustachischen Röhre. Trinken Sie Kaffee mit Zitrone. Essen Sie keine Schokolade, keinen Käse, keine Nüsse. Essen Sie kleine Mengen, fünfmal auf den Tag verteilt. Meiden Sie Lärm und Gestank. Ja, klar, Sinnvolles ist dabei, das tatsächlich jedem empfohlen werden kann – übrigens auch jenen, die keine Migräne haben.

Und das ist, wenn man schon einen Sinn finden will, das Gute an der Migräne: Du lernst große Behutsamkeit im Umgang mit dir selbst. Du fütterst dich mit gesunden Dingen. Du schmierst die Maschine Körper mit dem Öl regelmäßiger Bewegung. Du übst, deinen Geist zur Ruhe zu legen. Du lernst, was Gelassenheit sein kann.

Das alles ist sehr brauchbar, wenn man dann irgendwann mit sich allein ist. Denn die Migräne bleibt. Der Kontakt zur Umwelt schwindet. Zu oft hat man Treffen abgesagt, hat die Anderen vergrämt, hat schließlich gar nichts mehr ausgemacht. Und der Schädel pocht weiter, man überlegt, was das überhaupt noch für ein Scheißleben ist.

Während der wirklich schlimmen Phasen, in denen sich die Ratte Migräne wochenlang im Organismus einnistet und gar nicht mehr abhauen will, wird die Welt rundherum farblos. Alles rückt in seltsam verzerrte Distanzen, alles verlangsamt sich, alles wird kalt. Man ahnt bereits, wo sich die Ufer des Styx befinden, weil man, in extremen Momenten, tot sein will. An diesen Gestaden ist es einsam, kalt und finster. Nur ganz wenige der Anderen unterziehen sich der Mühe, dorthin tatsächlich auf Besuch zu kommen und ein bisschen Farbe und Wärme mitzubringen. Diese Leute merkt man sich gut. Die Anderen, die wegbleiben, auch.

»Geben Sie nicht auf – suchen Sie sich einen **guten Neurologen«**

Ihnen darf man das nicht vorwerfen, obwohl man es insgeheim tut und damit die Distanz zu seinen Mitmenschen noch vergrößert. Man wird beispielsweise allen Ernstes nach drei verdammten Jahrzehnten immer noch gefragt: Bist du sicher, dass das echt Migräne ist? Es gibt doch so viele Formen von „Kopfweh". Ach, ihr Ahnungslosen.

In einer der härtesten Phasen, als die Ratte Migräne monatelang nicht mehr aufhören wollte zu nagen, surfte ich in verzweifelter Suche nach Hilfe wieder einmal durch das Internet und stieß auf US-amerikanische Studien, die sich mit Cannabis als Prophylaxe gegen Migräne befassten. Da einem in solchen Situationen jeder rettende Grashalm willkommen ist, befragte ich den Neurologen, der zu meiner Freude sofort nickte. „Probieren Sie es aus", sagte er: „In Amerika wird es immerhin bereits verschrieben."

Damals stand die Wiederentdeckung des Hanfs und seiner segensreichen Wirkungen erst am Beginn. Von cannabisbasierten Medikamenten war hierzulande noch keine Rede, also war ich auf die natürliche, nicht raffinierte Form zurückgeworfen, auf das unverfälschte „Gras", die Blüten der Hanfpflanze, die nur illegal erhältlich waren.

Zwei Joints pro Woche, einer mittwochs, einer sonntags geraucht, reduzierten die Anfälle binnen weniger Wochen. Es gab immer öfter mehrere Tage hintereinander ohne Eintrag auf dem Kopfschmerzkalender – was für eine Beglückung und Erleichterung. Auch die Intensität der Migräne ließ eindeutig nach.

In Deutschland sind, im Gegensatz zu Österreich, viele Medizinalhanfprodukte mittlerweile per Verschreibung erhältlich, und auch die Studienlage hat sich deutlich verbessert. Laut einer Studie an der Washington State University, die Daten von knapp 2000 Betroffenen auswertet, lindert Cannabis bei etwa neun von zehn Kopfschmerzpatienten die Symptome, bei den gesondert erfassten Migränepatienten beträgt der Anteil 88 Prozent. Im Durchschnitt wurde dabei die Stärke der Beschwerden ungefähr halbiert.

Wenn Sie unter Migräne leiden – geben Sie nicht auf. Suchen Sie sich einen guten Neurologen, eine Neurologin, die sich auf Migräne spezialisiert haben. Nur die können in Härtefällen wirklich helfen. Meiden Sie den Rest.

Und zu den Anderen: Bitte fragen Sie mich nicht, ob ich eine Atlaskorrektur vorgenommen, meinen Spurenelementehaushalt kontrolliert, Homöopathie versucht oder eine Eigenurintherapie in Erwägung gezogen habe.

Machen lieber Sie Yoga, gehen Sie Laufen, essen Sie regelmäßig, erreichen Sie Ihr Normalgewicht, vermeiden Sie jeglichen Stress, kriegen Sie ein Kind, aber bitte mit Orgasmus an der richtigen Stelle und nicht im Kopf, bringen Sie überhaupt erst einmal Ihr Leben in Ordnung. Dann können wir unter Umständen weiterreden. Vorher nicht. ○

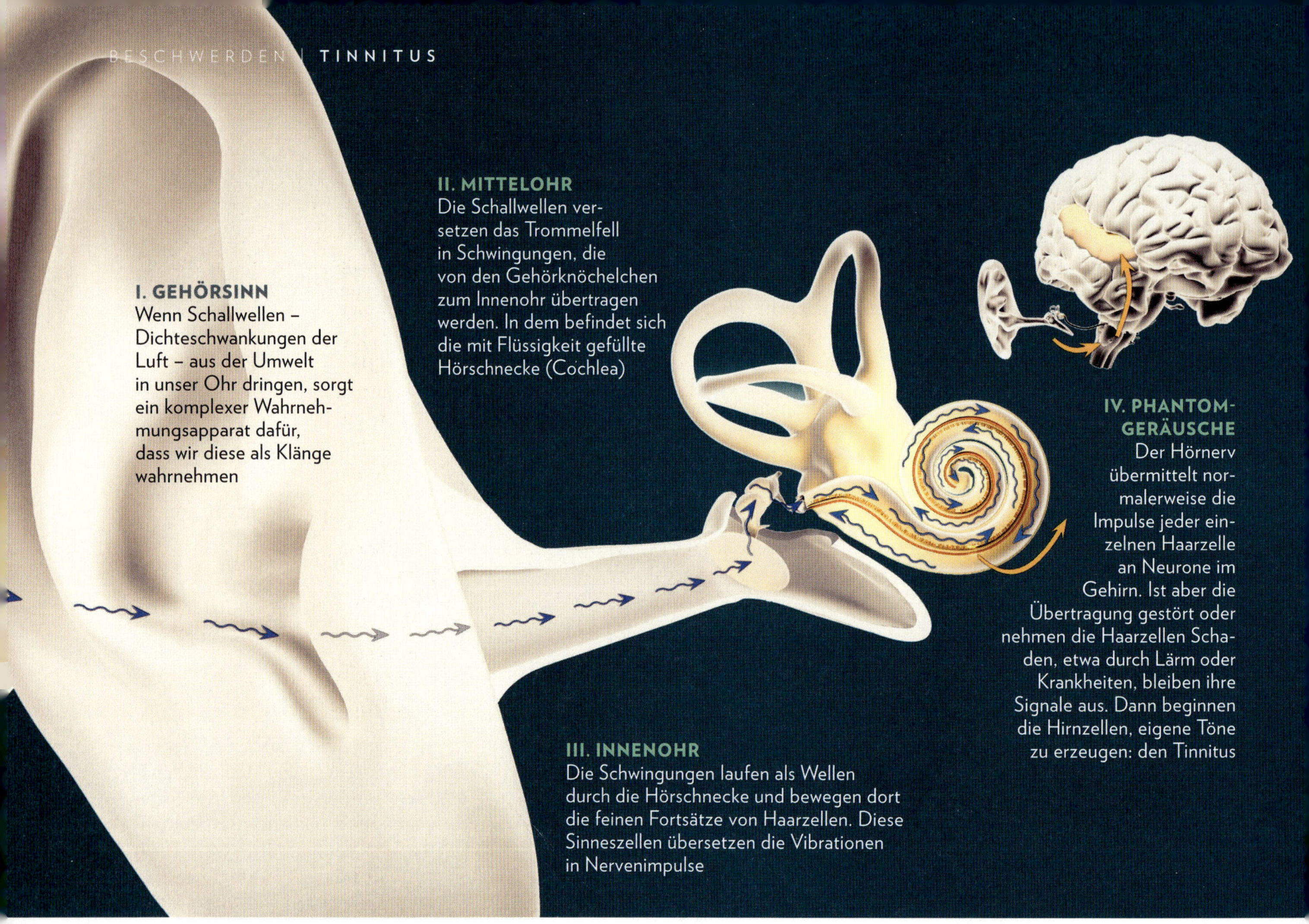

Das Klingeln im Ohr

Viele leiden unter lästigen Phantomgeräuschen – oft gerade jene, die ohnehin schon von Kopfschmerz geplagt werden. Was aber verursacht Tinnitus? Und wie wird man ihn wieder los?

TEXT: CORINNA SCHÖPS

Überdurchschnittlich oft sind Kopfschmerzen von einem unangenehmen Pfeifen im Ohr begleitet: einem Tinnitus. Der Begriff kommt aus dem Lateinischen und bedeutet eigentlich „Klang, Geklirr".

Nahezu jeder von uns produziert die Störsignale, doch die meisten nehmen sie schlicht nicht wahr. Denn unser Gehirn ist darauf trainiert, sie herauszufiltern. Erst bei absoluter Stille werden die Misstöne normalerweise hörbar – oder wenn man unter jenem Phänomen leidet, das landläufig Tinnitus genannt wird.

Die meisten Betroffenen können gut damit leben, einer Studie der Deutschen Tinnitus-Liga zufolge leidet nur etwa ein Fünftel in erheblichem Maße darunter. Oft lässt sich die Fehlwahrnehmung korrigieren oder ein guter Umgang damit finden.

Der Tinnitus kann einseitig oder auf beiden Ohren auftreten, die Laute werden meist als kontinuierliches Piepen, Pfeifen oder Rauschen beschrieben. Mal entspricht die Lautstärke einem leisen Flüstern, mal einer sehr lauten Unterhaltung.

Wie die seltsamen Geräusche entstehen, ist nicht abschließend geklärt. Als sicher gilt, dass Durchblutungsstörungen, die Mediziner einst für den Hauptverursacher hielten, nur eine Nebenrolle spielen. Stattdessen ist die Nervenachse vom Ohr zum Gehirn in den Fokus der Forschung gerückt: Entlang dieser Strecke können Schäden sowohl an den empfindlichen Haarzellen im Innenohr als auch am Hörnerv entstehen.

Vor allem Lärm hinterlässt im Laufe des Lebens immer mehr Schlaglöcher auf der Hörbahn, ob durch laute Spielzeugpistolen, Discobesuche oder Bohrmaschinen. In jungen Jahren kompensiert das Gehirn die Folgen bis zu einem gewissen Grad, später jedoch können sie zu Schwerhörigkeit oder Tinnitus führen.

Was immer der Auslöser ist: Sobald manche Haarzellen im Innenohr verstummen, werden offenbar jene Zellen im Gehirn arbeitslos, die mit den beschädigten Sinneszellen verbunden sind. Eigentlich erzeugen diese aus den eingehenden Signalen die akustische Wahrnehmung von Klängen. Neurobiologen gehen davon aus, dass solche Hirnzellen, wenn sie keinen Input mehr erhalten, fortan eigene Töne produzieren: den Tinnitus.

Auch andere Umstände als Lärm können einen Tinnitus verursachen oder zumindest verstärken, etwa Verkehrsunfälle, Schädelverletzungen und das heftige Einrenken der Wirbelsäule beim Chiropraktiker. Ebenso vermögen Fehlhaltungen und schmerzhafte Verspannungen an der Halswirbelsäule und im Kiefergelenk offenbar die Phantomgeräusche herbeizuführen. Und auch eine entzündliche Erkrankung der Gehörknöchelchen im Mittelohr kann zum Auslöser werden.

In absoluter Stille nimmt nahezu jeder Störsignale wahr

Zudem scheinen manche Medikamente den Tinnitus zu begünstigen, etwa Zytostatika (Chemotherapeutika gegen Krebs), das Antibiotikum Gentamicin sowie Chinin (ein Wirkstoff gegen Malaria).

Insbesondere Menschen mit regelmäßigen oder gar chronischen Kopfschmerzen sind oft auch von Tinnitus betroffen. Forscher vermuten, dass dies auf gemeinsame Ursachen zurückgeht. So könnte etwa ein Mechanismus, der bei Migräne und Clusterkopfschmerz eine zentrale Rolle für die Entstehung der Attacken spielt (die Aktivierung des Trigeminusnervs), auch für eine spezielle Form des Tinnitus verantwortlich sein.

Typisch ist zudem, dass Tinnitus auftritt, wenn Kopfschmerzmedikamente nach dauerhafter Einnahme plötzlich abgesetzt werden, statt sie langsam auszuschleichen. Gleiches gilt beim abrupten Entzug anderer Arzneimittel sowie von Suchtmitteln.

Gesichert ist auch, dass Stress die Töne verstärkt: Denn Menschen, die dauerhaften Druck nicht gut bewältigen können, erleben das innere Pfeifkonzert als lauter, störender – und beängstigender.

Ohnehin spielen Emotionen eine große Rolle: Je aufmerksamer und sorgenvoller ein Mensch das Störfeuer in seinem Ohr verfolgt, desto mehr Hirnzellen widmen sich den Misstönen und desto belastender werden sie.

Deshalb raten Ärzte anfangs zur Gelassenheit: Wer plötzlich Ohrensausen bekommt, sollte zunächst ein, zwei Tage abwarten, ob die Störung von selbst wieder abklingt. Ab dem dritten Tag sei es jedoch sinvoll, einen Hals-Nasen-Ohren-Arzt aufzusuchen.

Der wird umfassende Untersuchungen vornehmen, um mögliche körperliche Ursachen aufzuspüren. Diese werden entsprechend therapiert, etwa mittels Kortison, Physiotherapie – oder durch ein Hörgerät. Denn auch eine allgemeine Abnahme des Hörvermögens kann dazu beitragen, dass ein Tinnitus wahrgenom men wird.

Bleibt dieses Vorgehen ohne Erfolg, wird sich die Behandlung nicht gegen den Tinnitus selbst richten, sondern gegen jene Fehlsteuerung des Gehirns, die seine Wahrnehmung zum Problem werden lässt. Denn oft hat es ein Stück weit verlernt, wichtige von unwichtigen Geräuschen zu unterscheiden und Letztere zu unterdrücken.

Normalerweise würde das Gehirn die Missklänge herausfiltern und gar nicht erst in unser Bewusstsein dringen lassen. So wie es etwa auch vorbeirauschende Autos, Vogelgezwitscher oder unsere zahllosen Schluckbewegungen am Tag ausblendet – die weit lauter sind als ein gewöhnlicher Tinnitus.

Doch bei manchen Menschen scheint dieser Filter zeitweise oder dauerhaft zu versagen. Durch gezieltes Training können Betroffene diese Fähigkeit aber in vielen Fällen wieder erlernen.

Bewährt haben sich vor allem Maßnahmen aus der Verhaltenstherapie, die von entsprechend ausgebildeten Psychotherapeuten angewandt werden. Bei der Deutschen Tinnitus-Liga etwa bekommt man Adressen spezialisierter Tinnitus-Zentren (tinnitus-liga.de).

Oft ist es Stress, der die Töne zur Belastung macht

Insbesondere ein besserer Umgang mit dem Alltagsstress ist oft hilfreich. Mitunter sind aber auch schon einfache Maßnahmen zur Ablenkung von den Ohrgeräuschen wirkungsvoll: Leise Musik etwa kann das Einschlafen bei einem Tinnitus erleichtern.

Zudem unterstützen körperliche Entspannungsverfahren wie die Progressive Muskelrelaxation oder Yoga die Heilung. Auch Ausdauersport ist ein gutes Mittel, muskuläre Probleme zu bessern und tinnitusfördernden Stress abzubauen.

Der vielleicht wichtigste Rat aber lautet, dem Tinnitus gar nicht erst so viel Raum zu geben, dass er sich verfestigt und chronifiziert.

Und so schwer es manchem auch fällt, die beste Methode dafür ist: ihn zu ignorieren. ○

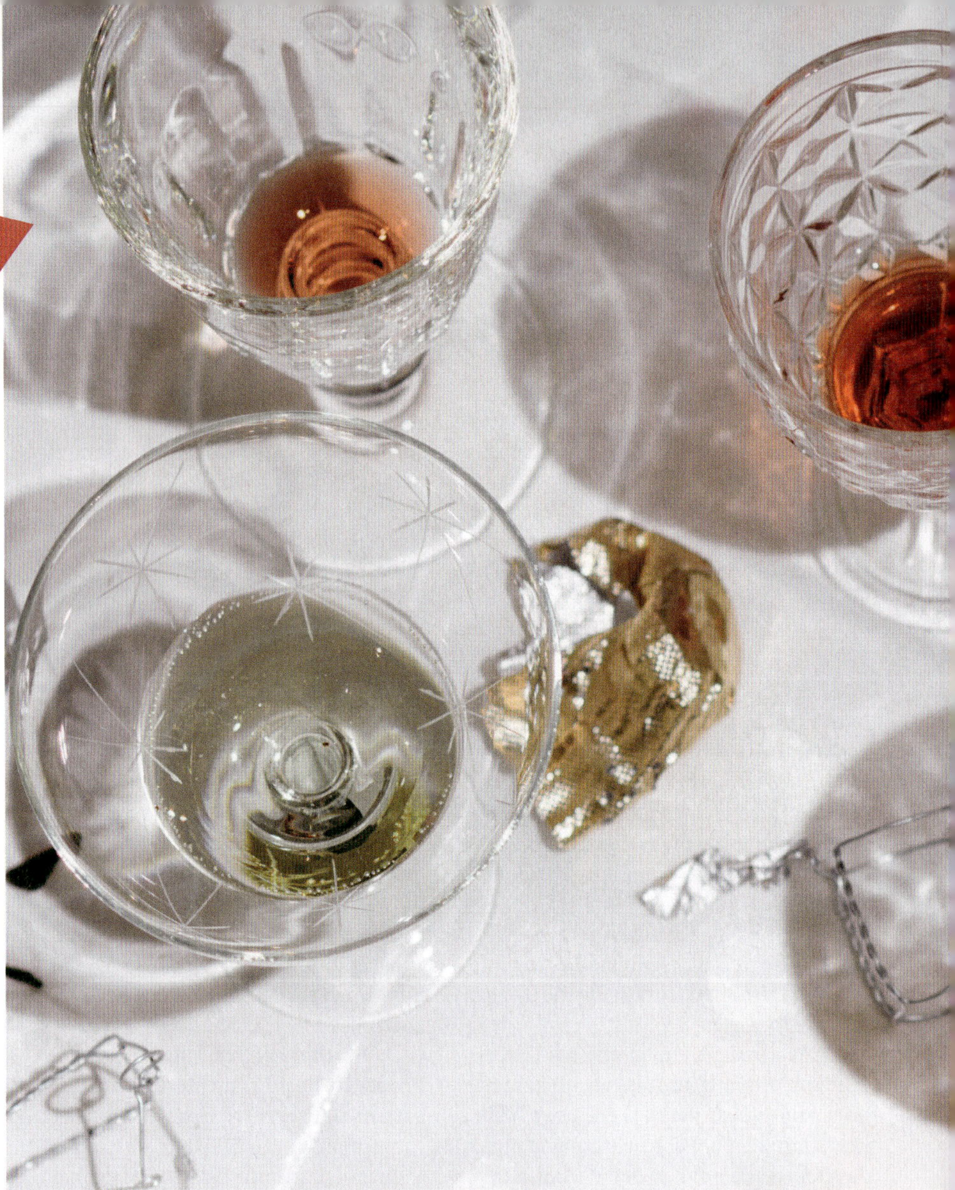

Nach dem

Alkohol lockert die Zunge und löst die Stimmung. Doch am nächsten Tag brummt der Schädel.

TEXT: SABRINA WINTER

Am Morgen danach dröhnt der Kopf. Der Schmerz schießt von Ohr zu Ohr. Mitunter fühlt es sich an, als wäre ein festes Band um den Schädel gespannt, das sich abwechselnd zusammenzurrt und wieder löst.

Dieser pulsierende Schmerz ist typisch für den sogenannten Kater, also all die unangenehmen Symptome, die eintreten, wenn wir zu viel Alkohol getrunken haben.

Der Katerkopfschmerz ist oft begleitet von Übelkeit, Abgeschlagenheit und Müdigkeit. Auch die Hirnleistung lässt nach, Konzentration und räumliches Vorstellungsvermögen sind eingeschränkt. Autofahren sollte man jetzt besser nicht und auch keine schweren Maschinen bedienen.

Doch warum reagiert unser Körper nach einem wohligen Rausch meist mit Kopfschmerzen? Weshalb vertragen manche Menschen mehr als andere? Und gibt es ein wirksames Mittel gegen die Beschwerden?

Alkohol ist eine der beliebtesten legalen Drogen in Deutschland. Rund elf Liter reinen Alkohol trinkt jeder Bundesbürger im Schnitt pro Jahr – damit liegt Deutschland zwei Liter über dem Durchschnitt der OECD-Staaten und gilt als Hochkonsumland.

Zunächst ist das Lebensgefühl nach ein paar Gläsern Bier, Wein oder Schnaps wunderbar, alles wirkt lustig und leicht. Um aber zu verstehen, warum auf selige Trunkenheit fast immer ein Kater folgt, muss man wissen, welchen Weg der Alkohol durch unseren Körper nimmt und was er dort bewirkt.

Durch die Speiseröhre gelangt er in den Magen und bald darauf in den Dünndarm. Beide Organe sind innen von Schleimhäuten ummantelt, die das Ethanol, so die chemische Bezeichnung für trinkbaren Reinalkohol, binnen 30 bis 60 Minuten ins Blut aufnehmen. Über die Blutbahnen verteilt sich der Stoff im gesamten Körper – und gelangt schließlich selbst ins Gehirn.

Dort sorgt das Ethanol über komplexe chemische Signalwege für die Ausschüttung von Endorphinen und Dopa-

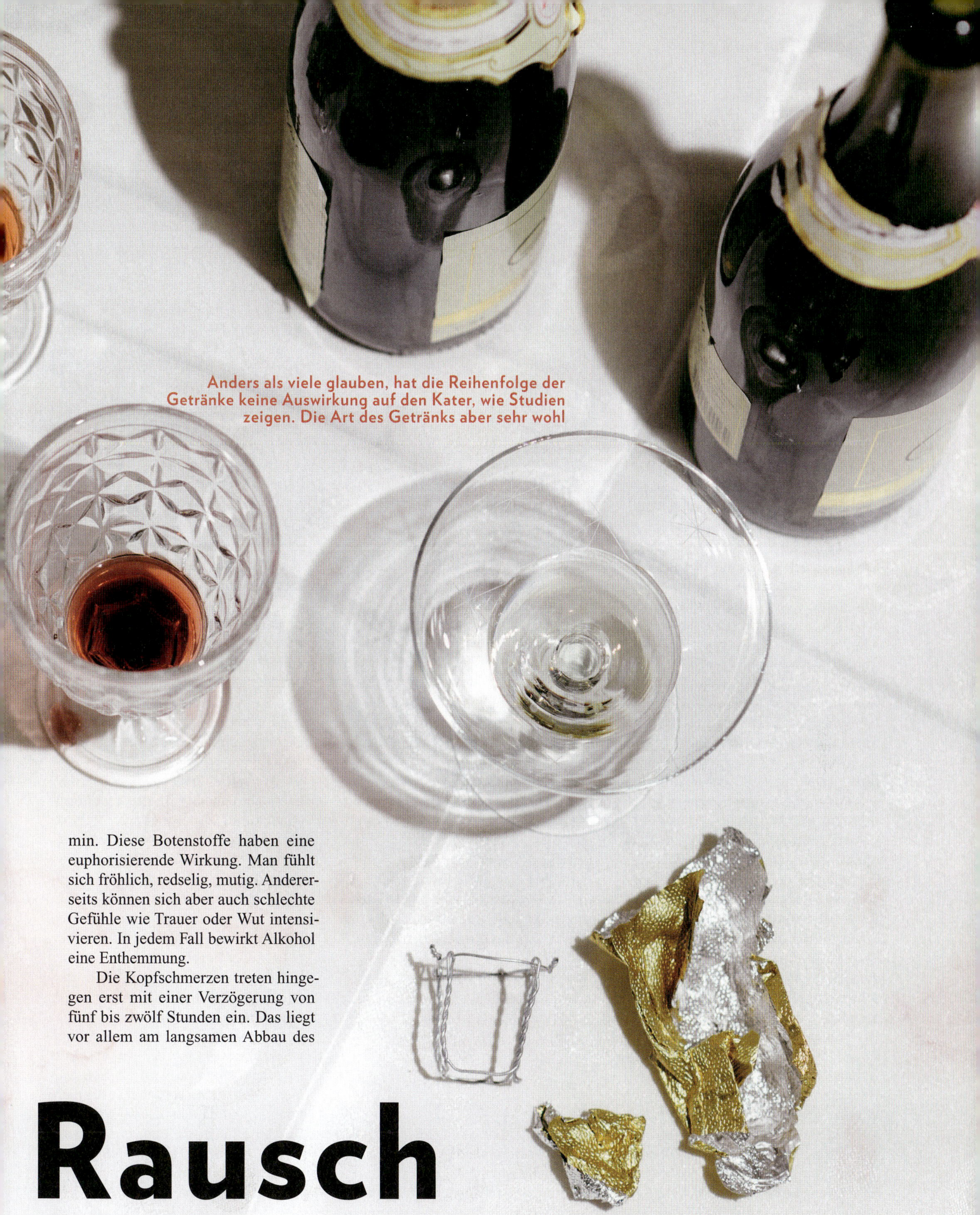

Anders als viele glauben, hat die Reihenfolge der Getränke keine Auswirkung auf den Kater, wie Studien zeigen. Die Art des Getränks aber sehr wohl

min. Diese Botenstoffe haben eine euphorisierende Wirkung. Man fühlt sich fröhlich, redselig, mutig. Andererseits können sich aber auch schlechte Gefühle wie Trauer oder Wut intensivieren. In jedem Fall bewirkt Alkohol eine Enthemmung.

Die Kopfschmerzen treten hingegen erst mit einer Verzögerung von fünf bis zwölf Stunden ein. Das liegt vor allem am langsamen Abbau des

Rausch

Was passiert da im Körper? Und lässt sich der Katerkopfschmerz vermeiden?

Alkohols in der Leber, die bereits Schwerstarbeit leistet, während wir noch ausgelassen feiern.

Die Leber filtert das Ethanol aus dem Blut und wandelt es mittels chemischer Reaktionen mehrmals um. Dabei bedient sie sich molekularer Werkzeuge, sogenannter Enzyme. Zunächst baut ein Enzym namens ADH das Ethanol zu einem giftigen Zwischenprodukt um: Acetaldehyd.

Dieses fördert die Bildung von Sauerstoffradikalen, aggressiven Molekülen, die Körperzellen angreifen können. Daher verarbeitet die Leber Acetaldehyd mithilfe eines weiteren Enzyms namens ALDH schnellstmöglich zu harmloserer Essigsäure weiter. Im letzten Schritt wandeln verschiedene Enzyme die Essigsäure schließlich in Kohlenstoffdioxid und Wasser um.

Ist die Leber jedoch mit einer zu großen Alkoholmenge überfordert, staut sich das Acetaldehyd im Körper an. Über die Gefäße gelangt es unter anderem ins Gehirn, wo es seine giftige Wirkung entfaltet, die wir etwa als Kopfschmerzen wahrnehmen.

Wie stark der Kater jeweils ausfällt, hängt also vor allem von der Alkoholmenge ab. Denn je mehr man trinkt, desto wahrscheinlicher kommt die Leber an ihre Kapazitätsgrenze und flutet den Körper mit Acetaldehyd.

Darüber hinaus können Konstitution und Geschlecht den Abbau des Alkohols beeinflussen. Die Leber setzt im Schnitt zwischen 0,1 und 0,2 Gramm Alkohol pro Kilogramm Körpergewicht und Stunde um. Das heißt: Ein 80 Kilogramm schwerer Mann braucht ein bis zwei Stunden, um den Alkohol in einem kleinen Glas Bier abzubauen. Bei einer 55 Kilogramm schweren Frau dauert dies bis zu drei Stunden.

Hinzu kommen genetische Einflüsse: Bei vielen Menschen Ostasiens ist das Enzym ALDH im Vergleich zu Europäern genetisch verändert. Sie können Acetaldehyd daher nur sehr schlecht abbauen, und es entfaltet sehr schnell seine giftige Wirkung. Oft stellen sich bei ihnen schon nach wenigen Schlucken starke Symptome wie Rötungen des Halses, Kopfschmerzen und Schwindel ein.

Ein weiterer Grund für den Katerkopfschmerz könnte der Wasserverlust durch Alkohol sein: Der hemmt die Wirkung des Hormons Vasopressin, das reguliert, wie viel Wasser und Mineralstoffe die Nieren an den Körper zurückgeben. Verliert das Vasopressin seine Wirkung, leiten die Nieren vermehrt Flüssigkeit in die Blase. Deshalb muss man an feucht-fröhlichen Abenden häufiger auf die Toilette und erwacht am nächsten Morgen oft mit trockenem Hals und pelziger Zunge.

Zudem verdickt der Wassermangel das Blut, sodass es nicht mehr genug Nährstoffe und Sauerstoff in die ohnehin strapazierten Hirngefäße transportieren kann. Ob das tatsächlich den Katerkopfschmerz verstärkt, ist allerdings nicht erwiesen.

Dem Flüssigkeitsverlust lässt sich jedoch wirksam vorbeugen: indem man zu jedem Glas Alkohol ein Glas Wasser trinkt.

Auch Rauchen, Schlafmangel oder eine Veranlagung zu Kopfschmerzen können das leidvolle Erwachen am nächsten Morgen verschlimmern. Bei Migränepatienten vermögen oft schon kleine Mengen Alkohol etwas später eine Attacke auszulösen. Sie leiden zudem besonders häufig unter Katerkopfschmerzen.

Ebenso hat das Alter einen Einfluss: Viele Menschen sind überzeugt, dass ihr Kater mit den Jahren schlimmer wird, dass sie nicht mehr so viel „vertragen“ wie früher. Und tatsächlich altert die Leber und arbeitet weniger effizient. Der Alkoholabbau dauert dann länger, Acetaldehyd staut sich schneller an und lässt den Kopf schmerzen.

Hinzu kommt, dass mit steigendem Alter der Wasseranteil des Körpers sinkt, die gleiche Menge Alkohol trifft also auf weniger Blut. Dadurch werden die Betreffenden noch schneller betrunken und dehydrieren auch leichter.

Bis heute ein Rätsel: Einige Menschen bekommen trotz heftigen Alkoholkonsums keine Kopfschmerzen

Dagegen konnten Wissenschaftler so manchen Volksglauben nicht bestätigen, etwa den Rat: „Bier auf Wein, das lass sein.“ Oder: „Wein auf Bier, das rat' ich dir.“ Forscher haben genau diese Fragen untersucht und festgestellt, dass die Reihenfolge der Getränke keinen Einfluss auf den Kater hat.

Auch die verbreitete Überzeugung, dass Drinks mit viel Kohlensäure und Zucker die Kopfschmerzen verschlimmern, ließ sich nicht bestätigen. Kohlensäure und Zucker helfen lediglich, den Alkohol ins Blut zu befördern, was schneller zum Rausch führt.

Dennoch hat die Wahl des Getränks Auswirkungen: Liköre und Weizenbiere etwa enthalten mehr Fuselalkohole als beispielsweise Gin oder Wodka. Fuselalkohole, etwa Methanol, sind Begleitstoffe und Geschmacksträger, die bei der alkoholischen Gärung als Nebenprodukte entstehen. Und sie verschlimmern den Kater.

Wenn die Leber Methanol zerlegt, entstehen auch gefährliches Formaldehyd und Ameisensäure. Letztere kann nur sehr langsam weiterverarbeitet werden. Erste Vergiftungserscheinungen machen sich dann mit Kopfschmerzen bemerkbar.

Ganz gleich, ob es an zu viel Wodka, Bier oder Alkopops lag, wer nach einer durchzechten Nacht mit Brummschädel aufwacht, will nur eines: Dass der Schmerz möglichst schnell verschwindet.

Die Suche nach einem Heilmittel ist wohl so alt wie der Kater selbst. Forscher haben in mehr als 600 Studien untersucht, was ihn vertreiben könnte, und dabei auch vermeintlich Bewährtes unter die Lupe genommen.

So ist etwa die Ansicht, man müsse Gleiches mit Gleichem bekämpfen und am nächsten Tag ein „Konterbier“ trinken, um wieder fit zu werden, wissenschaftlich nicht haltbar. Weite-

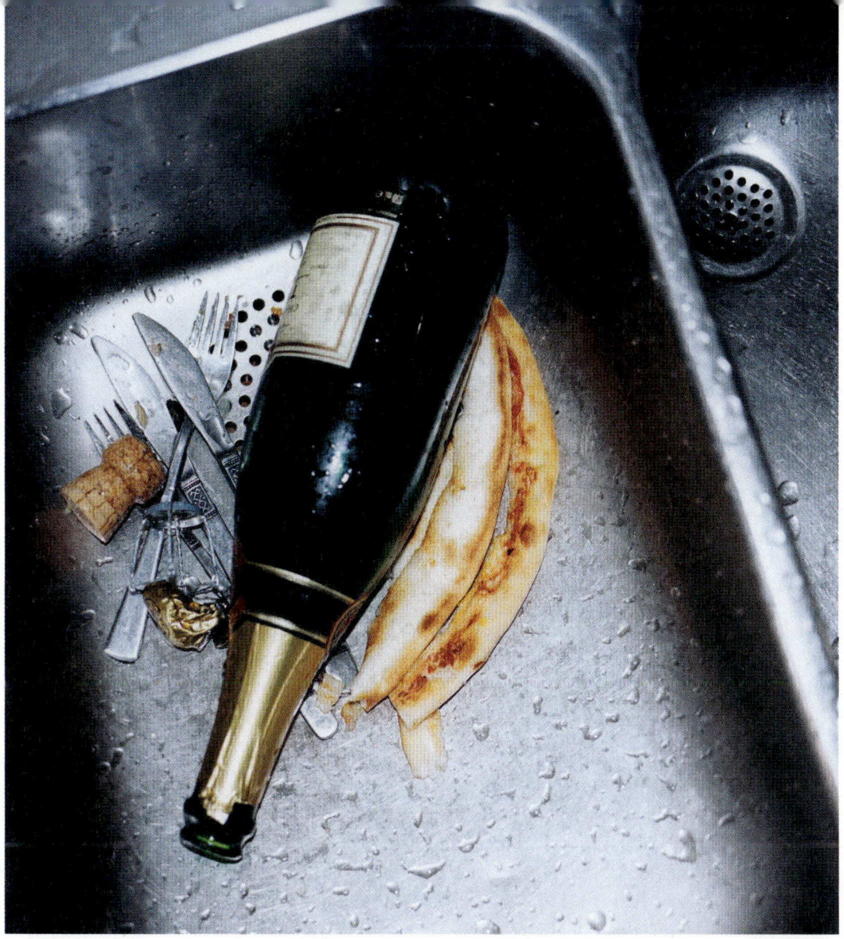

Forscher haben in mehr als 600 Studien untersucht, was den Brummschädel vertreiben könnte – und echte Anti-Kater-Mittel gefunden

rer Alkohol belastet die Leber nur zusätzlich und verschlimmert die Symptome.

Auch die gängige Praxis, dem Kater mit dem Verzehr von Pizza, Döner oder anderen herzhaften Speisen vorzubeugen, bewahrt offenbar nicht vor Kopfschmerzen. Die fetthaltige Grundlage sorgt aber zumindest dafür, dass der Alkohol langsamer ins Blut gelangt und der Rausch sich verzögert. Für andere angebliche Helfer wie Heilkräuter, Vitamine, Pflanzenextrakte oder Mineralstoffpräparate aus der Apotheke liegt ebenfalls kein wissenschaftlicher Nachweis vor.

Dennoch gibt es Ansätze für wirksame Anti-Kater-Mittel: In einer chinesischen Studie beispielsweise verabreichten Forscher Mäusen Honig, bevor und nachdem sie diese alkoholisierten. Das erstaunliche Ergebnis: Der Honig senkte die Alkoholkonzentration im Blut der Mäuse, und die Tiere waren aktiver. Die Forscher vermuten, dass die Fruktose im Honig einen antitoxischen Effekt haben könnte. Schon länger diskutieren Wissenschaftler, ob Fruktose und Glukose den Alkoholabbau beschleunigen. Allerdings konnte bisher nicht abschließend bewiesen werden, dass dies tatsächlich auch gegen Katersymptome hilft.

Noch vielversprechender ist eine kürzlich veröffentlichte Studie aus Mainz: Die Forscher mixten einen Pflanzen-Cocktail aus Früchten, Blättern und Wurzeln, zu denen es in früheren Studien bereits Hinweise auf eine Wirkung gegeben hatte – darunter zum Beispiel Ingwer und Kaktusfeige.

Für ihr Experiment luden die Wissenschaftler 214 Probanden ein, sich mit Bier und Wein zu betrinken, und teilten sie anschließend in drei Gruppen auf: Die erste Gruppe bekam das pflanzliche Anti-Kater-Mittel verabreicht, die zweite eine Mischung aus Mineralstoffen und Vitaminen und die dritte ein Placebo.

Tatsächlich ging es der Pflanzen-Cocktail-Gruppe am nächsten Morgen deutlich besser. Gegenüber den anderen beiden Gruppen verringerte sich bei den Probanden die Intensität der Kopfschmerzen im Schnitt um 34 Prozent, die Übelkeit war um 42 Prozent reduziert, die Abgeschlagenheit um 27 Prozent schwächer.

Die Studie der Mainzer Forscher ist die bislang größte auf diesem Gebiet. Wie gut und unter welchen Bedingungen der Anti-Kater-Cocktail in der Praxis wirkt, müssen Kontrollstudien aber noch zeigen.

Wenn sanfte Mittel nicht weiterhelfen, dann lässt sich der Kater auch mit einer Kopfschmerztablette lindern. Ibuprofen gilt als unproblematisch. Vorsicht ist bei Aspirin geboten, es kann den Magen reizen und die Übelkeit verstärken. Von Paracetamol ist abzuraten, weil es die durch den Alkohol ohnehin überlastete Leber schädigen kann.

In jedem Fall sollten Leidtragende viel trinken, um die Dehydrierung auszugleichen, sich an der frischen Luft mit Sauerstoff versorgen und großzügig frühstücken, um dem Körper die verlorenen Mineralstoffe zurückzugeben. Kaffee hilft, den Kreislauf wieder in Schwung zu bringen und die Müdigkeit zu vertreiben.

Übrigens: Einige Menschen bekommen trotz heftigen Alkoholkonsums keinen Kater. Wissenschaftler gehen davon aus, dass der Rausch – je nach Studie – bei fünf bis 23 Prozent der Bevölkerung keine Nachwirkungen hinterlässt.

Warum das so ist, können sie sich bislang nicht erklären. Vermutlich laufen bei den Betreffenden bestimmte bio- und neurochemische Prozesse anders ab. Möglicherweise verbergen sich dahinter noch Ansätze für ein wirksames Anti-Kater-Mittel.

Bis dieses gefunden ist, lautet die beste Gegenmaßnahme, so banal es klingt: weniger Alkohol trinken. ○

Tipp

Mit dem »Online-Promillerechner« kann jeder herausfinden, wie Alkohol auf den eigenen Körper wirkt, individuell nach Größe, Gewicht, Geschlecht und Getränken: www.kenn-dein-limit.de/selbst-tests/online-promillerechner

Zum Weiterlesen

Wer sich zu den Themen dieser GEO WISSEN-Ausgabe ausführlicher informieren möchte, dem seien diese Bücher empfohlen

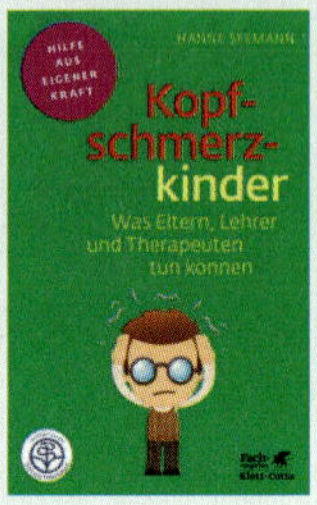

Kopfschmerzkinder

Hanne Seemann
136 Seiten, 17 Euro
Klett-Cotta, 2019

Die Autorin, eine Psychosomatik-Expertin, beschreibt, was Heranwachsende mit Kopfschmerzen ausdrücken wollen; was sie brauchen, um entspannen zu können; welche Übungen gegen den Schmerz sich bewährt haben und Kindern Spaß machen. Viel Wert wird darauf gelegt, das soziale Umfeld für die speziellen Bedürfnisse von betroffenen Kindern zu sensibilisieren, um ihnen langfristig ein kopfschmerzfreies Leben zu ermöglichen. Empfohlen von der Deutschen Migräne- und Kopfschmerzgesellschaft.

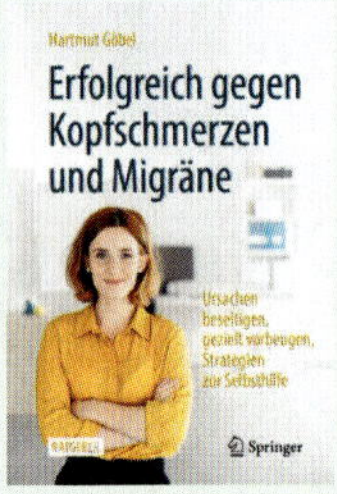

Erfolgreich gegen Kopfschmerzen und Migräne

Hartmut Göbel
558 Seiten, 24,99 Euro
Springer, 2020

Das maßgebliche Standardwerk zum Thema – verfasst von einem der international renommiertesten Experten für Kopfschmerzen und Migräne. Der Neurologe Göbel informiert über moderne Diagnosemöglichkeiten und Therapieverfahren, wobei er auch alternative Behandlungsverfahren nicht ausspart. Besonders wertvoll für Betroffene sind die zahlreichen Informationen zur Selbsthilfe und Vorbeugung. Die aktuell neunte Auflage ist umfassend erweitert, unter anderem zum Thema „Ernährung und Migräne".

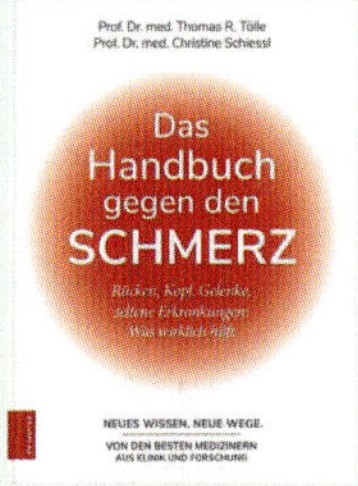

Das Handbuch gegen den Schmerz

Thomas R. Tölle/Christine Schiessl
304 Seiten, 24,99 Euro
ZS Verlag, 2019

Ein breit angelegter Ratgeber und Selbsthilfeleitfaden zu allen wichtigen Aspekten des Themas, von Arthrose über Migräne bis Reizmagen. Verständlich aufbereitet von einem Neurologen und einer Schmerztherapeutin, die den Stand der Forschung bestens kennen. Sie beschreiben Schmerz als komplexe subjektive Sinneswahrnehmung, die gleichwohl im Gehirn sichtbar gemacht werden kann. Zahlreiche Patientengeschichten veranschaulichen in ganz persönlicher Form die Themen der einzelnen Kapitel.

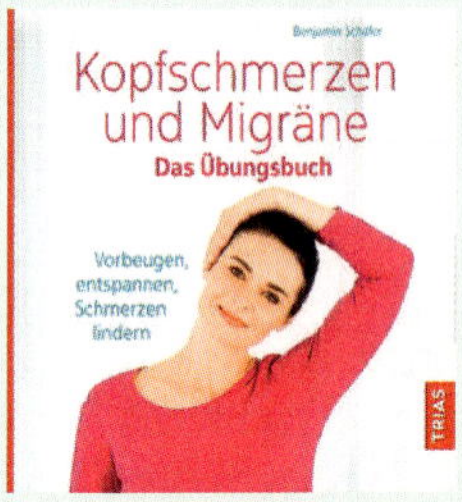

Kopfschmerzen und Migräne: Das Übungsbuch

Benjamin Schäfer
144 Seiten, 14,99 Euro
Trias, 2017

Kernstück des Buches ist ein umfangreicher Übungsteil, der verschiedenste Bereiche der Muskulatur miteinbezieht und zeigt, wie sich Kopfschmerz lindern lässt – im Akutfall wie zur Vorbeugung. Ausführlich beschreibt der Autor, leitender Physiotherapeut der Migräne- und Kopfschmerzklinik Königstein im Taunus, zudem Entspannungsverfahren wie die Progressive Muskelrelaxation nach Jacobson und gibt Tipps, wie Betroffene nach und nach ein Ausdauertraining gegen den Kopfschmerz aufbauen können.

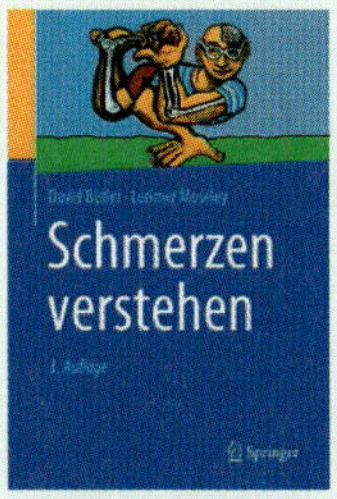

Schmerzen verstehen

David Butler/Lorimer Moseley
134 Seiten, 49,99 Euro
Springer, 2016

Die Autoren betonen, dass Patienten, die über die Entstehung, Verarbeitung und Wahrnehmung von Schmerzen Kenntnis haben, auch besser mit ihnen umgehen können. So erfahren Leser, dass Schmerzen längst nicht immer gleichbedeutend mit einer Gewebeschädigung oder einer akuten Gefahr für den Organismus verbunden sind. Die wissenschaftlich fundierte Aufklärung wird aufgelockert durch zahlreiche Illustrationen, die sowohl zum Erkenntnisgewinn beitragen als auch zum Teil höchst amüsant sind.

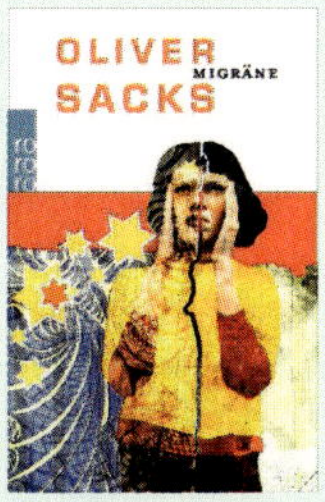

Migräne

Oliver Sacks
512 Seiten, 12,99 Euro
Rowohlt , 1996

Bekannt wurde der Neurologe durch die Beschreibung von Fallgeschichten aus seiner Praxis. Weniger bekannt ist, dass er bereits vor vielen Jahren eine fulminante medizinische und medizinhistorische Darstellung der Migräne vorgelegt hat. Darin geht Sacks etwa davon aus, dass zahlreiche religiöse Visionen in unterschiedlichen Kulturen geprägt sind von Migräne-Attacken, beispielsweise bei Hildegard von Bingen. Insbesondere die Beschreibung von Aura-Erscheinungen würden das belegen.

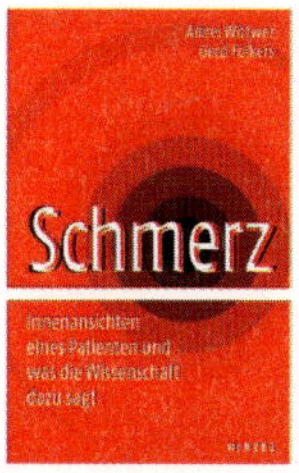

Schmerz

Amrei Wittwer/Gerd Folkers
216 Seiten, 34 Euro
Hirzel, 2016

Ein höchst ungewöhnlich konzipiertes Buch, untertitelt „Innenansichten eines Patienten und was die Wissenschaft dazu sagt". Die Autoren binden mit großem medizinischem Know-how verfasste Kapitel wie „Schmerzkommunikation", „Lust und Schmerz" oder „Schmerz bei Mann und Frau" in eine Art Novelle ein: Herr D. erledet im Laufe eines Tages verschiedene körperliche und seelische Schmerzen, von einer sehr qualvollen Nasenhaarepilierung bis zum wiederaufflackernden Schmerz nach der Trennung von seiner Partnerin.

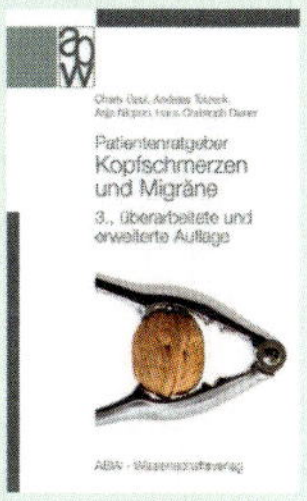

Patientenratgeber Kopfschmerzen und Migräne

Charly Gaul u. a.
148 Seiten, 12,95 Euro
ABW Wissenschaftsverlag, 2016

Der Schwerpunkt des Buches liegt auf den nicht-medikamentösen und psychologischen Verfahren, die langfristig entscheidend für einen Therapieerfolg bei Kopfschmerz sind. Die Autoren – die Neurologen Charly Gaul, Andreas Totzeck und Hans-Christoph Diener sowie die Psychotherapeutin Anja Nipcon – haben allesamt sehr viel Erfahrungen mit Patienten. Für die jüngste Ausgabe haben sie neue Erkenntnisse zu Therapien eingearbeitet und zusätzliche Abbildungen in das Buch aufgenommen.

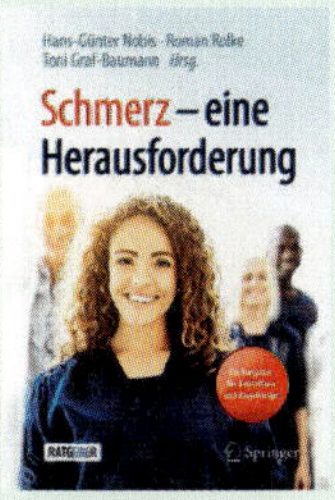

Schmerz – Eine Herausforderung

Hans-Günther Nobis u. a. (Hrsg.)
221 Seiten, 19,99 Euro
Springer, 2020

Knapp 60 führende Schmerzexperten haben in mehr als 70 Beiträgen an diesem Ratgeber mitgewirkt, der von Deutscher Schmerzgesellschaft und Deutscher Migräne- und Kopfschmerzgesellschaft als offizielle Informationsschrift anerkannt ist. Auch spezielle Aspekte kommen zur Sprache, etwa wie sich Schmerzen auf die Partnerschaft auswirken oder inwiefern sich Schmerz mit Scheinmedikamenten behandeln lässt. Ein ausführliches Kapitel widmet sich der Frage, wo und wie Patienten am besten Hilfe finden.

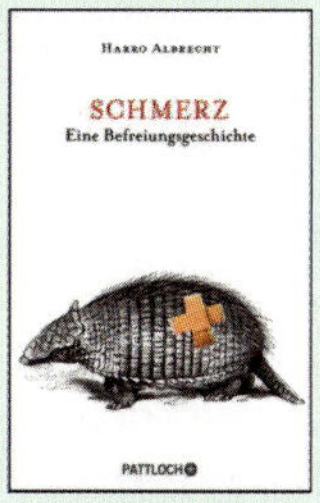

Schmerz – Eine Befreiungsgeschichte

Harro Albrecht
608 Seiten, 16,99 Euro
Droemer, 2016

Der Arzt und Wissenschaftsjournalist Harro Albrecht hat weltweit recherchiert und erzählt vom langen Kampf gegen die menschliche Urerfahrung Schmerz. Die Botschaft dieses spannend erzählten Buches: Wir sollten unsere Einstellung gegenüber dem Schmerz ändern und Schmerzfreiheit nicht um jeden Preis einfordern. Sondern erkennen, dass Schmerz auch eine enorme kulturelle Prägung erfährt. Auf diese Weise können wir lernen, so Albrecht, besser mit Schmerzerfahrungen umzugehen. ○

GEO WISSEN ERNÄHRUNG

Gesund essen

Was die Natur zu bieten hat

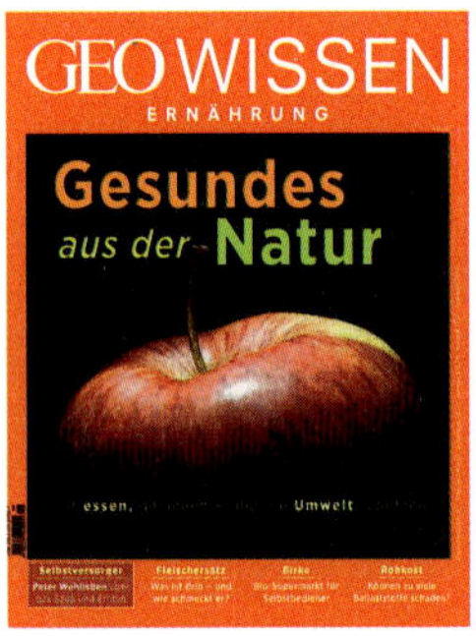

GEO WISSEN ERNÄHRUNG »Gesundes aus der Natur« hat 148 Seiten Umfang und kostet 10 Euro. Weitere Themen: Bio-Supermarkt Birke • Kann zu viel Rohkost schaden? • Gurken: Hingucker im Glas • Sortenkunde Äpfel

Der Trend zu naturbelassenen, regionalen Lebensmitteln ist unübersehbar. Die einst als spießig geltenden Schrebergärten sind höchst begehrt, und manch einer entdeckt den Balkon als Gartenersatz – vieles lässt sich dort hervorragend anbauen. Wer auch nur einen Teil seiner Freizeit für die Selbstversorgung aufwendet, kann schon einiges an frischem Salat, Kräutern, Tomaten und anderem Gesunden ernten.

Doch wie weit soll die Natürlichkeit gehen? Manche Experten glauben, dass nach den fleischfreien Burger-Pattys künftig sogar Insektenproteine unsere Ernährung prägen werden. Auch mit diesen Themen beschäftigen sich die Autoren in der neuen Ausgabe von GEO WISSEN ERNÄHRUNG.

GEOKOMPAKT

Zuversicht

So gelingt positives Denken

Es gibt Zeiten, da fällt eine positive Sicht auf das Leben, die Welt, die Zukunft besonders schwer und scheint doch umso wichtiger. Viele sind derzeit verunsichert, fürchten angesichts der Pandemie um ihre Gesundheit und das Wohl geliebter Menschen, sorgen sich um ihren Arbeitsplatz. Dabei ist – um Krisen zu meistern – die Fähigkeit entscheidend, auch in schwierigen Lagen gefasst zu bleiben.

Was es braucht, um den Blick für das Gute im Leben zu stärken, positive Gedanken und Wohlbefinden zu mehren, haben Forscher in den letzten Jahren zunehmend erforscht. GEOkompakt widmet sich den neuesten wissenschaftlichen Erkenntnissen und schildert die vielfältigen Effekte der Zuversicht.

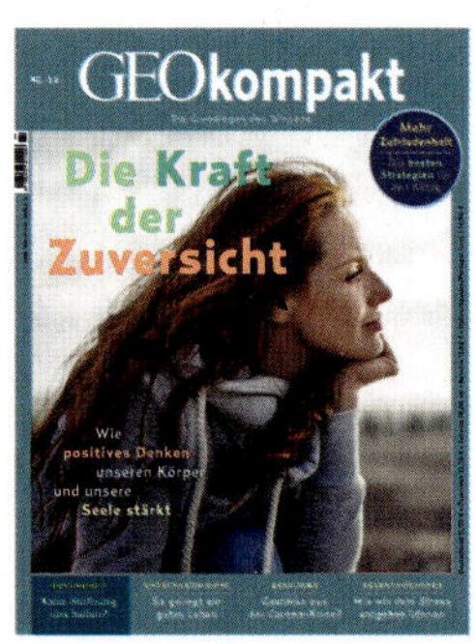

GEOkompakt »Die Kraft der Zuversicht« hat einen Umfang von 148 Seiten und kostet 11 Euro. Weitere Themen: Kann Hoffnung heilen? • Worauf innere Stärke baut • So gelingt die Selbstfürsorge

GEO EPOCHE

Große Geister

Denker, Forscher, Pioniere

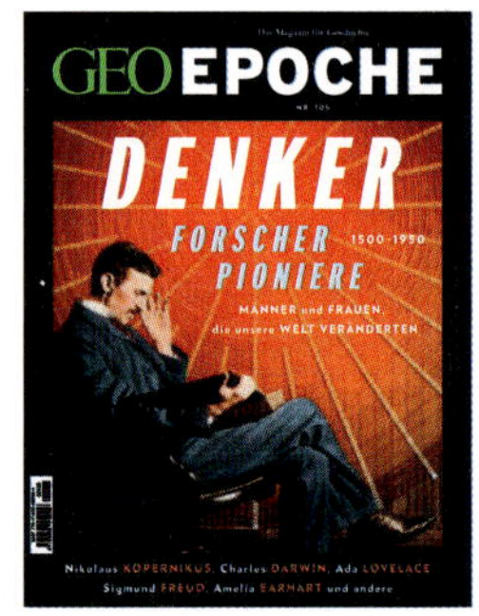

GEO *EPOCHE* »Denker, Forscher, Pioniere« hat 164 Seiten Umfang und kostet 12 Euro (mit DVD »Louis Pasteur und Robert Koch – Duell im Reich der Mikroben« 18,50 Euro). Weitere Themen: Charles Darwin • Nikola Tesla

In Nürnberg wird 1543 ein Buch gedruckt, das das Bild vom Universum für immer verändern wird. Der Astronom Nikolaus Kopernikus zeigt in „De revolutionibus orbium coelestium", dass sich die Erde um die Sonne dreht und nicht umgekehrt, wie bislang allgemein angenommen.

Immer wieder machen seither Männer und Frauen mit ihren Studien oder Taten die Welt zu einem anderen, oft besseren Ort.

In seiner nächsten Ausgabe erzählt GEO*EPOCHE* von scheuen Astronomen und unbeirrbaren Physikern, reisewütigen Biologen und genialen Mathematikerinnen, von unerschrockenen Ärzten und selbstbewussten Pilotinnen. GEO*EPOCHE* über Geistesgrößen der Neuzeit, bekannte und fast vergessene.